脑卒中精准诊疗与康复

主编　蒋传路　王建交

科 学 出 版 社

北 京

内 容 简 介

本书从中西医两个角度翔实地阐述了脑卒中的精准预防、诊疗与康复。通过发挥中西医对脑卒中疾病诊疗的独特优势,全面介绍了中国脑卒中的精准诊疗概况、缺血性及出血性脑卒中的精准诊疗流程,并对脑卒中所致功能障碍的神经修复与外科干预、脑卒中后植物状态患者的促醒与康复等内容进行了阐述。并介绍了如何对脑卒中患者进行不同时期、不同部位后遗症的精准康复与中医药治疗,并配以生动易懂的插图。

本书内容简明扼要,体系完整,专业性强,可为中西医神经内、外科,康复科及基层脑卒中防治医疗工作者等多学科专业人员提供一定帮助。

图书在版编目(CIP)数据

脑卒中精准诊疗与康复/蒋传路,王建交主编.—北京:科学出版社,2020.8
ISBN 978-7-03-065809-8

Ⅰ.①脑⋯ Ⅱ.①蒋⋯ ②王⋯ Ⅲ.①脑血管疾病-诊疗②脑血管疾病-康复 Ⅳ.①R743

中国版本图书馆 CIP 数据核字(2020)第 143195 号

责任编辑:刘 亚 鲍 燕/责任校对:王晓茜
责任印制:李 彤/封面设计:北京蓝正广告设计有限公司

科 学 出 版 社出版
北京东黄城根北街 16 号
邮政编码:100717
http://www.sciencep.com

北京虎彩文化传播有限公司印刷
科学出版社发行 各地新华书店经销

*

2020 年 8 月第 一 版 开本:787×1092 1/16
2022 年 8 月第三次印刷 印张:16 1/4
字数:371 000
定价:98.00 元
(如有印装质量问题,我社负责调换)

编写人员

主　编　蒋传路　王建交

副主编　刘春华　赵桂君　田　瑜

编　者（以姓氏笔画为序）

王建交　王振宇　计琼玉　田　瑜

司承庆　刘　杰　刘春华　李　洋

陈　辉　苑　菲　岳仕鸿　明键光

庞恒元　赵桂君　修晓青　高伟达

蒋传路　詹　奇

前　言

早在 2400 年前，西医之父希波克拉底就曾经这样描述卒中类疾病：病人突然倒地，失去知觉和自主运动，好像被闪电击中。并创造了"apoplexy"这个词。中医对卒中认识也已经有 2000 多年历史，《素问·本病论》里提到过卒中，但正式使用中风为病名的大概是东汉时期的张仲景，其在《金匮要略》中提出："夫风之为病，当半身不遂，或但臂不遂者，此为痹。脉微而数，中风使然。"脑卒中对人类身心健康的危害非常严重。古代限于科学技术的落后，脑卒中对社会和家庭的影响无从考究。就近代来说，脑卒中不仅酿出了许多人间悲剧，在某种程度上甚至改写了世界的历史。列宁因中风导致说话不清，右侧肢体活动不灵；斯大林死于脑出血；罗斯福、丘吉尔也都没能逃脱脑出血死神的召唤。从早期对卒中的超自然认识，采取放血疗法；到卒中的新时代，行脑血管造影，颈动脉内膜剥脱和抗凝、取栓、血管搭桥及现代脑卒中预防、诊疗、康复规范化平台的建立，千百年来医学技术的迅速发展让人类对此类疾病有了越来越清晰的认识。但是医学的进步并没能阻止脑卒中对人类的威胁，据统计，全球平均每 6 秒就有 1 人死于脑卒中，它已成为世界人口的第二大死因，仅次于缺血性心脏病。每年 10 月 29 日被定为全社会关注的"世界卒中日"。

近年来随着我国人口老龄化和群众生活方式的改变，脑卒中的发病率呈显著上升趋势。我国目前有 1242 万脑卒中患者，每年新发脑卒中患者超过 200 万人，约有 196 万人因脑卒中死亡，在北方地区尤其严重，脑血管病已经超过肿瘤和冠心病，在全国死亡、致残疾病中名列第一位，成为严重影响我国国计民生的重要公共卫生问题。

脑卒中的预防、诊疗、康复是一项系统化的工程，其涉及从患者超早期的预防、早期症状识别预警的一级预防、快速合理转运诊疗到一站式卒中单元的三级预防、合理的康复以及回归社区后的二级预防、并发症管理等一系列环状系统医疗服务。目前我国各地区的医疗水平参差不齐，许多地区尚无法建立起完整的、精准的、连续的卒中诊疗服务平台，导致许多医生，甚至专门从事脑卒中疾病防治的医生对该病的诊疗也缺乏精准的认识。而且，脑卒中从预防、诊疗到康复是完整的序惯性医疗过程，这就更加需要西医、中医在不同的时期发挥其各自的优势，在给予患者最精准预防诊疗的同时也给予其最优质的康复治疗，减轻并发症，提高生活质量。作为医生，人类健康的守卫者，应该花费更多的精力去研究目前对人类危害巨大的此类疾病。希望这本书能为广大从事脑卒中预防诊疗康复的医务工作者提供帮助。

　　本书的编写形式及内容可能有许多不成熟的地方，愿各位前辈和同道批评指正。本书西医部分脑卒中的精准诊疗主要由哈尔滨医科大学附属第二医院蒋传路、王建交、刘春华、田瑜等人编写，脑卒中中医康复及脑卒中后植物状态患者的促醒与康复部分主要由黑龙江中医药大学赵桂君编写，哈尔滨医科大学附属第二医院王振宇、计琼玉、刘杰、李洋、陈辉、明键光、庞恒元、修晓青、苑菲、高伟达、岳仕鸿，哈尔滨医科大学附属第一医院司承庆，哈尔滨医科大学附属第四医院詹奇参与了本书的编写。本书插图由吴相龙绘制，谨此说明并致谢。

2020 年 5 月 2 日

目　　录

第一章　脑卒中的流行病学现状

随着我国国民经济的快速发展，人们生活条件和生活方式的明显改变，脂肪和糖类物质的大量摄入，日益增大的工作生活压力，飞速的生活节奏，久坐的生活方式，加之迅速到来的人口老龄化，导致目前我国国民的疾病谱、死亡谱发生了很大的变化。在新中国成立初期，由于广大人民群众的温饱问题还亟待解决，人民群众生活艰苦，营养不良十分普遍，尚无法谈及健康保护，我国当时主要面临着传染病、寄生虫病和性病流行的严重威胁。随着党中央贯彻执行"预防为主"的方针，通过全国广大医务工作者的辛苦努力，我国逐渐消灭了性病，并控制了四大寄生虫病，而且各种地方病、传染病的发病率也大幅度下降，人民群众生活和营养健康得到极大改善，人口死亡率大幅下降，人均期望寿命从 35 岁提高至 70 岁。进入 20 世纪 80 年代后，我国的疾病谱逐渐与发达国家相似，慢性退行性疾病取代了传染病及营养不良，这主要是由于国人行为或生活方式的改变，包括吸烟、饮食习惯、酗酒和缺少体育锻炼等。根据卫生部统计信息中心发布的人群监测资料显示，从 1990 年至 2017 年这二十多年间，中国居民年龄校正的死亡率下降超过 50% 的疾病包括：下呼吸道感染、新生儿疾病、慢性阻塞性肺疾病（简称慢阻肺）、先天缺陷、肝硬化和其他慢性肝病。但与之产生鲜明对比的是，中国居民年龄校正的脑卒中死亡率却增加了 20%，缺血性心脏病、脑卒中和慢阻肺逐渐上升成为了国人死亡的前三位杀手，然后才是肺癌、道路交通意外伤害、新生儿死亡、肝癌、糖尿病和抑郁症。而在随后《中国脑卒中防治报告（2018）》中的数据显示，脑卒中的发病率和死亡率已上升并超越了心血管疾病、肿瘤，脑卒中俨然成为我国国民的第一位死亡杀手。统计数据表明，我国目前有 1242 万脑卒中患者，每年新发脑卒中患者超过 200 万人，每年约有 196 万人因脑卒中死亡。

脑卒中逐渐成为危害我国国人身体健康和生命的主要疾病。众所周知，高血压是脑卒中的主要危险因素，而当前我国高血压患者的数量正在快速递增，且多数患者血压控制不理想，这可能是导致脑卒中高发的最主要原因。统计数据显示，以 2010 年中国人口普查数据作为标准对照组，在我国 18 岁以上人口中，高血压的患病率高达 27.6%，而且其中仅有 32% 的人群知晓自己患有高血压，有 26% 的患者得到治疗，而仅仅有 9.6% 的患者的血压得到了良好的监控和治疗。在我国 70 岁以上的人口中，高血压的患病率为 61%，高血压的知晓率为 40%，高血压的治疗率以及控制率，则分别为 34% 和 11%。而对于农村居民而言，高血压的知晓率、控制率又远远低于城市居民。目前我国高血压患者高达 2.7 亿。除了高血压以外，糖尿病、高脂血症、心脏病等是引起脑血管疾病的主要危险因素。

此外，人口老龄化的进程加速也是一个重要的影响因素。目前，我国的老龄人口增长十分迅速，统计数据显示，截止到 2018 年年末，我国 60 岁以上的老年人已高达 2.49 亿，占我国全国总人口数量的 17.9%，预计到 2030 年，我国 60 岁以上的人口数量将会达到 3 亿以上，而到 2050 年，我国的 60 岁以上老年人口将超过 4 亿，中国的老龄化水平将会达到 30%以上。随着我国人口老龄化程度的日益加剧，与年龄密切相关的慢性病所造成的老年人口疾病负担也将会不断增加，而脑血管病首次发病者约有三分之二是 60 岁以上的老年人口，其发病率也将持续增长。另一个不容忽视的原因是很多人由于缺乏科学的防病保健知识，养成了不健康的生活方式。因此，预计脑卒中发病率近期在我国还会继续上升，造成的危害也将日趋严重。

脑卒中除了具有发病率高、死亡率高的特点外，还具有高复发、高致残率、多合并症等特点。我国临床资料表明，脑卒中复发率可高达 37%，首次脑卒中后 3 个月、6 个月脑卒中复发率分别为 10.9%、13.4%，而 1 年的脑卒中复发率高达 17.1%。在门诊就诊的脑卒中患者中，约有 40%是二次以上的脑卒中复发患者。脑卒中复发的次数越多，患者致残和发生死亡的风险就越高。此外，由于脑血管病主要发生在中老年人群中，此类人群中大多具有引起脑血管病的各种相关危险因素，同时患有不同程度的其他慢性疾病，所以当这类人发生脑血管病时，在急性期往往可能促发原有疾病的加重，从而引发新的病症出现，这些均可以成为脑血管病的并发症，对患者的预后造成严重影响，导致此类脑血管病患者的致残率和死亡率显著增加。

目前，我国三大主要致残病因依次为骨骼肌肉疾病、精神疾病和感觉器官疾病。而在这些病因中，脑血管疾病是世界范围内公认的导致这些病因的主要疾病之一。由于脑血管疾病可以直接导致患者的脑部组织细胞结构损伤，尤其是大面积大脑半球、脑干部位以及重要功能传导束走行部位发生病变的患者，可以出现不同程度的肢体运动障碍、感觉障碍、言语功能障碍、吞咽功能障碍，导致患者的日常自我活动能力、生活自理能力以及与外界沟通交流能力出现问题。甚至某些患者还存在不同程度的意识障碍，包括嗜睡、昏睡或昏迷，一部分患者还可以出现闭锁综合征或去皮层状态、皮层状态或植物状态，这些都将严重威胁患者的生命以及影响患者后续的生活质量。即便这些患者病情趋于稳定后，卒中所致的功能障碍在短期内也难以恢复。发生脑血管后遗症的患者，除了要面对卒中复发的高风险之外，还要面临长期行动不便，甚至卧床，抵抗力低下，各种并发症，如肺炎、尿路感染、压疮、深静脉疾病、栓塞等风险。这些都可以增加患者再住院率，威胁患者生命。一部分患者在脑血管疾病发生后还可以出现卒中后抑郁等情感障碍性疾病。卒中后抑郁的患者情绪低落、主动活动欲望减退、思维功能迟缓，这种情感障碍疾病将明显减慢患者缺损功能的恢复，使患者的生存质量严重下降。而且由于卒中患者抑郁反应的发生非常隐蔽，不易被察觉，或者由于某些患者存在语言障碍，使抑郁症状不能及时被检出，往往直到意外事件发生后家属才知晓，这大大增加了脑卒中患者的死亡率。

据统计，在目前存活的脑卒中患者中，约有四分之三的患者不同程度地丧失了劳动能力，重度致残者高达 40%，六分之一患者长期卧床或住院，生活不能自理，神经功能损害持续终生。数据显示，1999 年我国国民脑卒中的直接医疗费用为 6801 元/例，而到 2000 年，我国国民脑卒中的直接医疗费用为 10489 元/例，中国脑卒中的疾病经济负担为 126 亿～196 亿元。2010 年中国卫生统计显示，全国公立综合医院脑卒中住院患者直接医疗费用已达到 81.9 亿元，年平均增长 117%，6 年间增长了 7 倍。目前，全国每年用于治疗脑血管病的费用估计要在 300 亿元以上，加上各种间接经济损失，每年因脑卒中支出超过 400 亿元人民币，这给国家和众多家庭造成沉重的经济负担。所以尽快降低卒中的发病率、死亡率以及致残率，已成为世界范围内一项刻不容缓的重要任务。但是脑卒中这种慢性病的影响因素具有多样性和复杂性，这也决定了脑卒中的防治任务将是漫长而艰巨的。

参 考 文 献

孙海欣，王文志. 2018. 我国脑卒中流行状况及防控策略［J］. 中华神经科杂志，50（12）：881-884.

第二章 脑卒中精准诊疗与康复的概述

一、精 准 医 疗

（一）提出背景

随着人类科学技术的不断发展，人类也不断刷新着自己生命的极限。从 18 世纪全球男性的平均寿命仅为 30～40 岁，到进入 21 世纪后全球人均平均寿命已经达到 67 岁，甚至一些发达国家已经达到了 80 岁。但是目前仍有诸多疾病，如脑血管疾病、肿瘤、心血管疾病、肺部疾病等仍然是威胁大部分国家包括欧美发达国家以及发展中国家居民的主要死亡原因之一。大量研究针对如何治疗这些疾病，很多新的医学方法和技术也被大规模应用，包括 X 线、CT、超声、磁共振等医学影像诊断方法，还包括分子诊断、基因治疗、免疫治疗、干细胞治疗等新兴的生物医学技术。在医学技术迅猛发展的同时，一个全新的医学理念——循证医学被关注，并得到了医学界的广泛认同。循证医学在本质上不同于传统医学，它强调医学决策和实践要有充分、规范的临床研究设计和研究结果支持，其核心思想是医疗决策，包括病患的处置、治疗的指南以及医疗政策的制定等，都应该以现有的"最佳临床研究依据"作为基础。循证医学体系的创立在很大程度上推进了现代医学的发展。但是，进入 21 世纪之后，循证医学越来越暴露出它的局限性，它所推崇的"最佳临床研究依据"思维同样存在一定的弊端和局限性，尤其是在面对大量病患群体差异化这一普遍存在的不争医学事实时。针对很多复杂疾病尤其是肿瘤和慢性病，医学工作者一直尝试通过大样本的随机临床研究获得具有普遍适用性的最佳治疗方案，努力朝着标准化治疗的方向发展，但是事实上大量患者即使采用应用标准化治疗仍收效甚微；此外，用于医疗保健方面的费用却越来越高。所以，目前急需一种能解决同种疾病病患群体与不同个体之间差异的医学决策方法，这也是医学发展的必然需要。在此契机，精准医疗这一新的医疗发展方向应运而生。

（二）概念

精准医疗（precision medicine）强调将个体化医疗作为医疗基础，其本质是通过对一种疾病不同状态和过程进行精确分类，从而精确寻找到疾病不同类型、不同原因的治疗靶点，最终实现对疾病和特定患者进行个性化精准治疗的目的，提高疾病诊治与预防效益。精准医疗的核心是把人群细分，将患者个体化的行为和数据进行精准的解读，给出精准的解决方案。精准医疗的重点在于精准，精准医疗更重视"病"的深度特征和"药"的高度精准性；是在对人、病、药深度认识基础上，形成的高水平医疗技术。简单概括地说，精准医疗就是在正确的时间，用正确的方法，给正确的患者，提供精准的治疗。狭义来说，

"精准医疗"是基于基因检测的精准医学；广义的"精准医疗"是指基于生命组学的，多学科、多领域、多技术集成的精准医学。"精准医疗"与"传统医疗"的区别是，前者更能明确病因、优化诊疗方案，减少无效医疗，避免医疗资源浪费。

（三）发展历史

中国早在21世纪初就开始关注精准医学，2006年首先提出了精准外科的概念，得到了国内、国际医学界认可后被引入到肿瘤放疗、妇科等医学领域。其目的是通过合理资源调配、全流程的成本调控，获得效益与耗费之比的最大化。精准医疗相比传统经验医学有了长足进步，可以通过将精密仪器、生命科学等先进的现代技术与我国优秀的传统经验整合在一起，大大减小了临床实践的不确定性，从而在手术中实现"该切的片甲不留，该留的毫厘无损"，在保证精准的同时尽可能将损伤控制到最低。

美国医学界在2011年首次提出了"精准医学"的概念，2015年1月20日，奥巴马又在美国国情咨文中提出"精准医学计划"，希望精准医学可以引领一个医学新时代。美国财政在2016年拨付给美国国立卫生研究院（NIH）、美国食品药品监督管理局（FDA）、美国国家医疗信息技术协调办公室（ONC）等机构共2.15亿美元用于资助这方面的科学研究与创新发展。精准医疗计划将推动精准医疗为临床实践提供科学依据。此举迅速在全球引起重视和关注。2015年年底，英国政府宣布其在2012年发起的针对癌症和罕见病患者的英国"十万精准医疗"的实质，是以个人基因组信息为基础，结合个体的其他内环境信息和临床信息等，为患者或特定人群制定针对性个性化治疗方案，以期达到疗效最大化和不良反应最小化的目标。

中国政府对精准医疗的发展也十分重视。2015年12月11日，"中国个体化用药-精准医疗科学产业联盟"在上海正式成立，标志着我国首个精准医疗领域的产学研一体化联盟正式组建。上海交通大学贺林院士担任联盟理事会首任理事长，中南大学周宏灏院士担任副理事长，西北大学陈超副校长担任副理事长并兼任秘书长，国家精准医疗战略专家组成员詹启敏院士也受邀担任副理事长。联盟首届秘书处设在位于西安的国家微检测系统工程技术研究中心（国微中心）。2015年3月11日，科技部召开国家首次精准医学战略专家会议，并决定在2030年前政府将在精准医疗领域投入600亿元，其中中央财政支付200亿元，企业和地方财政配套400亿元。2015年2月，习近平总书记批示科技部和国家卫生计生委，要求国家成立中国精准医疗战略专家组，共19位专家组成了国家精准医疗战略专家委员会。2016年，科技部在国家重点研发计划项目申报中，将精准医学列为优先重点之一。同时指出2016年至2020年专项实施的主要任务是部署新一代临床应用生命组学技术研发，大规模人群队列研究，精准医学大数据的资源整合、存储、利用与共享平台建设，疾病防诊治方案的精准化研究，以及精准医学集成应用示范体系建设等，在国内已呈现出百家争鸣、百花齐放的良好发展局面。从产业发展来说，未来健康医疗产业对于国民经济的贡献将会越来越大。促进和推动"精准医疗"的技术转化与应用，将可带动医药、金融、物流、保险等产能释放，促使加快健康医疗产业换代升级，有利于推动万众创业、大众创新更大的发展空间。

（四）技术优势

精准医疗作为下一代诊疗技术，较传统诊疗方法有很大的技术优势。相比传统诊疗手段，精准医疗具有精准性，可迅速确定针对不同个体的治疗方案，省去患者尝试各种治疗方法的时间，提升治疗效果，显著改善癌症患者的诊疗体验和诊疗效果，发展潜力大。实现精准医疗，一方面需要从多角度、海量的生物医学大数据里挖掘出有价值的信息，用于指导前沿的科学研究以发现新的生物标志物，开发新的诊断方法和新的治疗方案；另一方面又需要让这些诊疗方案切实地在临床实践中落地和走向应用，为病患的健康管理、临床干预和疾病治疗带来实实在在的临床价值。可以说，精准医疗是一个真正跨越多个领域的新兴交叉学科，而贯穿其中的是前所未有的、大量的生物医学数据、信息和临床多学科洞察，这些推动着精准医疗领域的研究、发现、验证和应用。精准医疗需要多学科知识的支持，其发展和践行需要结合生命科学。除了传统基础学科的发展，还包括新兴的细胞和分子生物学技术，包括基因组学、蛋白质组学、代谢组学、表观遗传学、基因编辑、免疫治疗、干细胞治疗等的发展；精准医疗的实施还需要计算技术的发展，包括信息学技术、大数据分析、人工智能技术、云计算、高性能计算、物联网和区块链技术等方面的发展；从临床医学角度讲，精准医学的发展除了依靠已经被证明有着巨大价值的循证医学、队列研究，还应该依靠大力推广的多学科诊疗模式。多学科诊疗模式起源于 20 世纪 60 年代，是建立于循证医学基础上，由传统经验性医疗向现代化多学科协作共同决策医疗转化的新型诊疗模式。其主要针对某一特定患者，通过定期、定时、定员、定址的多学科讨论形式，汇集各学科最新发展动态及患者的全面资料，综合考虑患者的疾病分期、诊疗需要、经济状况、心理承受能力等诸多因素，权衡利弊后制定出更科学、更合理、更规范的诊疗决策，并监督治疗方案的执行、定期评估疗效调整方案，从而保证患者获益的最大化。多学科诊疗模式是一种制度，是多学科一起协作诊疗，各方意见都要综合考虑，是为从多方面及早发现问题而干预，并定期评估治疗效果，调整治疗方案，更切合患者实际。

精准医疗在世界各国正在蓬勃发展、方兴未艾。100 多年前的人类，大多笃信神灵、上帝或者所谓的经验医学，先人们断然想象不到 100 多年后大量临床试验的开展得出的循证医学证据给人类的医学发展所带来的巨大奇迹：人类的平均寿命成倍延长，很多疾病能够在早期得到发现和治疗，某些致命性的传染病几乎消失殆尽，微创手术能够做到在几乎没有痛苦的情况下切除病灶，大多数慢性病也能够通过药物和有效方法进行管理，患者的生存质量大大提高。现在的我们也无法想象 20 年、50 年甚至更远以后，当今天以循证医学为主流的医学形态变成过去时，而精准医疗成为医学主流时，我们的医疗保健、医学诊治、健康管理水平又会是一种怎样翻天覆地的变化。未来的发展是我们难以准确预测的，但现在我们可以试图通过对医疗行业趋势的把握、对精准医疗相关颠覆式技术的理解以及对"以人为中心"的未来医疗理念的认同，来对未来以精准医疗为主流的"医疗未来时"做一些大胆的解读和预测。精准医疗不是凭空出现的，而是医疗行业自我进化、不断发展的必经之路。作为这个伟大的医学时代转折点的见证者，我们需要的是改变思维模式，顺应市场趋势，积极拥抱精准医疗带来的新机会，共同推动人类健康水平再上一个新的台阶。

二、脑卒中精准诊疗与康复的意义与发展前景

脑卒中精准医疗与康复基于精准医疗的理念，亦有其自身特点和体系。脑卒中是一种发病急骤、病情凶险，致死率及致残率极高的疾病，脑卒中发生后，脑组织超过一定时间，

有时仅短短数分钟就会发生坏死。如果延误时机，脑组织缺血就可能发展成为完全性梗死，就会造成死亡或终身残疾。而如果能够及时救治，就可能使患者的症状部分或完全恢复。那么快速的最短时间内的救治就是适合脑卒中的精准救治。脑卒中"一体化多学科诊疗模式"就是适合这种疾病的精准救治方式。这种模式打破了传统学科界限，形成以神经内外科为主体，急诊科、影像科、超声科、检验科、心血管内科、内分泌科等其他学科协作发展的组织构架，能为患者提供最个体化、最精准化、最有效的治疗方案，可以控制药物滥用、节约医疗资源，并可减少医疗事故的发生。这种诊疗模式以患者为中心，实现个体化"定制"的医疗模式，同时借助现代医学新兴技术如基因测序、蛋白质组学，以及生物信息学与大数据科学交叉应用，实现较传统医疗方式更精准的治疗。

我国是脑卒中高发国家，近年其发病率以每年 8.7% 的速度递增，是国民病死和病残的首要原因。脑卒中患者中约 50% 以上预后重残，生活不能自理。脑卒中后病残带来的社会和家庭负担日益严峻，而康复医学是应对和解决卒中后病残难题的最主要方法。脑卒中康复的根本目的是预防并发症，最大限度地减轻和改善功能障碍，提高日常生活能力，其最终目的是使患者回归家庭、回归社会。目前我国脑卒中康复也存在巨大的医疗资源浪费现象，众多脑卒中患者无法获得规范化的康复指导和精准的康复治疗，导致神经功能重塑过程中发生了不良重塑，大大阻碍患者神经功能康复。为更有效地规范脑卒中康复治疗并个体化落实到患者，应逐步建立脑卒中精准康复体系。脑卒中精准康复亦基于精准医疗理念，同时结合其自身学科特点。脑卒中康复治疗（外因）需通过患者自身基于神经可塑性的神经修复潜能（内因）而发挥作用，康复治疗的作用是最大限度地发挥患者自身神经修复潜能，加速神经功能重塑。因此，脑卒中精准康复既要做到内因精准化，即要基于神经可塑性进行神经修复潜能和残留神经功能精准化评定，同时又要做到外因精准化，即康复治疗开始时间和治疗方案的精准化。精准康复不仅仅是单独对于疾病的精准医疗，更是从个体出发，通过各种检测手段精准定位损伤部位、精准评定神经修复潜能，再通过个性化的治疗手段使得患者全面康复。精准的康复流程和康复治疗方案对降低脑卒中的致残率，提高脑卒中患者的生存质量具有十分重要的意义。精准康复作为脑卒中治疗的重要组成部分，必将有更为广阔的发展前景。

参 考 文 献

王婷婷，陈玮琪，王伊龙. 2018. 缺血性脑卒中的精准抗血小板治疗 [J]. 精准医学杂志，33（1）：86-91.

吴毅. 2017. 脑卒中精准康复 [J]. 中国现代神经疾病杂志，17（3）：161-165.

第三章 脑卒中精准诊疗与康复的模式

抗击脑卒中绝不仅仅是院内救治，而应该是贯穿于院前、院内到院后的整个链条，构建高效的脑卒中救治流程，形成覆盖"全疾病周期"的关护闭环。这个闭环包括七个环节：日常健康管理及疾病预防、院前救护、院内急救以及诊疗、康复治疗、院后管理和二级预防。本书关于脑卒中的精准诊疗与康复的论述主要侧重于上述环节中院前救护、院内急救以及诊疗、康复治疗这三个环节。

一、脑卒中的精准诊疗模式及发展趋势

（一）院前救护

"时间就是大脑"，最短时间内的救治就是适合脑卒中的最精准救治原则。卒中急救地图就是目前行之有效的脑卒中院前精准救治措施之一。国家一直在稳步推进医疗救治的信息化建设，2018 年 9 月，国家卫生健康委发布了《中国卒中急救地图建设管理办法》，要求在全国范围内，以地级市为救治中心，全面、规范地推广区域卒中急救地图。"卒中急救地图"网络平台，能应用定位技术实时定位软件使用者的确定位置，同时该网络地图明确标注出全国已发布卒中急救地图省市的有资质开展脑卒中救治所有医院的信息，包括医院的介绍、急救联系电话、位置导航等信息。目前全国已有 66 个城市发布了城市卒中急救地图。"卒中急救地图"建设是推动区域卒中精准治疗建设的重要组成部分，是实现"卒中一小时黄金救治圈"和区域卒中防治网络体系构建的重要组成部分。

中国卒中急救地图系统包括公众微信、院前急救和院内绿道三部分内容，以分别满足社会人民群众和专业医疗机构对于脑卒中急救的不同需求。中国卒中急救地图的公众微信端能帮助患者及其家属快速识别卒中的早期症状，患者及其家属可以在卒中急救地图上填写患者的个人信息，如果患者突然发病，但自己无法自主报警的时候，只需要在卒中急救地图上使用一键呼叫"120"功能，实现及时拨打"120"急救，"120"急救中心的调度平台将收到患者的准确位置。"120"急救人员将根据患者在地图上填写的信息，选择最优的卒中中心，最大限度地减少患者发病到呼叫救治的时间延误。中国卒中急救地图的院前急救端口，在"120"急救人员对患者病情进行初步评估后，该平台能即时实现"120"急救部门与具有卒中急救资质的定点医院信息共享，能通过此网络地图智能规划最优就诊路径，智能择院，从而大大缩短了患者的院前急救时间。中国卒中急救地图的院内绿色通道端口，能通过网络实现共享患者信息，快速实现医院预先接诊，帮助急诊医生开展一站式卒中急救，包括急诊接诊、生化检验、CT 影像、溶栓治疗和介入治疗等环节。中国卒中急救地图能对卒中急救的各时间节点进行有效把控。同时，对于那些需要转诊的患者，利用卒中急救地图也能快速、有效地实现不同医院之间的转诊，患者的相关信息会提前通过

网络传输到被转入医院，预先通知医院，提高区域间不同级别医院的联动、合作能力以及工作效率，使患者能够尽早接受血管再通治疗，得到最及时、最精准、最高效的救治。

随着脑卒中救治信息化关键适宜技术的推广，我国急性脑卒中患者血管再通治疗比例不断提高，2018年上半年百家高级卒中中心静脉溶栓DNT时间中位数已缩短到50min以内。相信随着信息网络技术等科学技术的不断进步，会有越来越多的急性脑卒中患者能得到精准、有效的急性期治疗。

（二）院内急救以及诊疗

卒中中心是目前脑卒中住院患者的组织化、精准医疗管理的最佳模式。卒中中心通常采取多学科、多专业人员的团队工作方式，强调早期康复治疗。除能提供精准的脑卒中常规治疗外，还能为卒中患者及时提供早期的精准康复治疗，比如肢体功能训练、语言训练、ADL训练、认知训练等，甚至还包括心理治疗和健康教育等全面的卒中管理。卒中中心可以下设不同的单元模式，诸如急性期卒中单元、综合卒中单元、卒中康复单元等。诸多实践和研究表明，卒中中心建设和应用能够实现脑卒中的精准治疗，从而明显降低脑卒中患者的病死率和致残率。精准影像技术的发展有助于脑卒中精准诊疗的实现。比如：科学研究表明无症状性颈动脉狭窄患者的脑梗死发生率与患者是否存在血管内的高危的易损斑块密切相关。传统的脑血管影像评估诊断方法，如数字减影血管造影、血管造影、磁共振血管造影，仅仅能看到脑血管管腔的狭窄状态，而血管超声的结果与操作者的技术密切相关，对操作者要求较高且成像范围有限，在判断斑块的成分和易损斑块鉴别方面处于技术盲区。所以通过传统的常规脑血管影像评估诊断方法，医生往往只能获得关于脑血管管腔的信息，至于是什么原因造成的脑血管狭窄以及脑血管管腔内斑块状态究竟如何无法透彻了解。高分辨磁共振成像的发展，就能够做到对脑血管管腔内斑块的形态、成分和功能等方面进行精准评估，能够帮助医生精准判断哪些是易损斑块，从而实现精准诊治。

脑卒中精准诊疗的实现，也要依托新兴科学技术的发展。比如通过基因检测精准明确病因，应用药物基因组学指导患者精准用药，干细胞技术等等。目前脑卒中规范治疗都推荐应用抗血小板聚集治疗，但是同样的抗血小板聚集药物用在不同的患者身上产生的效果千差万别，这是由于不同患者之间的基因多态性所致。所以脑卒中精准抗血小板聚集治疗，就要针对不同个体进行药物相关基因多态性的检测，根据个体不同的基因分型来选择最适宜的治疗人群，从而制定更精确有效的抗血小板治疗方案，以达到患者更大的临床获益。例如，对于氯吡格雷这种抗血小板聚集药物，中国人群中大约有60%左右个体携带*CYP2C19*功能缺失等位基因，此基因多态性造成部分患者对氯吡格雷出现低反应甚至抵抗现象。医生可应用拭子从患者的口腔中刮取少量脱落细胞作为检测标本，仅需1小时，医生就得出患者的基因检测报告从而快速识别患者的*CYP2C19*基因分型。对于那些携带*CYP2C19*功能缺失等位基因患者，即使每日使用相当大剂量的氯吡格雷也无法完全达到理想的抗血小板作用，因此，精准治疗要求将氯吡格雷替换为另一种不受*CYP2C19*基因变异影响的起效快、作用强的药物进行精准抗血小板治疗。而对于不携带*CYP2C19*功能缺失等位基因患者，可按照指南给予标准的抗血小板治疗。这种基因检测助力的卒中精准治疗能帮助患者达到更大的临床获益。此外，目前除发病6小时内血管开通治疗外，脑梗死至今尚无切实有效的根治方法。由于脑卒中超早期治疗时间窗过于短暂，即便大力推广急性期救治，仍有大量患者无法及时得到血管开通治疗的机会，同时血管开通治疗患者仍需要承担治疗后颅内出血等相关风险。所以目前医学研究工作者也一直在致力于干细胞精准治疗脑卒中的基础及临床研究，期望能研究出有推广性的干细胞产品及其治疗脑梗死的标准化方案，期望通过干细胞精准治疗来有效降低我国脑梗死患者的后遗症率、减轻神经残疾程度、提高患者的生活自理能力。

脑卒中精准诊疗的实现，也要重视卒中诊治人才的培养。国家相关部门应采取多种举措加强、开展卒中诊疗能力培训，争取实现脑卒中治疗关键技术的区域"同质化"。可以通过举办多层级、多种类的学术会议、专家巡讲、规范化培训等，同时不定期组织专家编写脑卒中诊治的临床指导规范、指南等权威性的指导，为临床医务人员开展精准的脑卒中诊治工作提供标准与依据。

随着科学技术的发展和不断进步，新时代对脑卒中诊治的建设和发展提出了更高的要求。未来，卒中中心的建设要求精益求精；卒中的精确评估要求更加科学准确，扩大获益群体；卒中的管理要求更加精细；飞速发展的互联科技会大大助力卒中诊治；卒中的研究要求更加精准，同时要向世界卒中防治贡献出我们的中国力量。

二、脑卒中的精准康复模式及发展趋势

康复对于脑卒中患者的治疗效果和重要性早已得到各国的认同。1989 年世界卫生组织发表的研究资料表明，经过正规康复治疗后的脑卒中患者，第一年末约有 50% 以上的患者能够达到日常生活活动自理，约 25% 的患者需要一定的他人协助，15% 的患者需要较多的他人协助，只有大约 5% 的患者全部需要他人协助；并且大约 30% 的患者在病后 1 年能够恢复工作。康复治疗是脑卒中治疗的重要环节，脑卒中康复的根本目的是最大限度地减轻患者的残障和改善患者功能，提高其日常生活能力，最终目的是使患者回归家庭，回归社会。现代脑卒中神经康复发展的必然趋势就是强调脑卒中康复的精准化。现代脑卒中精准康复治疗体系主要包含精准评定、精准治疗、精准护理三个部分。这三个部分是相互联系、相辅相成的，精准康复的前提基础是精准评定，精准康复的核心内容是精准治疗和精准护理。在不久的将来，伴随脑卒中精准康复体系逐步形成、发展和完善，将能最优化地利用康复资源，使更多脑卒中患者的治疗效果最大化。

（一）精准康复评定

要进行精准的脑卒中康复评定，不应仅仅局限于传统的以各种量表为主的功能评价模式，而是应该包含三方面的综合评定，即卒中损害的精准评定、患者康复预后的精准评定、患者神经功能量表的精准评定，此三方面相辅相成、缺一不可。

1. 卒中损害的精准评定

临床上医生通常通过详细的体格检查和影像学检查来确定脑卒中患者的卒中病灶部位和性质。而从神经损伤和康复方面来讲，这些功能障碍的产生是由于脑卒中损伤了管理相应功能特定脑区。如表现为失语、言语失用和构音障碍等不同类型言语障碍的患者病变部位不同，左侧额下回后部病变可以导致患者出现运动性失语，左侧颞上回后部病变可以导致患者出现感觉性失语，岛盖或额叶病变可以导致患者出现言语失用，支配发音相关肌

肉的神经传导通路病变可以导致患者出现构音障碍。在脑卒中患者中常常出现下列九种功能障碍，包括认知功能障碍、意识障碍、言语障碍、吞咽障碍、平衡障碍、尿便障碍、自主神经功能障碍，还包括涉及肌力、肌张力、协调性和精细动作方面的运动障碍，涉及视觉、听觉、味觉、深浅感觉等方面的感觉障碍。

脑卒中精准康复首先需要明确患者的卒中损伤部位，随后可以针对病灶制定精准的康复治疗方案。可以采用电或磁等可穿透颅骨的物理因子直接作用于损伤部位进行中枢刺激，以促进病灶处的神经修复，同时联合针对功能缺损的特定肢体功能康复训练，以促进患者功能重塑。

同时，不同性质卒中造成的神经损伤其康复方案的制定是存在区别的，所以应当精准判断卒中患者的神经损伤性质，给予精准康复治疗。要注意一般不采用脑循环治疗出血性卒中急性期的患者，以避免加重出血，同时因为出血性卒中患者神经功能康复相对较快，大多可以应用短期内多次评价、强化训练为主的康复方案。应避免任何电刺激治疗肿瘤所致的瘤卒中患者，以避免增加患者肿瘤转移的风险；缺血性卒中患者因为其神经功能康复相对较慢，适宜采用循序渐进为主的康复方案。

2. 患者康复预后的精准评定

与传统的康复理念不同，现代脑卒中的精准康复十分强调针对不同可能预后来决定进一步的康复策略，针对患者的预后来决定是以功能康复为主的康复方案还是以代偿为主的康复方案。这种脑卒中的精准康复理念，能够减少不必要的人力物力浪费，高效地利用有限的康复医疗资源，减少患者的康复时间，充分体现个体化的精准康复治疗。可以应用功能磁共振、电生理学技术来帮助康复医师精准评定患者的可能预后。

现代影像学的发展除了结构影像学之外，功能成像体系越来越受到研究者的青睐，比如，应用于临床和基础研究的功能磁共振、光谱成像、PET、激光散斑成像、双光子成像等。与结构影像学不同的是，功能影像学和电生理学技术能有效帮助康复医师应用多种不同方法从不同角度来评价患者的神经网络的活动模式和激活程度，从而评定脑卒中患者的可能预后。脑卒中患者远期的运动、感觉功能恢复程度，与患者两侧大脑半球初级运动皮质、感觉皮质之间的联系程度密切相关。功能影像学对于脑卒中患者运动障碍的预后判断，是应用静息态的功能磁共振技术，来评估脑卒中患者的大脑半球间同源功能区的联系程度。功能影像学还可用于出现意识障碍的脑卒中患者的预后评定。正常人群给予经颅磁刺激治疗后进行功能磁共振检查，结果显示对于大脑皮质的局部有效刺激能够激活大范围神经网络，特定脑区及其与该区域相关的所有脑区均显示具有时效性的激活。对于存在意识障碍的植物样状态的脑卒中患者应用上述评定手段，由于患者各个脑区之间联系存在异常，对于大脑皮质的局部有效刺激仅仅能激活局部的大脑皮质，此被激活的局部脑区不能将兴奋传递给其他相关脑区，功能磁共振检查只能看到孤立的激活脑区，即"孤岛"样激活，并没有显示出局部到神经网络的激活效应。对于具有最低意识状态的脑卒中患者应用上述评定手段，结果显示局部脑区的激活可以传递至几个有限的脑区，也不能出现和正常人一样的大范围神经网络激活。因此，可以应用功能磁共振根据神经网络的激活程度来精确评定存在意识障碍脑卒中患者的意识障碍程度及相应的可能预后。

也可应用电生理学技术评定脑卒中患者功能康复的可能预后。如果脑卒中患者进行躯体感受诱发电位和运动诱发电位，结果显示波幅明显下降或消失，这显示患者可能远期康复预后不良。脑卒中患者如果在卒中的急性期查脑电图显示出现δ波和θ波，这可能预示患者的功能康复效果欠佳。

3. 患者神经功能量表的精准评定

量表评定是脑卒中康复重要的环节，评定量表有助于康复医师全面评估患者残留的神经功能状态水平、患者病后的心理状况以及患者对于康复治疗的意愿、态度等，从而将患者客观的神经功能障碍与其实际生活的局限性以及患者治疗的依从性相互结合，帮助康复医师从日常生活能力和社会参与度来评价患者的状态，进而能够更加有效地进行针对性康复治疗，帮助患者恢复适应日常生活的能力和社会活动。脑卒中量表评定必须全面、精准，才能客观地了解切实的实际认知功能、吞咽功能、言语功能、精神状态等生活自理能力以及治疗需求，量化患者的诉求种类和程度，康复医师可以依据患者目前存在的问题和需求，进行个体化安排解决问题的先后顺序，在此基础上实现精准康复的目标。汉密尔顿焦虑量表、汉密尔顿抑郁量表、明尼苏达多相人格测验等量表简单实用，能够准确评估患者病后的心理变化，包括人格变化、对治疗和生活的态度。

（二）精准康复治疗时间

现代脑卒中精准康复应确保患者康复治疗时间的精准化，采取从初期的简单的物理治疗结合被动训练到后期的主动运动以及以任务为导向作业疗法，讲求循序渐进，各个康复环节的开始时间都应遵循康复治疗指南，从而实现康复治疗时间的精准化。脑卒中急性期患者应该在常规治疗的同时全面评估患者的身体状况，便于康复医师进行早期康复。卒中急性期患者一旦生命体征稳定，症状体征不再进展，就应尽早进行康复治疗，经过康复医师评估后就可以根据患者的具体情况进行个体化的康复治疗，选择循序渐进的训练方式。

脑卒中患者在发病 24 小时内不应该进行大量活动，否则会降低患者 3 个月时获得良好转归的可能性。轻、中度脑卒中患者在发病 24 小时后，病情平稳后可以根据患者实际情况进行床边的康复训练，可以每次短时间、进行多次活动，以循序渐进的方式进行。进入脑卒中恢复期的患者，应该到康复科和专业的康复医院，接受正规康复指导和进行正规的康复治疗。脑卒中发病 6 个月后，就进入脑卒中后遗症期，此时患者康复恢复速度明显减慢，康复治疗效果差。究其原因，这可能是因为患者在早期功能重塑的关键时期，未进行正规的、足够的康复锻炼来正确引导其相关神经结构，而是在早期由于错误的体位、姿势、动作对其新生的神经结构进行了错误引导，这些神经纤维不能和与运动相关的脊髓前角运动神经元产生正确联系，而是与内脏、感觉等神经元连接，故无法使患者运动功能康复，进而建立了错误的功能重塑。患者多遗留有一定的功能障碍，而脑卒中发病后 2 年的患者功能障碍遗留更加明显。所以，康复治疗开始时间与患者的康复效果、患者预后密切相关。正确、早期的康复治疗是尤为重要的，它能够避免患者形成错误连接，帮助受损脑神经组织产生正确的适应和重塑。在实际临床工作中，应强调患者康复治疗开始的时间，使患者在功能康复的黄金时期能建立正确的神经重塑环路。对于处于脑卒中发病 6 个月时期的患者，康复治疗方案应该多采取代偿性策略，重点在于指导患者如何正确应用必要的辅助用具以及患者的健侧肢体，来充分改善、增强其生活自理能力。

（三）精准康复治疗方案

在康复评定精准化的基础上，应该制定精准的康复治疗方案。康复治疗手段众多，如运动训练、物理治疗、言语康复治疗等。精准的康复治疗方案，就是要求将这些各种各样的康复治疗方法，根据患者存在的功能障碍及其所处的特定的康复阶段有机地结合，形成适合患者的个体化康复方案。精准康复治疗方案的制定，是现代康复精准治疗对康复医师的要求，务必要追求康复治疗方案的详细、精准与正规。同时，还应实现康复治疗效果的标准化。

（四）康复治疗师的精准培训

康复治疗师是康复治疗中的关键，其治疗技术和治疗理念将直接影响脑卒中患者的康复治疗效果。所以，相关部门应该对康复治疗师进行规范化的培训，建立严格的康复治疗师培训考核体系，定期考核康复治疗师的临床操作水平，成绩合格者才能上岗，从而使康复治疗师的治疗水平专业化、标准化、同质化，这是保证精准康复治疗实施的重要前提。

（五）精准的康复护理

康复护理是康复治疗的一个重要的组成部分，脑卒中的精准康复护理能够预防和减少脑卒中后卧床患者各种并发症发生率，为康复提供有利条件。脑卒中患者入院后，护理人员应该全面评估患者的护理相关内容，比如患者病情严重程度、跌倒风险、压疮、疼痛、言语、洼田饮水试验等，进行标准化的护理评定，并按照评定结果制定符合患者实际的个体化护理目标，设定针对性的护理计划措施，有效解决患者的护理问题，这才能达到精准的康复护理。例如，对于感觉性失语患者，可以利用手势、视觉图像等辅助手段与患者交流，以明确患者各方面需求。建立脑卒中后精准康复护理还能帮助患者及其家属建立正确的脑卒中家庭陪护理念，为患者出院后的回归家庭生活提供更专业的方案。

参 考 文 献

国家卒中急救地图工作委员会，国家卒中急救地图共识专家组. 2019. 卒中急救地图专家共识（2019版）[J]. 中华行为医学与脑科学杂志，28（1）：2-11.

中国卒中学会. 2019. 中国脑血管病临床管理指南（节选版）—卒中康复管理（2019版）[J]. 中国卒中杂志，14（8）：823-831.

中华医学会神经病学会神经康复学组，中华医学会神经病学会脑血管病学组，卫生部脑卒中筛查与防治工程委员会办公室. 2012. 中国脑卒中康复治疗指南（2011版）[J]. 中国康复理论与实践，18（4）：301-318.

第四章 缺血性脑卒中

》第一节 概 述 》

缺血性脑卒中是指因血管壁病变、血液成分或血流动力学改变等原因导致脑部血液循环障碍，进而供血区脑组织由于缺血、缺氧发生的局限性坏死或软化，常称为脑梗死。缺血性脑卒中大约占全部脑卒中疾病的70%，具有发病率高、致残率高、复发率高、死亡率高的特点，它的患病率约为730/10万，发病率大约为110/10万，死亡率约为134/10万。缺血性脑卒中多发生于中老年期，它的发病率随年龄增长而增加，45岁以后缺血性脑卒中的发病人数明显增加，65岁以上人群中缺血性脑卒中患者的人数激增，75岁以上缺血性脑卒中的发病率是40～49岁组人群的5～8倍。同时，缺血性脑卒中又是一种能导致患者高度残疾的疾病，诸多统计数据显示，缺血性脑卒中存活患者中大约有60%的患者会遗留有诸如瘫痪、吞咽障碍、言语障碍、认知功能下降、共济失调等多个方面以及不同程度的残疾，这种疾病不仅给全社会和众多家庭增加了沉重的经济和生活负担，也给人民的幸福生活带来了阴霾。

针对缺血性脑卒中，其诊治的重点应当是依据缺血性脑卒中的发病时间、病因分型、临床表现以及患者的全身综合状态，采取具有针对性的完全个体化的治疗。其中，超急性期卒中的溶栓以及有效的血管内治疗对于改善患者预后、减少残疾是至关重要的，因为只有这些积极的超急性期治疗措施才有可能使闭塞的血管血流再通，让缺血的脑细胞重新得到血液供应，所以目前全球医学界一致认同并大力倡导呼吁"时间就是大脑"。同时，随着医学科学以及其他科学门类的日新月异的发展，得益于人工智能、互联网络的先进精准的影像学技术、干细胞技术、药物代谢及基因组学技术等新兴先进技术，以及广大医疗人员知识和技术水平的不断提高，相信缺血性脑卒中精准诊疗的实现指日可待。

一、缺血性脑卒中的精准诊断流程

（一）全面详尽的病史采集

针对缺血性脑卒中患者，必须直接向患者及其家属或向目睹患者发病过程的护送人员详细采集患者的病史，需要重点关注询问缺血性脑卒中患者的起病形式、发病速度、主要临床症状、临床症状达到疾病高峰的时间、疾病的病程长短、具体的诊断治疗经过以及既往脑血管疾病病史、脑血管疾病危险因素等情况。缺血性脑卒中患者多为急性起病，大多数患者可能在相对静止的状态下发病，处于活动状态下发病的患者中栓塞性卒中类型多见。此外，一部分缺血性脑卒中患者在本次发病前可有短暂性脑缺血发作的表现，应注意多加询问。

缺血性脑卒中患者的病情大多在发病几小时或几天内达到疾病的高峰状态，一部分患者的临床表现在发病后可能呈进行性加重或呈波动性、不稳定状态。缺血性脑卒中患者可能出现的临床表现取决于患者脑部梗死灶的面积和位置，主要的临床表现是与梗死灶分布一致的局灶性神经功能缺损的症状和体征，常见的临床表现包括偏瘫、偏身感觉障碍、言语障碍、视力及视野异常、共济失调等，部分患者可能有头痛、呕吐、昏迷等全脑受累的症状。

（二）全面细致的查体

细致的神经系统查体有助于发现缺血性脑卒中患者存在的阳性神经系统定位体征，这是医生做出正确临床诊断的基础。同时体格检查还需要包括必要的内科查体，尤其应该注意查找有无血管性疾病的某些证据，如颈部血管听诊有助于发现血管杂音，应用眼底镜检查有助于发现是否存在缺血或出血性的视网膜病变及微小栓子、眼部血管动脉硬化的程度、是否存在视盘水肿等重要表现。

（三）迅速作出定位、定性诊断

神经系统疾病的定位诊断是指确定病变的部位，而定性诊断是指明确病变的性质和病因。定位诊断的确定需要依据患者存在的神经系统的症状与体征，从而推断出可能受累的脑血管病变部位、累及的神经结构和传导束；缺血性脑卒中的定性诊断需要依据患者的年龄、发病时的起病形式、临床表现特点，同时结合重要的辅助检查比如头 CT 等排除出血性卒中，作出缺血性脑卒中的定性诊断。

（四）缺血性脑卒中的临床分型

缺血性脑卒中可分为不同的类型，由于梗死灶位置、大小、受累血管的侧支循环代偿能力以及继发脑水肿轻重等方面的巨大差异，不同临床类型的治疗方案差别较大。基于缺血性脑卒中精准治疗的要求，需要对缺血性脑卒中患者迅速作出准确的临床分型。目前，缺血性脑卒中存在许多不同的临床分型方法，其中"牛津郡社区卒中研究分型"在临床中被广泛应用，因为其简单易于操作，而且不需要依据影像学的结果就可根据患者的临床表现特点迅速进行临床分型。该分型能有效地提示缺血性卒中患者可能的受累闭塞血管及相应的脑梗死的部位与大小，所以此临床分型有助于指导缺血性脑卒中患者的精准治疗，以及准确评估缺血性脑卒中患者的预后。

牛津郡社区卒中研究分型的标准：

1. 完全前循环梗死

此类型典型可出现三联征的表现，也就是出现完全性大脑中动脉受累综合征，表现为大脑高级神经活动障碍（意识障碍、失语、失算、空间定向力障碍等）；同向偏盲；对侧面、上肢与下肢较严重的运动和（或）感觉障碍。此种类型梗死患者大多数因为脑中动脉近段主干位置闭塞，少数此类型患者是因为颈内动脉虹吸段闭塞所致。

2. 部分前循环梗死

该类型梗死患者临床上存在上述三联征中的两个表现，或者仅存在高级神经活动障碍表现，或者只有完全前循环梗死表现局限的感觉运动障碍。此种类型梗死患者大多数由于脑中动脉远段主干血管、各级分支血管或者大脑前动脉和其分支闭塞所致，大多数患者为中等或者稍小的梗死。

3. 后循环梗死

该类型梗死患者临床上可出现椎-基底动脉综合征的表现，但为不同程度的综合征表现，有的可以出现同侧脑神经瘫痪表现同时伴有对侧半身的感觉运动障碍；或者出现双侧受累的感觉运动障碍；或者表现为双眼协同活动障碍伴随小脑功能障碍，而不存在长束症状体征或者视野缺损等表现。此种类型梗死患者大多数是由于椎-基底动脉及分支受累闭塞所致，存在程度不同脑干、小脑病灶。

4. 腔隙性梗死

临床出现各种各样的腔隙综合征的表现，比如纯运动性轻偏瘫、纯感觉性脑卒中、共济失调性轻偏瘫、手笨拙-构音不良综合征等症状。此种类型梗死患者主要是供应基底节或脑桥的小穿通支血管闭塞所致，病灶为小的腔隙性梗死灶。

二、缺血性脑卒中的精准辅助检查

（一）血液方面的检查

缺血性脑卒中患者必须进行常规的血液方面的检查，以便全面评估患者的机体状况和可能的伴发疾病。血液方面的化验检查主要为血、尿、生化三项常规检查，也应关注患者的凝血指标是否存在异常，应对患者的血小板、凝血和纤溶功能等进行检测，临床常用指标有出凝血时间、纤维蛋白原、凝血酶原时间、凝血酶原活动度、凝血酶时间、部分凝血酶时间等。同时更应结合患者的疾病状况选取相应的检查项目，如患者的呼吸状态不稳定，则应该完善进行血气分析的检查，便于及时发现和处理呼吸衰竭、酸碱失衡等状况。

此外，随着免疫科学的迅猛发展，新生出一些特异性针对缺血性卒中患者的特殊的生化检查，这些特殊的生化检测指标的出现及临床应用有助于缺血性脑卒中的精准诊疗。

1. 内皮细胞受损方面的检测

如内皮素-1在缺血性卒中患者中可较正常人高 3～5 倍，血栓调解蛋白缺乏的患者血栓性疾病的发病率明显增高，血管性血友病因子相关抗原在血栓前状态和血栓栓塞性疾病时会明显增多。

2. 血小板激活方面的检测

如血小板第 4 因子、GMP-140、血栓素 B2、去甲基 TXB2 和 11-去氢-TXB2 等在缺血性卒中患者存在异常。

3. 凝血因子激活方面的检测

如 F1+2 在具有血栓形成倾向的患者或者处于血栓前期的患者中会明显升高；纤维蛋白肽 A 和肽 B、组织因子、组织因子途径抑制物、可溶性纤维蛋白单体复合物在缺血性脑卒中患者中会明显增加。

4. 纤溶系统活化方面的检测

如蛋白 C 肽在血栓前状态和血栓性疾病患者中表达增加；凝血酶-抗凝血酶复合物在

缺血性脑卒中患者中表达明显增加；由于新形成的血栓会导致 D-二聚体表达明显增加而陈旧血栓并不能引起 D-二聚体增多，所以 D-二聚体在缺血性脑卒中患者中表达明显增加。

（二）影像学检查

脑部的影像学检查可以直观地显示脑梗死的范围、部位、血管分布、有无出血、陈旧和新鲜梗死灶等，帮助临床判断组织缺血后是否可逆、血管状况，以及血流动力学改变。帮助选择溶栓患者评估继发出血的危险程度。

1. 头颅计算机断层扫描（CT）

脑卒中患者最常应用的辅助影像检查就是头颅 CT 平扫，由于头 CT 对于出血性疾病的高度敏感性，所以绝大多数脑卒中患者进行急诊头 CT 检查就能立即区分出出血性卒中及缺血性卒中。对缺血性脑卒中头 CT 发现率大约为 60%，尤其在缺血性脑卒中发病后早期，头 CT 不具备立即显示缺血梗死病灶的能力，且后颅窝病灶由于有颅骨遮挡头 CT 显示不清，所以对于缺血性卒中超早期病灶、小的皮质或皮质下病灶、脑干和小脑等后颅窝部位的病灶，头 CT 均不敏感。但对于某些缺血性卒中超早期患者（通常指发病 6 小时内患者），头 CT 有时候能出现一些细微的影像改变，比如大脑中动脉密度增高，大脑皮质边缘如岛叶以及豆状核区脑部灰质与白质界限模糊不清、脑沟消失等等。短暂性脑缺血发作患者的头 CT 常无责任梗死病灶。对于急诊脑卒中患者，临床上获取头 CT 平扫即可以给予相应的治疗。除头 CT 平扫外，还可以行头部 CT 血管成像和灌注成像等对缺血性卒中患者进行进一步的评估，还可进行 CT 增强扫描与肿瘤、炎症等疾病进行鉴别。

2. 头颅磁共振（MRI）

头 MRI 能够清晰地显示任何部位的缺血性病灶，大脑半球深部的小的腔隙性病灶以及小脑、脑干等后颅窝部位的病灶都能充分显影清楚，不存在伪影干扰可能。但是对于发病几个小时内的缺血性卒中，头部 MRI 的普通序列并不敏感，但磁共振的特殊弥散加权成像却能够在缺血性卒中的早期显示缺血脑组织的位置、大小，也可以早期显示位于皮层下以及脑干、小脑部位小的梗死病灶。弥散加权成像对于早期缺血性卒中梗死病灶的诊断敏感性能达 90% 以上，其特异性大约在 97% 以上。此外，磁共振的灌注加权成像是通过注射静脉造影剂后成像，来显示脑组织的相对血流动力学改变，这种磁共振成像显现的改变范围会比弥散加权成像显示的改变区域更大，而这两种成像之间的不匹配范围就是所谓的缺血半暗带，也就是缺血性卒中超早期治疗的重心。

3. 经颅多普勒超声（TCD）

经颅多普勒超声通过检测颈内动脉的颅外段血管及椎动脉血管管腔内血流动力学的变化，有助于检测颅内外血管是否存在血管痉挛、狭窄或闭塞以及血管侧支循环的建立程度，从而对于缺血性卒中的血流监测、判断诊断治疗效果以及判断预后具有重要意义。

4. 血管影像

磁共振血管成像（MRA）不需造影剂可以获得脑血管的图像，CT 血管成像（CTA）需注射造影剂，这两种血管影像检查手段对判断受累血管、治疗效果有一定的帮助。血管造影数字减影（DSA）检查是各种脑血管疾病诊断的金标准，可清楚地显示异常脑血管的管腔大小、范围及其与周围血管的关系，是在进行脑血管疾病外科手术和血管介入性治疗之前必须进行的一项检查。DSA 对于脑梗死的诊断没有必要常规进行，但却是进行脑血管疾病外科手术和血管介入性治疗之前必须进行的一项检查，但仍存在一定的风险。

5. 其他

诸如正电子发射断层扫描（PET）、氙加强 CT、单光子发射计算机断层扫描（SPECT）等，在有条件的单位可以用于缺血性脑卒中的鉴别及研究。

三、缺血性脑卒中的精准治疗环节

（一）院前处理

1）首先全社会应该通过多种渠道大力提升全民的疾病急救意识。广大人民群众需要充分认识到脑卒中疾病的危害严重性以及尽早到医院寻求诊治对于治疗预后的重要性，要充分认识到脑卒中是一种急症，缺血性卒中能够得到有效最佳治疗的时间窗非常短暂，只有 4.5～6 小时，要想得到最好的治疗效果，就必须争分夺秒争取超早期溶栓治疗的时机，这就需要动员全社会力量与广大医疗服务系统进行密切配合与协作，务必要尽量减少患者的转运时间。同时需要增加公众的医学常识，学会识别脑卒中症状的基本技能。

快速识别脑卒中的方法：当存在脑卒中危险因素（如高血压、心脏病、糖尿病等）的人群急性出现下列表现时，要高度怀疑脑卒中的发生，患者应立即快速赶往医院。如果遇到突发神志模糊或者昏迷的患者，公众也要马上意识到有突发脑卒中的可能性，应立即将患者送往医院。

脑卒中的常见症状及特点：①症状突然发生；②一侧肢体（伴或不伴面部）无力、笨拙、沉重或麻木；③一侧面部麻木或口角歪斜；④言语不清或理解语言困难；⑤双眼向一侧凝视；⑥一侧或双眼视力下降或丧失；⑦视物旋转或平衡障碍；⑧既往少见的严重头痛、呕吐；⑨上述症状伴意识障碍或抽搐。

2）现场及救护车上的急救处理：当救护人员到达患者发病现场后，要马上跟相关人员采集患者发病的有关情况，包括神经症状出现的时间、确定神经症状的表现、近期用药史、近期患病史、手术或外伤史等，关于患者的确切发病时间的信息尤其重要，因为这关乎急诊治疗方法的选择，如溶栓或血管内治疗的可能性。同时救护人员要快速简要评估患者病情严重程度，采取必要的急救措施及相关处理，包括监测和维持患者的生命体征。必要时可以给予心电、血压、血氧监护，为患者吸氧及为患者建立静脉通道。一定要保证患者的呼吸道通畅，需要松解患者的衣领，有义齿者应及时取出，必要时应该给予清除口腔呕吐物或分泌物、吸痰等处置。对于发生意识障碍的患者，应该给予侧卧位。急救转运途中应该注意尽量保持车辆快速且平稳，要注意尽量保证患者的头部减少振动。如患者存在血压过高或过低、高颅压性呕吐、抽搐等情况，应该给予患者必要的对症处置。如果具备采血可能，应该及时为患者采集血液样本进行如血常规、生化和凝血功能等检测，以便在其到达医院时立即进行相关治疗。充分利用通信设备、网络等的快捷性，救护车上的急救人员应尽量提前通知医院急诊室提前做好接诊抢救的准备，救护原则是应前往具有急诊救治能力的就近医院进行，最好送至有急诊 CT 检查、有 24 小时随诊的脑卒中专业技术人员、专业的脑血管病专科医院或者具有神经专科的综合性医院。

3）广大医疗机构要创造一切便利条件让患者尽早得到救治，医疗机构要具备快速接诊反应能力。各级别医院都需要制定相应的脑卒中急诊急救计划和绿色通道，给予将到院的脑卒中患者正确、及时的诊治。

（二）院内治疗

缺血性脑卒中发生后，精准的早期诊断、治疗措施和早期康复，才能最大限度地将患者的致残率和死亡率降到最低。缺血性脑卒中的治疗一定要按照患者不同的疾病原因、相应的发病机制、临床分型、发病时间等方面情况来确定适合该患者针对性强的治疗方案，实施以患者为核心的，以分型、分期为依据的个体化精准治疗。缺血性脑卒中的病程大致可以分为急性期（一般 1～2 周，严重者可达 1 个月），恢复期（2～6 个月）和后遗症期（6 个月以后）。重点是急性期的分型个体化治疗，尤其对于发病 6 小时时间窗内有适应证者，溶栓或血管内治疗尤为重要，此外，在支持治疗的基础上，可酌情选用脑保护、改善脑部循环、降颅压、控制脑水肿等治疗措施。对于不同临床类型的缺血性脑卒中，应注意各不同分型之间治疗的精准，如腔隙性梗死类型的患者不宜应用脱水治疗，主要采用改善循环治疗；而对于大、中型梗死患者则要积极降颅压以控制脑水肿，进而防止脑疝发生。

1. 解决改善脑部血循环障碍

产生缺血性脑卒中的根本原因是由于脑部血管的血液循环发生障碍，从而导致缺血发生，引发局部脑组织的缺血性坏死。所以，缺血性脑卒中精准治疗的重点就是恢复或改善缺血脑组织的血液灌注，这种理念必须贯穿于治疗的全部过程，要千方百计保持良好的脑部灌注。临床常用的改善脑部血循环障碍措施可归纳为下列几方面。

（1）静脉溶栓治疗　存在于缺血性坏死脑组织周边的半暗带区域，是缺血性卒中现代精准治疗的基础。在缺血性脑卒中的超早期，虽然缺血病变的中心位置脑组织已经发生了不可逆性坏死性改变，但是如果及时恢复脑组织的血流供应、改善组织的代谢，就可以挽救位于坏死组织周边的、暂时只有功能障碍的半暗带区域，避免缺血区域进一步发展为坏死。因此，及时再通血管、让血流复流是缺血性脑卒中最合理的精准治疗方法。全世界各国目前公认，发病 4.5 小时内的缺血性脑卒中应用重组组织型纤溶酶原激活物进行静脉溶栓疗法，这种疗法能明显减少缺血性卒中患者的死亡率及严重残疾的可能性，从而能极大提高卒中生存者的生活质量。我国早期的随机双盲实验研究也表明，对在发病 6 小时之内、头 CT 不存在明显大面积低密度病灶且意识清楚的急性缺血性脑卒中患者，应用尿激酶进行静脉溶栓治疗是安全、有效的。

1）静脉溶栓适应证：对于缺血性脑卒中的静脉溶栓，目前尚无统一的适应证。在 2018 版《中国急性缺血性脑卒中急诊诊治专家共识》中推荐意见如下：①年龄 18～80 岁；②发病在 4.5 小时以内；③脑功能损害的体征持续存在超过 1 小时，且比较严重；④脑 CT 已排除颅内出血，且无早期脑梗死低密度改变及其他明显早期脑梗死改变；⑤患者或家属签署知情同意书。

2）禁忌证：①既往有颅内出血，包括可疑蛛网膜下腔出血；近 3 个月有头颅外伤史；近 3 周内有胃肠或泌尿系统出血；近 2 周内进行过大的外科手术；近 1 周内有不可压迫部位的动脉穿刺；近 3 个月有脑梗死或心肌梗死史。但陈旧的小腔隙未遗留神经功能体征者除外；③严重心、肾、肝功能不全或严重糖尿病者；④体检发现有活动性出血或外伤（如骨折）的证据；⑤已口服抗凝药，且 INR＞1.5；48 小时内接受过肝素治疗（APTT 超出正常范围）；⑥血小板计数＜100 000/mm³，血糖＜2.7mmol/L；⑦血压：收缩压＞180mmHg，或舒张压＞100mmHg。

3）溶栓药物

A. 尿激酶：在我国，此药物临床应用在发病 6 小时之内的缺血性卒中患者，而在国外此药物只限于研究应用。其药理机制包括血栓外药物能使血栓表面发生纤溶，而且药物可以渗透进入血栓内，激活其中的纤溶酶原，从而在血栓内也产生纤溶作用；药物还能够增强 ADP 酶的活性，抑制 ADP 诱导的血小板聚集，抑制血栓形成；药物也可以对抗缓激肽引发的毛细血管通透性增加，还能够降低血液的黏稠度。药物用法：100 万～150 万 U 加入生理盐水 100～200ml 中，持续静脉滴注 30min。

目前，关于尿激酶制剂的研究遍及全世界各国，如美国的 UK 与 SK 合剂 Eminas、日本的尿激酶、肝素和抗凝血酶复合剂，以及 UK 与中草药提取物复合物等。其中抗体靶向溶栓是未来缺血性卒中静脉溶栓精准医疗的研究方向，如试图应用引入交联剂 N-琥珀酰-3-丙酸（SPDP）的方法，将 UK 与人的纤维蛋白链氨基末端的特异性单克隆抗体通过共价键相连接，形成 UK-纤维蛋白特异性抗体的化学结合物，这种结合物溶解纤维蛋白单体的能力要比 UK 高出 100 倍以上。

B. 组织型纤维蛋白溶酶原激活剂（t-PA）：这是目前国际推荐使用的静脉溶栓药物，而且已经完全可以通过基因工程技术制备该药物。其药理特点是选择性纤维蛋白溶解剂，有纤维蛋白沉积才会发挥作用，直接定向作用于血栓部位，与血栓中纤维蛋白形成复合体，增强了与纤溶酶原的亲和力，在局限于血栓形成的部位发挥纤溶作用。药物的用法：剂量为 0.9mg/kg（最大剂量 90mg），先静脉注射 10%（1min），其余剂量连续静脉滴注，60min内滴完。

4）静脉溶栓治疗的并发症：主要包括溶栓后继发出血、再灌注损伤，以及溶栓治疗后血管的再闭塞等。

增加溶栓后继发出血的相关危险因素有：①与用药剂量有关，溶栓药物应用的剂量越大，溶栓后继发出血的可能性越高；②过高的血压，尤其舒张压及平均动脉压明显增高是加大溶栓后继发出血概率最危险的因素，溶栓过程中一定要严格控制过高的血压，血压＞200/120mmHg 就不要进行溶栓治疗；③与治疗的时间窗相关，6 小时内溶栓治疗后发生出血的概率约为 25%，如果在 6～8 小时进行溶栓，则发生出血的概率增高到 59%；④与缺血病灶脑水肿的程度相关，有明显颅高压、脑水肿的患者，溶栓治疗后发生出血的概率为31%，而不存在脑水肿的患者溶栓治疗后发生出血的概率为 6%；⑤不同溶栓药物出现溶栓后继发出血的概率也不同，t-PA 伴发出血的概率约为 24%，尿激酶伴发出血的概率约为5.3%；⑥与患者年龄相关：患者年龄增大，伴发出血的概率增加，可能与脑血管淀粉样变性的概率增高有关；⑦与患者的凝血指标有关：如果患者的血浆纤维蛋白原含量在 1g/L 以下，部分凝血酶原时间延长 1 倍以上，血小板在 $60×10^9$/L 以下，都能增加溶栓后继发出血。

溶栓治疗有伴发颅内出血的可能，其可能是由于缺血后血管壁发生损伤、继发出现的纤溶和凝血机制障碍、血脑屏障通透性增强等原因，导致血流再通、灌注时发生了出血。溶栓治疗伴发的颅内出血，可能会导致原有的临床症状体征加重，或者表现出新的症状体征，如出现意识障碍加重、头痛、呕吐、抽搐发作等。只要溶栓治疗中，患者产生上述表现的,都要立刻停止溶栓治疗,并且马上复查头 CT。溶栓治疗伴发的颅内出血大多出现在梗死区,少数为其他部位的脑实质。溶栓治疗伴发的颅内出血易于出现在治疗后 24 小时内。

再灌注损伤:溶栓治疗缺血性脑卒中的机制就是血管再通、缺血脑组织得到再灌注,所以再灌注损伤在溶栓治疗无法避免。如果溶栓治疗处于治疗的时间窗内,缺血脑组织再灌注损伤并不会严重,但是如果溶栓治疗大于治疗的时间窗,这时就会出现严重的过度灌注损伤,导致明显的脑部水肿,所以必须在有效的治疗窗内进行溶栓治疗。

溶栓治疗后血管的再闭塞:溶栓治疗后血管的再闭塞率发生率大约 15%,具体机制目前尚不明确,也许是溶栓治疗结束后纤溶活性减弱,机体凝血过程重新启动,尤其在那些具有明确基础病因的患者身上,如患者存在严重的动脉硬化、血管狭窄,或者处于高凝状态的患者,新的血栓可以再次生成。或者陈旧性血栓内富于血小板,不易为溶栓剂溶解,可能是再闭塞的原因之一。因此,适当应用抗血小板药物、抗凝药物或继续用小剂量溶栓药维持治疗,可减小血管再闭塞发生率。理论上,抗凝治疗可消除剩余血栓,防止血管再闭塞,但安全性尚待证实。

5)溶栓治疗时的注意事项:①将患者收到卒中单元进行监测。②定期进行神经功能评估,在静脉滴注溶栓药物过程中 1 次/15min;随后 6 小时内,1 次/30min;此后 1 次/60min,直至 24 小时。③患者出现严重的头痛、急性血压增高、恶心或呕吐时,应立即停用溶栓药物,紧急进行头颅 CT 检查。④血压的监测:溶栓的最初 2 小时内 1 次/15min,随后 6 小时内为 1 次/30min,此后,1 次/60min,直至 24 小时。如果收缩压≥185mmHg 或者舒张压≥105mmHg,更应多次检查血压。可酌情选用β-受体阻滞剂,如拉贝洛尔、压宁定等。如果收缩压>230mmHg 或舒张压>140mmHg,可静脉滴注硝普钠。⑤静脉溶栓后,继续综合治疗,根据病情选择个体化方案。⑥溶栓治疗后 24 小时内一般不用抗凝、抗血小板药,24 小时后无禁忌证者可用阿司匹林 300mg/d,共 10 天,以后改为维持量 75~100mg/d。⑦不要太早放置鼻胃管、导尿管或动脉内测压导管。

(2)尽早使用抗血小板制剂　多数无禁忌证的不溶栓患者应在卒中后尽早(最好 48 小时内)开始使用抗血小板制剂。溶栓的患者应在溶栓 24 小时后使用抗血小板制剂。推荐剂量阿司匹林 150~300mg/d,4 周后改为预防剂量。已经有一些研究验证阿司匹林或其他抗血小板制剂治疗缺血性卒中的效果。常用药物包括:

1)阿司匹林:药理机制为抑制环氧化酶,从而抑制血小板内花生四烯酸转化为血栓烷 A2,防止血小板积聚。阿司匹林的适宜剂量各国研究的结果及观点不同,通常可选用 50~325mg/d,目前美国以 325~925mg/d 为标准剂量,我国通常用 50~150mg/d。推荐剂量阿司匹林 150~300mg/d,4 周后改为预防剂量,长期应用阿司匹林每年可减少 20%~25% 因血管因素的死亡危险。在未确定心源性栓子的情况下,应将阿司匹林作为缺血性脑卒中患者的首选药物。

2)氯吡格雷:75mg,1 次/日,口服。副作用较小,不引起中性粒细胞减少。可单独使用或与双嘧达莫联合应用。这些药物宜长期服用,治疗期间须监测临床疗效及不良反应。

3)盐酸噻氯匹定:药理机制为可抑制由 ADP、胶原蛋白、花生四烯酸、凝血酶等诱导的血小板聚集,并减少血浆纤维蛋白原,降低血液黏度,增加红细胞变形能力。通常剂量为 125~250mg,1~2 次/日。副作用如皮炎、腹泻较阿司匹林多,白细胞减少发生率约

2.4%，因此在治疗的前 3 个月应每 2 周定期检查血象。

4）双嘧达莫：药理机制为抑制血小板磷酸二酯酶活性，阻止环磷酸腺苷分解，抑制花生四烯酸生成。常用量为 25～50mg 口服，3 次/日。近年来研究表明，双嘧达莫与阿司匹林合用疗效优于单用阿司匹林，且有较好的耐受性。

（3）降纤治疗　属于蛇毒制剂，可以显著降低血浆纤维蛋白原水平，尚有增加纤溶活性及抑制血栓形成作用，更适用于合并高纤维蛋白原血症患者。常用药物包括巴曲酶、降纤酶，蚓激酶、蕲蛇酶等临床也有应用。

（4）抗凝治疗　抗凝治疗的目的主要是防止缺血性卒中的早期复发、血栓的延长及防止堵塞远端的小血管继发血栓形成，促进侧支循环。急性期抗凝治疗虽已广泛应用多年，但一直存在争议。静脉溶栓后使用肝素，可以增加血管再通率，但是出血并发症也增加。国外多数研究认为溶栓后 24 小时内不主张使用抗凝治疗。使用抗凝治疗时，应该密切监测，使用抗凝剂量要因人而异。常用药物包括普通肝素、低分子肝素。如果无出血倾向、严重肝肾疾病、血压＞180/100mmHg 等禁忌证时，下列情况可考虑选择性使用抗凝剂：①心源性梗死（如人工瓣膜、心房纤颤、心肌梗死伴附壁血栓、左心房血栓形成等）患者，容易复发卒中。②缺血性卒中伴有蛋白 C 缺乏、蛋白 S 缺乏、活性蛋白 C 抵抗等易栓塞患者；症状性颅外夹层动脉瘤患者；颅内外动脉狭窄患者。③卧床的脑梗死患者可使用低剂量肝素或相应剂量的 LMW 预防深静脉血栓形成和肺栓塞。

（5）扩容　对于脑血流低灌注所致的急性脑梗死如分水岭梗死可酌情考虑扩容治疗，但应注意可能加重脑水肿、心力衰竭等并发症。

（6）中药治疗　动物实验已经显示一些中药单成分或者多种药物组合如丹参、川芎嗪、三七、葛根素、银杏叶制剂等有降低血小板聚集、抗凝、改善脑血流、降低血黏滞度等作用。临床经验也显示对缺血性卒中的预后有帮助。但是，目前缺乏大样本、随机对照研究显示临床效果和安全性。

2. 抗脑水肿、降颅高压

略。

3. 内科综合支持治疗

应根据患者的一般状态、合并疾病状态给予相应治疗，特别注意血压的调控（参见本章第二节）。

4. 神经保护剂

使用神经保护剂可能减少细胞损伤、加强溶栓效果，或者改善脑代谢，不少神经保护剂在动物实验时有效，但缺乏有说服力的大样本临床观察资料。目前常用的有胞磷胆碱、吡拉西坦、钙通道阻滞剂等。有关亚低温研究正在进行，高压氧亦可使用。

5. 外科治疗

参见本章第二节。

6. 血管内介入治疗

参见本章第二节。

7. 康复治疗

参见本章第二节。

≫ 第二节　常见缺血性脑卒中的精准诊疗 ≫

一、短暂性脑缺血发作

短暂性脑缺血发作是由脑局部短暂、反复、发作性的供血障碍引起的一过性或短暂性的累及局部脑组织或视网膜功能障碍的疾病。脑缺血发作的局部性、短暂性及反复性是本病主要的临床特点。短暂性脑缺血发作的短暂性，是指每次脑缺血发作一般持续十几分钟，通常小于 1 小时，现在国内通用的短暂性脑缺血发作时间限定是不超过 24 小时。短暂性脑缺血发作的反复性，是指患者常有反复发作的趋势，而且近期频繁短暂性脑缺血发作可以作为患者进展为脑梗死的高危警报，约 6% 的完全性缺血性脑卒中患者脑梗死之前存在短暂性脑缺血发作，且椎-基底动脉系统短暂性脑缺血发作患者的发作频率通常比颈内动脉系统短暂性脑缺血患者的发作频率高。短暂性脑缺血发作患者发作缓解后通常不遗留任何神经功能缺损症状和体征，而且患者的头部影像学检查不存在新发的此次责任梗死病灶。

短暂性脑缺血发作的病因多样，包括动脉粥样硬化、动脉狭窄、心脏疾患、血液成分异常和血流动力学变化等多种因素。短暂性脑缺血发作的发病机制可能包括脑动脉存在动脉-动脉源性微栓子、心脏源性微栓子、癌症性微栓子等；存在颅内动脉严重狭窄的患者，其依靠脑部血管侧支循环维持供血的脑组织在患者血压波动情况下发生短暂性缺血；血液成分的改变，如血液黏度增高、癌症或者孕产妇等高凝状态的患者、纤维蛋白原增高患者等导致短暂性脑缺血发作；锁骨下动脉盗血，存在无名动脉或锁骨下动脉狭窄或闭塞的患者，在病侧上肢剧烈活动时候可以诱发椎动脉-锁骨下动脉盗血，也可出现短暂性脑缺血发作。

短暂性脑缺血发作患者进展、出现脑梗死的可能性明显高于一般人群。有数据统计表明，短暂性脑缺血发作患者在发作后 1 个月内脑卒中发病率约为 6%，其 1 年内脑卒中发病率比普通人群高 14 倍，约为 12%，其 5 年内脑卒中发病率更是可能高达 26%。不同缺血部位、病因及发病机制的短暂性脑缺血发作患者的预后可能不同。表现为大脑半球缺血症状伴有颈动脉狭窄的短暂性脑缺血发作患者约 70% 预后不佳，2 年内发生缺血性脑梗死的概率约为 40%，而椎-基底动脉系统短暂性脑缺血发作患者发生脑梗死的比例相对较少。表现为孤立的单眼视觉症状的短暂性脑缺血发作患者预后较好；年轻的短暂性脑缺血发作患者发生脑梗死的危险较低。目前已经公认短暂性脑缺血发作是缺血性卒中的最重要危险因素之一，所以对于短暂性脑缺血发作患者要给予足够重视和及时有效的诊疗，应尽快确定病因以判定预后和决定精准治疗方案。

（一）精准诊断要点

1. 临床特点

（1）年龄　短暂性脑缺血发作好发于老年人，尤其是具有脑血管疾病危险因素的人群，如动脉粥样硬化症、高血压、高脂血症、糖尿病等疾病，或有吸烟史等。

（2）短暂性脑缺血发作的临床特征

1）发病突然。

2）出现局灶性脑组织或视网膜功能障碍，患者症状多种多样，取决于缺血受累血管的分布。

A. 颈内动脉系统的短暂性脑缺血发作：多表现为单眼或大脑半球短暂性功能缺失症状。短暂性视觉症状表现为缺血动脉同侧单眼一过性黑矇、雾视、视野中有黑点、阴影摇晃、发暗等症状。短暂性大脑半球症状多表现为缺血动脉对侧面部或肢体的无力、麻木，有时可以伴有言语障碍如失语、认知功能障碍。

B. 椎-基底动脉系统的短暂性脑缺血发作：患者可以出现眩晕、构音障碍、跌倒发作、共济失调、眼球运动障碍、复视、交叉性运动或感觉障碍、偏盲或双侧视力丧失等症状。临床仅存在孤立性头晕很少是由短暂性脑缺血发作引起，椎-基底动脉缺血的患者虽然可能有短暂性眩晕发作，但常常同时伴随其他神经缺失的症状或体征。少数患者可以出现晕厥、头痛、尿便失禁、意识障碍、记忆缺失或癫痫等症状。

3）短暂性脑缺血发作患者临床表现持续时间短暂，一般 10～15min，多在 1 小时内，最长不超过 24 小时。

4）短暂性脑缺血发作患者发作期过后恢复完全，不遗留任何神经功能缺损的症状和体征。

5）短暂性脑缺血发作患者多有反复缺血发作的病史。

6）绝大多数短暂性脑缺血发作患者就诊时其临床症状已经消失，故其临床诊断需要详细的病史采集。

2. 辅助检查

短暂性脑缺血发作患者进行辅助检查的目的在于确定或排除可能需要特殊治疗的病因以帮助判断患者预后，并全面查找患者可能存在的可干预的危险因素。

（1）头颅影像学检查　头颅 CT、MRI 扫描有助于排除与短暂性脑缺血发作表现类似的颅内病变，头部弥散加权成像有助于发现是否已存在新鲜责任脑梗死病灶，无创性血管成像技术如头颈部 CTA、MRA 有助于了解患者血管状况，是否存在脑动脉狭窄、闭塞，但其准确率不如 DSA，有对动脉狭窄程度的判断过度的可能。数字减影血管造影是评估颅内外动脉血管病变最准确的诊断手段，但脑血管造影价格较昂贵，且有一定的风险。

（2）超声检查

1）颈动脉超声检查：能够显示动脉硬化斑块，能无创性评估患者的动脉狭窄情况、斑块性质，粗略估算动脉狭窄程度，但评估结果与操作者的经验密切相关。颈动脉超声检查可作为短暂性脑缺血发作的一个基本检查手段。

2）经颅彩色多普勒超声：是发现颅内大血管严重狭窄的有力手段，能判断其侧支循环情况，还可以进行栓子监测以及在血管造影前评估脑血液循环的状况。

3）超声心动图：可发现房间隔的异常，如房间隔的动脉瘤、卵圆孔未闭、房间隔缺损等，以及心房附壁血栓、心脏瓣膜赘生物以及主动脉弓动脉粥样硬化等异常。经食管超声心动图相比传统的经胸骨心脏超声能提高心房、心室壁、房间隔和升主动脉等结构的可视性。

（3）其他检查　血常规和血糖、血脂等生化检查是必要的，以及血液流变学、心电图、脑电图和颈椎 X 线平片检查等，有助于发现患者存在的脑血管疾病危险因素。

临床上没有关于短暂性脑缺血发作患者固定的辅助诊断检查项目，需根据患者具体情况制定个性化的检查评估。如对于一位有高血压、糖尿病的短暂性脑缺血发作老年男性患者，临床表现为多次的单眼黑矇发作，则应该尽快完善脑血管方面的检查；而若是位年轻女性短暂性脑缺血发作患者，既往存在自发性流产史或反复溃疡史，就应该注意检查风湿免疫方面的指标。对小于 50 岁的短暂性脑缺血发作患者，或者未能发现明确原因、或者是少见部位出现静脉血栓、有家族性血栓史的短暂性脑缺血发作患者，应该完善血栓前状态的相关特殊检查，如血红蛋白、血细胞比容、血小板计数、凝血酶原时间或部分凝血酶原时间等以及其他的相关血凝指标。

（二）精准治疗方案

短暂性脑缺血发作的治疗目的在于消除病因，保护脑功能，减少及预防复发，延缓或防止脑梗死的发生。由于短暂性脑缺血发作是脑卒中的高危因素，需对其进行积极、有效的治疗，且整个治疗遵循个体化精准治疗的原则。

1. 精准控制危险因素

应针对短暂性脑缺血发作患者的具体情况，控制其脑卒中危险因素，消除其可能存在的微栓子来源、血流动力学障碍。脑卒中危险因素分为可干预与不可干预两种因素，年龄和性别是两个不可干预的危险因素，可干预的一些主要危险因素包括高血压、心脏病、糖尿病、吸烟、酗酒、血脂异常、颈动脉狭窄等。

（1）控制高血压　国内外几乎所有研究均证实，高血压与脑卒中发病率、死亡率的上升密切相关，且高血压是缺血性脑卒中的独立危险因素，缺血性脑卒中患者在控制了其他脑血管病相关危险因素后，收缩压每升高 10mmHg，脑卒中发病的相对危险增加 49%，舒张压每增加 5mmHg，脑卒中发病的相对危险增加 46%。高血压治疗的目标主要是提高血压的控制率，收缩压与舒张压达到标准同等重要，且应重点控制收缩压达到标准。适当降低血压有利于降低高血压患者脑卒中危险性，建议短暂性脑缺血发作患者应维持收缩压<140mmHg，舒张压<90mmHg。高血压伴有糖尿病的患者血压宜控制在<130/85mmHg 的水平，但考虑脑组织低灌注导致短暂性脑缺血发作，患者血压应个体化衡量降压标准。

控制高血压措施包括非药物措施与药物措施：

1）非药物措施：健康的饮食及生活方式是防治高血压必不可少的、最基础的措施。①减重：减少多余热量的摄入，保持膳食平衡，适当增加运动，BMI 应该保持在 20～24。②限盐：北方居民应该逐步限制食盐的摄入，每人每日平均食盐量降至 8g，以后再降至6g；南方居民每人每日平均食盐量可控制在 6g 以下。③减少膳食脂肪摄入：应该保持摄入的总脂肪量小于总热量的 30%，其中饱和脂肪量小于 10%；应该增加新鲜蔬菜、水果的摄入，保证每日蔬菜 500g、水果 100g、肉类 100g、鱼虾类 50g，蛋类每周 3～4 个，奶类每日 250g，每日食油 20～25g，少吃糖类和甜食。④增加及保持适当的身体活动，运动后感觉自我良好、能保持理想体重，则表明运动量和运动方式合适。⑤保持乐观心态和提高应激能力：增加相关医学知识的宣传教育，提高普通人群的自我预防疾病能力，积极开展和选择适合个体的体育、绘画、舞蹈、音乐等文化活动，增加老年人的社交机会，提高其生活质量。⑥戒烟限酒：吸烟者戒烟，大量饮酒者要限酒，嗜酒者男性每日酒精摄入量要小于 20g，女性每日酒精摄入量要小于 15g，不饮酒者不主张饮酒。

2）药物措施：需要开始应用抗高血压药物治疗的高血压患者，通常需要按时到门诊就诊，尤其用药的最初开始阶段，以便及时调整降压药物及其用量，直至患者血压达到目标血压水平。根据《中国高血压防治指南》，控制高血压的具体方法及要求如下：

A. 高血压患者危险层分级：①低危组：男性年龄＜55 岁、女性＜65 岁，高血压 1 级、无其他危险因素者。②中危组：高血压 2 级或 1～2 级，同时有 1～2 个危险因素。③高危组：高血压水平属 1 级或 2 级，兼有 3 种或更多危险因素，兼患糖尿病或靶器官损伤患者或高血压水平属 3 级，无其他危险因素者属高危组。④很高危组：高血压 3 级同时有 1 种以上危险因素或靶器官疾病，或高血压 1～3 级并有临床相关疾病。

B. 药物治疗开始后患者的随诊：①开始抗高血压药物治疗后达到降压目标者，高危及很高危人群 3 个月随诊 1 次，监测血压及各种危险因素，强化各种改善生活方式的措施；中危及低危人群 6 个月随诊 1 次，监测血压及各种危险因素，强化各种改善生活方式的措施。②治疗 3 个月后未达到降压目标者，若治疗后无反应，改用另一类药物或加用小剂量的另一类药物；若有部分反应，可增大剂量，或加用一种另一类药物或改用小剂量合并用药；更加积极认真地改善生活方式。③有明显副作用者改用另一类药物或加用其他类药物的合并治疗，减少剂量，加用另一类药物。

（2）控制糖尿病　2 型糖尿病患者发生卒中的危险性增加 2 倍，且脑血管病伴随糖尿病患者的病情严重程度以及预后与患者的糖尿病控制程度、血糖水平相关，糖尿病是缺血性卒中的独立危险因素，因此，必须重视对糖尿病的预防和控制。对于短暂性脑缺血发作伴随血糖增高的患者，建议患者空腹血糖应小于 7mmol/L，患者应定期监测血糖，必要时测定糖化血红蛋白和糖化血清白蛋白。对于血糖增高甚至确诊糖尿病患者，应该根据患者情况采取饮食控制、应用口服降糖药物或使用胰岛素来控制患者的高血糖。糖尿病患者要首先控制饮食，遵循糖尿病饮食，加强体育锻炼，积极控制体重，如采取上述措施 2～3 个月后患者的血糖控制仍不能够达标，就应该选用口服降糖药或使用胰岛素治疗。糖尿病的诊断标准、控制目标与《中国糖尿病防治指南》中所列标准一致。合并糖尿病的患者同时要更加积极、严格地控制高血压、控制体重和降低胆固醇水平。

（3）控制高脂血症　针对存在血脂异常的患者，目前国际上公认的治疗标准强调分层的精准治疗理念，该理念强调要根据患者是否存在心脑血管病危险因素而制定相应分级诊断及治疗标准，治疗的首要目标是降低 LDL-C，小于 100mg/dl，高脂血症患者无论是否有心脑血管疾病均应被列为积极治疗的对象，应用他汀类等降脂药物可降低脑卒中的发病率和死亡率。

处理原则：

1）对已有心脑血管病危险因素或病史的患者以及家族型高脂血症人群，要定期进行血脂检测，可以每 3～6 个月检测 1 次，检查项目应该包括 TC、LDL-C、HDL-C、TG 等。

2）患者检测出的血脂水平同时要结合患者是否具有心脑血管病危险因素进行分层诊断，来指导患者的治疗方式和控制目标，具体分层诊断标准及治疗选择见相关指南。但需要明确的是，患者生活方式、饮食结构的改变是一切血脂异常治疗的基础和首要步骤，要始终贯穿患者治疗的全过程，患者要减少饱和脂肪酸的摄入，少于总热量的 7%；患者要减少胆固醇的摄入，每天少于 300mg，可以选择能促进降低 LDL 的食物和方式，比如摄入植物甾醇、可溶性膳食纤维、戒烟、减轻体重、增加有规律的体力活动等。合并有高血压、糖尿病、吸烟等其他危险因素的血脂异常者，应更加强调健康的生活方式的重要性。

3）高脂血症患者通过改变生活方式无效者，要采用药物治疗降低血脂，要根据患者的血脂水平、血脂异常的分型来选择降脂药物。单纯 TC 增高或以 TC、LDL 增高为主的混合型患者选用他汀类药物治疗，单纯 TG 增高或以 TG 增高为主的混合型患者选用贝丁酸类药物治疗。治疗过程中一定要严格监测可能出现的药物不良反应，包括肝肾功能，必要时进行肌酶测定，避免患者出现肌纤维溶解症等副作用。

（4）戒烟 已有大量研究结果证实，吸烟者发生缺血性脑卒中的相对危险度为 2.5～5.6，吸烟是一个公认的缺血性脑卒中的危险因素。吸烟可以严重影响全身的血管和血液系统，促进血小板的黏附聚集，加速动脉硬化的形成和发展，导致血液中纤维蛋白原水平上升，降低高密度脂蛋白水平等。而且长期被动吸烟人群发生缺血性脑卒中的危险性也增加，有研究结果显示，长期暴露于吸烟环境的被动吸烟人群，其心脑血管疾病的发生危险可由20%升高到 70%。因此，对于吸烟者要劝其戒烟，同时应该发动吸烟者亲属参与劝说，要调动全社会参与戒烟禁烟，促进各级政府部门制定相应吸烟法规，如在机场、商场、火车站、会议室等公共场所应该推行无烟区，在指定地点设置吸烟区可供吸烟，在社区人群中采用综合性控烟措施对吸烟者进行干预，最大限度地减少被动吸烟的可能性和危害性。同时对于吸烟者要提供有效的戒烟方法，对于青少年人群要加强吸烟危害的公众教育，尽可能减少烟民数量。

（5）限酒 长期大量饮酒、急性酒精中毒是导致包括青年人在内的缺血性脑卒中的危险因素，长期大量饮酒人群，酒精能够通过升高血压、导致高凝状态、心律失常、降低脑血流量等多种机制，导致缺血性脑卒中的发生。所以，对于饮酒者，一定要讲求适度，不能大量长期酗酒，男性每日饮酒的酒精摄入量不要超过 20g，女性每日饮酒的酒精摄入量不要超过 15g。对于不饮酒者不提倡饮酒，不提倡通过少量饮酒方式来预防心脑血管病；既往饮酒的孕妇一定要忌酒。

（6）心脏病 有心脏病的人群，无论其血压控制在何种水平，其发生缺血性脑卒中的危险性比不存在心脏病的人群高出 2 倍以上。各种类型的心脏病均与缺血性脑卒中具有相关性。其中心房纤颤是缺血性脑卒中尤其是栓塞性卒中的一个非常重要的危险因素，非心脏瓣膜病性疾病导致房颤的患者每年发生缺血性脑卒中的危险性约为 4%，大约占所有栓塞性脑卒中的 50%，而其他类型心脏病，包括二尖瓣脱垂、心内膜炎和人工瓣膜等瓣膜性心脏病、卵圆孔未闭、房间隔缺损、房间隔动脉瘤等先天性心脏病，以及扩张型心肌病等可导致栓塞性卒中的发病率增加。有研究结果显示约有 20%的缺血性脑卒中来源于心源性栓塞，高达 40%的隐源性卒中可能与潜在的心脏来源的栓子有关。急性心肌梗死也是缺血性脑卒中的危险因素，约有 0.8%急性心肌梗死患者近期出现脑卒中，约有 10%急性心肌梗死患者在疾病 6 年内发生脑卒中。所以，对于存在心脏病的患者，一定要积极寻求心脏专科医师的治疗，尽最大可能控制改善稳定心脏疾病。比如：对于存在非瓣膜病性心房颤动（简称房颤）的患者，对于不存在禁忌证且能定期监测的患者可以建议使用华法林抗凝治疗，一定要定期监测国际标准化比值，要将此比值控制在 2.0～3.0，对年龄大于 75 岁者，此比值在 1.6～2.5 为宜；无监测条件且不存在禁忌证者也可以酌情选用新型抗凝药物。也有针对此类患者应用阿司匹林每日 50～300mg 或其他抗血小板聚集药物的情况，但是针对华法林和阿司匹林治疗房颤预防脑卒中效果的试验研究结果表明，应用华法林治疗的患者，其血栓栓塞性脑卒中发生的相对危险较应用阿司匹林治疗的患者减少 68%。对于存在冠心病高危因素患者，也应每日服用小剂量阿司匹林 50～150mg 或其他抗血小板聚集药物。

（7）颈动脉狭窄　针对 65 岁以上老年人群的研究发现，在 8%左右的男性和 6%的女性中存在大于 50%的颈动脉狭窄。颈动脉狭窄与缺血性脑卒中发病存在着相关性，研究结果表明，颈动脉狭窄程度为 60%～99%的人群中脑卒中年发病率约为 3.2%，其中，颈动脉狭窄程度为 60%~74%的人群中脑卒中年发病率约为 3.0%，颈动脉狭窄程度在 75%~94%的人群中脑卒中年发病率上升为 3.7%，而颈动脉狭窄程度在 95%～99%的人群中脑卒中年发病率下降为 2.9%，颈动脉完全闭塞人群中脑卒中年发病率仅为 1.9%。因此，对于无症状性颈动脉狭窄者一般不推荐手术治疗或血管内介入治疗，而是应该应用阿司匹林等抗血小板药物进行抗血小板聚集治疗以及他汀类药物治疗。对于存在相关症状的颈动脉狭窄超过 70%的重度患者，在有条件的医院可以应用颈动脉内膜切除术或血管内介入治疗术进行治疗，但手术前必须要充分全面评估患者是否存在其他合并症以及患者的身体状况等以及根据患者和家属的意愿，再慎重决定。

（8）肥胖　目前世界卫生组织是以体重指数作为肥胖的分类标准，体重指数在 25.0～29.9 为超重，体重指数超过 30 为肥胖，但是此分类标准是以针对西方人的研究结果来制定的。由于亚洲人种的体重指数明显低于西方人，所以一些亚洲专家提出了适合亚洲人群的分类标准，在亚洲人群中以体重指数 23.0～24.9 为超重，体重指数超过 25 为肥胖。同时，近年研究显示，腹部肥胖比体重指数增高或均匀性肥胖与脑卒中的关系更加密切。所以，肥胖及超重者应该减轻体重，可以通过健康的生活方式、良好的饮食习惯、增加体力活动和体育锻炼等方法，成年人腰/臀围比应控制在小于 1，体重波动范围应该控制在 10%以内。

（9）高同型半胱氨酸血症　国外标准一般认为空腹血浆半胱氨酸水平在 5～15μmol/L 属于正常范围，≥16μmol/L 可定为高半胱氨酸血症。高同型半胱氨酸血症与脑卒中发病有相关关系。美国研究提出高半胱氨酸血症的人群特异危险度：男性 40～59 岁为 26%，≥60 岁为 35%；女性 40～59 岁为 21%，≥60 岁为 37%。叶酸与维生素 B_6 和 B_{12} 联合应用，可降低血浆半胱氨酸水平，但是否减少卒中发生目前还不清楚。所以建议一般人群应以饮食调节为主，对高半胱氨酸血症患者，可考虑应用叶酸和维生素 B 族治疗。*MTHFR* 编码的亚甲基四氢叶酸还原酶是叶酸代谢途径的关键酶，如果该酶活性降低，叶酸代谢不能提供足够的甲基，使 HCY 代谢受阻，伴有 HCY 水平升高的高血压，被称为 "H 型高血压"。检测 *MTHFR* 基因，可辅助诊断 H 型高血压发生。

（10）代谢综合征　这是一种近期认识并引起广泛重视的综合征，其特征性因素包括腹型肥胖、血脂异常、血压升高、胰岛素抵抗（伴或不伴糖耐量异常）等，由于该综合征聚集了多种心脑血管病的危险因素，并与新近发现的一些危险因素相互关联，因此，对其诊断、评估以及适当的干预有重要的临床价值。对代谢综合征的治疗目标在于：控制其病因，如肥胖、体力活动过少；治疗与之同时存在的非脂质和脂质危险因素。

（11）缺乏体育活动　适当的体育活动可以改善心脏功能，增加脑血流量，改善微循环。也可通过降低升高的血压、控制血糖水平和降低体重等控制卒中主要危险因素的作用来起到保护性效应。规律的体育活动还可提高血浆 t-PA 的活性和 HDL-C 的水平，并可使血浆纤维蛋白原和血小板活动度降低。建议成年人每周至少进行 3～4 次适度的体育锻炼活动，每次活动的时间不少于 30min（如快走、慢跑、骑自行车或其他有氧代谢运动等）。需重点强调的是，增加规律、适度的体育运动是健康生活方式的一个重要组成部分，其防病作用是非常明显的。

（12）饮食营养不合理　有研究提示，每天吃较多水果和蔬菜的人卒中相对危险度约为 0.69（95%可信区间为 0.52～0.92）。每天增加 1 份（或 1 盘）水果和蔬菜可以使卒中的危险性降低 6%。近年来由于生活水平的普遍提高，人们吃动物性食物的比例明显上升，特别是脂肪的摄入量增长较快。脂肪和胆固醇的过多摄入可加速动脉硬化的形成，继而影响心脑血管的正常功能，易导致脑卒中。另外，我国居民特别是北方人食盐的摄入量远高于西方人。食盐量过多可使血压升高并促进动脉硬化形成。所以提倡每日的饮食种类多样化，使能量的摄入和需要达到平衡，各种营养素摄入趋于合理，并应限制食盐摄入量（<8g/d）。

（13）口服避孕药　关于口服避孕药是否增加卒中的发生率目前并无定论。多数已知的卒中与口服避孕药有关的报道是源于早期高剂量的药物制剂研究为基础的，对雌激素含量较低的第二代和第三代口服避孕药，多数研究并未发现卒中危险性增加。但对 35 岁以上的吸烟女性同时伴有高血压、糖尿病、偏头痛或以前有血栓病事件者，如果应用口服避孕药可能会增加卒中的危险。故建议伴有上述脑血管病危险因素的女性应尽量避免长期应用口服避孕药。

（14）促凝危险因素　目前认为与脑卒中密切相关的主要促凝危险因素包括血小板聚集率、纤维蛋白原、凝血因子Ⅶ等。调控促凝危险因素对心脑血管疾病的预防具有不可忽视的作用。

2. 药物精准治疗

药物精准治疗目的在于预防反复发作、防治短暂性脑缺血发作后缺血及再灌注损伤，预防脑梗死及保护脑组织。

（1）抗血小板聚集药物的精准治疗　对短暂性脑缺血发作尤其是反复发生短暂性脑缺血发作的患者应首先考虑选用抗血小板药物。

1）常用的抗血小板聚集药物

A. 阿司匹林：为环氧化酶抑制剂。大多数短暂性脑缺血发作患者首选阿司匹林治疗，推荐剂量为 50～300mg/d。国内 CAST 试验曾提出 150mg/d 的治疗剂量能有效减少卒中再发。也可使用小剂量阿司匹林（25mg）加双嘧达莫缓释剂（200mg）的复合制剂（片剂或胶囊），2 次/日。

B. 双嘧达莫：为磷酸二酯酶抑制剂，双嘧达莫缓释剂联合应用小剂量阿司匹林可加强其药理作用。目前，欧洲急性脑卒中治疗指南已将阿司匹林和双嘧达莫缓释剂的复合制剂作为首先推荐应用的药物。

C. 噻氯匹定：其抗血小板作用与阿司匹林或双嘧达莫不同，不影响环氧化酶，而抑制二磷酸腺苷（ADP）诱导的血小板聚集，但可出现中性粒细胞减少等严重并发症，在治疗过程中应注意监测血常规。

D. 氯吡格雷：与噻氯匹定同属 ADP 诱导血小板聚集的抑制剂，但不良反应较前者为少，常用剂量为 75mg/d。有条件者、高危人群或对阿司匹林不能耐受者可选用氯吡格雷，75mg/d。

E. 其他：目前已有一些静脉注射的抗血小板药物，如奥扎格雷等，短暂性脑缺血频繁发作时，可选用静脉滴注的抗血小板聚集药物。

2）血小板功能检测的精准选择

A. 常用的血小板功能检测方法，分为 3 大类。

第 1 类是以血小板聚集为基础进行检测的方法，如光学比浊法（LTA）、多电极血小板聚集率法（MEA）；第 2 类是以切应力为基础进行检测的方法，这类方法有血小板功能分析仪（PFA）、椎板分析仪（Impact－R）、血栓弹力图（TEG）；第 3 类是以流式细胞术为基础进行检测的方法，这类方法有血管扩张药刺激磷蛋白磷酸化法（VASP）、CYP2C19 基因芯片检测、P-选择素及 GPⅡb/Ⅲa 受体检测。

B. 血小板功能检测的方法精准选择：根据目前国内的应用现状，建议以 LTA 为主，辅助 TEG 等检测手段。多种联合检测手段并不能保证结果均一致，应根据患者的临床表现及药物使用情况进行综合判断。比如 LTA+P-选择素、LTA+P-选择素+基因检测（必要时）、LTA+TEG、PFA-200+TEG 等组合检测。无论临床选择何种方法进行血小板功能检测或抗血小板治疗效果的监测，均应根据患者实际病情及经济承受能力酌情选用，以达到最佳治疗效果和改善患者预后及生活质量的目的。

对于常规双联抗血小板治疗的患者，推荐应用 LTA，定期进行常规监测。并于每次调整药量前进行监测，调药后 3～5 天再次监测用药效果。急性冠脉综合征或处于血栓形成期，急需降低血小板功能并联合抗凝药物治疗的患者，推荐使用 TEG 进行全面凝血及血小板功能评估。急诊手术者，可使用 PFA 等快速检测仪器对血小板功能进行评估。住院患者进行血小板功能调整者，如条件具备，建议采用 LTA+P-选择素等方法综合评定血小板功能及活化程度，以帮助临床进行抗血小板药物的选择。对于在富血小板血浆（PRP）中血小板数量需要调整的患者，由于血小板的调整，会降低血小板的功能，建议使用 TEG+P-选择素进行凝血状态及血小板功能的检测。

C. 特殊情况下的检测方法选择：应用抗血小板药物后疗效不佳，残留血小板高反应性时，需进行血小板的 CYP2C19 基因检测，在遗传学检测的辅助下，新型 P2Y12 受体拮抗剂普拉格雷、替格瑞洛和坎格瑞洛及糖蛋白Ⅱb/Ⅲa 受体拮抗剂和高剂量氯吡格雷是可能的应对措施。应用抗血小板药物期间发生再次血栓性事件或出血事件时，应立即使用 TEG 进行凝血状态及血小板功能的检测，有条件者应联合 P-选择素检测，以评估循环血小板活化状态。危重患者，如 DIC 等，应持续使用 TEG 检测以判断患者病情进展，协助临床医生采取最恰当治疗方法。

一个孤立的结果（整个治疗过程只检测 1 次）对于抗血小板治疗的疗效判断是没有意义的，只有连续的数据（包含基础值和治疗后）才能说明治疗效果，特别是在更改治疗方案后。另外血小板功能监测是建立在正常血小板数量的基础上的，对于血小板数量较低（<$50×10^9$/L）时功能监测是没有意义的。

3）药物基因组学指导精准用药

A. P2Y1 基因多态性：P2Y1 是血小板受体，其多态性与阿司匹林的抗凝效果相关。

B. GpIa 基因多态性：血小板胶原受体血小板膜糖蛋白Ⅰa/Ⅱa，其基因多态性可以增加血小板膜胶原受体的密度，从而降低阿司匹林疗效。

C. GPⅢa 血小板糖蛋白 GPⅡb/Ⅲa 是细胞黏附受体整合素家族中的一员，参与血小板黏附和聚集，GPⅡb/Ⅲa 的基因具有高度的多态性，与阿司匹林的抵抗相关。

D. 环氧酶（COX）基因多态性：COX 是前列腺素合成过程中的重要限速酶，阿司匹林通过与 COX1 结合，抑制血栓素 A2 生成，起到抗凝作用。COX1 的基因多态性与阿司匹林的抗凝效果密切相关。

E. CYP2C19 基因多态性：是人体内重要的代谢酶，氯吡格雷通过 CYP2C19 代谢为有效活性成分，起到抗凝作用。氯吡格雷代谢不良者，体内不能有效地将其转化为活性物质，使抗凝效果显著降低。

F. MDR1 基因多态性：MDR1 是人体重要的转运蛋白，其多态性可以直接影响氯吡格雷在肝脏中的转运，进而影响药物的疗效。

（2）抗凝药物 虽然目前尚无有力的临床试验证据来支持抗凝治疗作为短暂性脑缺血发作的常规治疗，但临床上对房颤、频繁发作短暂性脑缺血发作或椎-基底动脉短暂性脑缺血发作患者可考虑选用抗凝治疗，短暂性脑缺血发作患者经抗血小板治疗，症状仍频繁发作，也可考虑选用抗凝治疗。

（3）降纤药物 短暂性脑缺血发作患者有时存在血液成分的改变，如纤维蛋白原含量明显增高，频繁发作患者可考虑选用巴曲酶或降纤酶治疗。

（4）溶栓治疗 近期频繁发作的短暂性脑缺血发作可认为是脑梗死的前期表现，可酌情应用溶栓治疗，须注意相关副作用。

（5）血管扩张药及扩容药 有人认为早期应用血管扩张药可使微栓子向远端移动，缩小缺血范围，血管扩张药亦可促进侧支循环的建立。扩容药，可扩充血容量、稀释血液、降低血液黏稠度、改善微循环，适用于低灌注引发的短暂性脑缺血发作。

（6）钙通道拮抗剂 缺血使钙通道开放，缺血再灌注使钙离子大量内流引起细胞内钙超载，导致神经组织损伤。应用氟桂利嗪、尼莫地平等可阻止钙离子内流，保护脑组织，解除血管痉挛，改善脑血液循环。

（7）中医中药 活血化瘀药如丹参、川芎、红花、水蛭等单方或复方制剂也可试用。

3. 短暂性脑缺血发作的外科精准治疗

颈动脉有明显动脉粥样硬化斑块溃疡形成、狭窄（>70%）或血栓形成，引起的反复短暂性脑缺血发作并影响脑内供血者，可行颈动脉内膜剥离术、血栓内膜切除术、颅内外动脉吻合术及血管内介入治疗等。颈动脉窦、颈总动脉、无名动脉及锁骨下动脉适宜手术治疗，恰当选择适应证可成功治愈短暂性脑缺血发作，并可有效地预防脑卒中。椎动脉起始处手术仅在特殊情况下考虑。

（1）颅外颈动脉狭窄

1）对于近期发生、短暂性脑缺血发作、合并同侧颈动脉颅外段严重狭窄（70%~99%）的患者，如果预计围手术期死亡和卒中复发率<6%，推荐进行 CEA 或 CAS 治疗。CEA 或 CAS 的选择应依据患者个体化情况。

2）对于近期发生、短暂性脑缺血发作、合并同侧颈动脉颅外段中度狭窄（50%~69%）的患者，如果预计围手术期死亡和卒中复发率<6%，推荐进行 CEA 或 CAS 治疗。CEA 或 CAS 的选择应依据患者个体化情况。

3）颈动脉颅外段狭窄程度＜50%时，不推荐行 CEA 或 CAS 治疗。

4）当短暂性脑缺血发作，患者有行 CEA 或 CAS 的治疗指征时，如果无早期再通禁忌证，应在 2 周内进行手术。

（2）颅外椎动脉狭窄伴有症状性颅外椎动脉粥样硬化狭窄的短暂性脑缺血发作患者内科药物治疗无效时，可选择支架置入术作为内科药物治疗辅助技术手段。

（3）锁骨下动脉狭窄和头臂干狭窄

1）锁骨下动脉狭窄或闭塞引起后循环缺血症状（锁骨下动脉盗血综合征）的短暂性脑缺血发作患者，如果标准内科药物治疗无效，且无手术禁忌，可行支架置入术或外科手术治疗。

2）颈总动脉或者头臂干病变导致的短暂性脑缺血发作患者，内科药物治疗无效，且无手术禁忌，可行支架置入术或外科手术治疗。

（4）颅内动脉狭窄　对于症状性颅内动脉粥样硬化性狭窄≥70%的短暂性脑缺血发作患者，在标准内科药物治疗无效的情况下，可选择血管内介入治疗作为内科药物治疗的辅助技术手段。

二、大动脉粥样硬化型脑梗死

大动脉粥样硬化型脑梗死是脑梗死中最常见的类型，通常指脑动脉主干或其皮层支因动脉粥样硬化及各类动脉炎等血管病变，导致血管的管腔狭窄或闭塞，并进而发生血栓形成，造成脑局部供血区血流中断，发生脑组织缺血、缺氧、软化及坏死等，出现相应的神经系统症状和体征。动脉粥样硬化是大动脉粥样硬化型脑梗死最重要和最常见的病因，主要发生在管径 500μm 以上的动脉，好发于颅内大动脉及中、小动脉的分叉、弯曲和汇合处，如大脑中动脉、前动脉和后动脉的起始部，颈总动脉与颈内、外动脉的分叉处等。脑动脉粥样硬化的病理变化：动脉内中膜增厚，形成粥样硬化斑块，斑块体积逐渐增大，血管狭窄甚至闭塞。粥样硬化斑块分为易损斑块和稳定斑块两种类型。易损斑块易发生破裂、血栓形成、斑块内出血、薄纤维帽、大脂质核，又称为不稳定斑块。目前认为易损斑块破裂是动脉粥样硬化导致血栓事件的重要原因。脑动脉阻塞后是否导致脑梗死，与缺血组织的侧支循环和缺血程度、缺血持续时间、脑组织对缺血的耐受性有关。大动脉粥样硬化型脑梗死的发病机制包括原位血栓形成、动脉-动脉栓塞、斑块内破裂出血等。

大动脉粥样硬化型脑梗死根据病变的部位、体积和性质可以分为：大面积脑梗死，即通常是颈内动脉主干、大脑中动脉主干或皮层支的完全性卒中，患者表现为病灶对侧完全性偏瘫、偏身感觉障碍及向病灶对侧的凝视麻痹，可有头痛和意识障碍，并呈进行性加重；分水岭脑梗死，指相邻血管供血区之间分水岭区或边缘带的局部缺血，包括皮质前型（大脑前与大脑中动脉供血区的分水岭脑梗死）、皮质后型（病灶位于顶、枕、颞交界区，是大脑中动脉与大脑后动脉，或大脑前、中、后动脉皮质支的分水岭区）、皮质下型（大脑前、中、后动脉皮层支与深穿支间或大脑前动脉回返支与大脑中动脉的豆纹动脉间的分水岭区梗死）；出血性脑梗死，是由于脑梗死供血区内动脉坏死后血液漏出继发出血；多发性脑梗死，是指两个或两个以上不同的供血系统脑血管闭塞引起的梗死。

（一）精准诊断要点

1. 临床特点

（1）年龄　好发生于 60 岁以上的存在脑动脉粥样硬化的人群中，中青年患者动脉炎常见。

（2）临床特征

1）发病状态：通常为睡眠、休息等安静状态下起病。

2）发病可较缓慢，约四分之一患者之前有反复发作的肢体无力、麻木、眩晕等短暂性缺血发作病史。

3）此类型脑梗死患者症状呈持续性，通常在发病后 10 余小时或 1～2 日内达到疾病高峰，也有部分患者发病后有逐渐进展或者呈阶段样进展的过程。

4）此类型脑梗死患者大多意识清楚或存在轻度意识障碍，但大面积脑梗死、严重脑干梗死患者可发生深度昏迷，甚至出现脑疝、呼吸循环受累而死亡。

5）依据闭塞的血管、血栓大小、血栓形成速度快慢以及患者侧支循环情况的不同，可表现为不同的脑动脉闭塞的临床综合征。

A. 颈内动脉闭塞综合征：依据病变部位呈现复杂多样的临床表现。眼动脉分支前的动脉闭塞，在颅底动脉环完整的患者个体，可以没有任何临床症状，而颅底动脉环不完整或者缺失的患者则可以出现大脑前 2/3 或包括基底神经节在内的大面积大脑半球梗死，严重的患者可于数日内死亡。大多数情况下，颈内动脉闭塞的常见症状为脑梗死病灶对侧的偏瘫、偏身感觉障碍和偏盲等，主侧半球受累可有失语症，非主侧半球受累可出现体象障碍，这与大脑中动脉或大脑中、前动脉缺血症状类似。有时患者也可表现为晕厥或痴呆等不典型症状。

B. 大脑中动脉闭塞综合征：因动脉阻塞部位不同出现不同的临床表现，如大脑中动脉主干阻塞，患者往往迅速起病出现比较严重的症状，常表现为病灶对侧三偏征，主侧半球受累可有失语，非主侧半球受累可见体象障碍。如为大面积脑梗死，患者可存在意识障碍，表现意识模糊或昏迷，脑水肿严重者，甚至出现脑疝死亡。如大脑中动脉的皮层支动脉阻塞，累及上组皮层支的动脉闭塞，可出现病灶对侧偏瘫、感觉缺失，面部及上肢重于下肢，患者存在侧视障碍，表现为凝视病灶，优势半球病变出现运动性失语，非优势半球病变出现体象障碍；累及下组皮层支的动脉闭塞，患者存在视野缺损、象限盲，可以没有偏瘫，优势半球病变可出现感觉性失语、命名性失语、失读、失算、失写、失用等综合征，非优势半球病变可有失认症。如大脑中动脉深穿支闭塞，因为豆纹动脉管径细且侧支循环差，故通常起病较快，血管闭塞后很易形成内囊后支前部的梗死病灶，患者出现对侧偏身中枢性均等性瘫痪，可伴有面、舌瘫，对侧偏身感觉障碍，有时可伴有对侧同向性偏盲，即三偏综合征，主侧半球病变可表现皮质下失语。

C. 大脑前动脉闭塞综合征：因动脉阻塞部位、范围及患者颅底动脉环的完整性而表现不同的临床症状。如前交通动脉之前大脑前动脉主干部位闭塞，患者可以不发生脑梗死，而前交通动脉之后大脑前动脉主干部位闭塞，患者可出现对侧瘫痪特点呈现"挑扁担样"，即面舌瘫及脚、小腿部位的瘫痪较重，有时可伴有尿便障碍、精神障碍，主侧半球病变患者可出现上肢失用、运动性失语。如大脑前动脉皮层支闭塞，患者可出现病灶对侧下肢远端为主的上运动神经元性瘫痪,并伴有感觉障碍、运动性失语、尿便障碍、对侧肢体短暂性共济失调、强握反射及精神障碍等。如大脑前动脉深穿支闭塞,患者可出现对侧中枢性面舌瘫及上肢近端轻瘫。

D. 大脑后动脉闭塞综合征:因动脉阻塞部位不同出现不同的临床表现,大脑后动脉主干闭塞,患者表现为病灶对侧偏盲、偏身感觉障碍及轻偏瘫、丘脑综合征,主侧半球病变可有失读症。大脑后动脉皮层支闭塞,因其侧支循环丰富,患者很少出现症状。而大脑后动脉深穿支闭塞,丘脑穿通动脉闭塞患者表现为红核丘脑综合征,丘脑膝状体动脉闭塞患者表现为丘脑综合征。

E. 椎动脉闭塞综合征:双侧椎动脉发育完整患者,一侧椎动脉闭塞由于代偿的存在,患者可不表现明显的临床症状。但是对于存在一侧锁骨下动脉或无名动脉在椎动脉起始处近心端闭塞或明显狭窄的患者,在患者上肢运动时可出现锁骨下动脉盗血综合征的表现。

F. 小脑后下动脉闭塞综合征:是脑干梗死中最常见的类型,也称为 Wallenberg 综合征。表现为眩晕、呕吐、眼球震颤,交叉性感觉障碍,病侧肢体和躯干小脑性共济失调,病侧不完全型 Horner 征,病侧软腭麻痹、构音及吞咽困难及咽反射减弱或消失。

G. 基底动脉闭塞综合征:基底动脉闭塞患者的病情轻重与动脉闭塞发病快慢、动脉阻塞是否完全密切相关。大脑后动脉主干急性快速完全闭塞患者,可迅速出现深昏迷、四肢瘫、针尖样瞳孔、多组脑神经受累表现及锥体束、小脑症状,同时伴随有中枢性高热、呼吸困难、肺水肿、消化道出血,患者病情危重常发生死亡。双侧基底动脉分支闭塞患者可表现为闭锁综合征。发生于基底动脉尖端分叉处动脉闭塞称之为基底动脉尖综合征,常见于老年人,临床上患者突然发生意识障碍又较快恢复,无明显运动、感觉障碍,但存在瞳孔改变、动眼神经麻痹、垂直注视障碍时,应想到此综合征的可能,存在皮质盲或偏盲、严重记忆障碍的患者更倾向于基底动脉尖综合征。

H. 小脑梗死综合征:可由于小脑上动脉、小脑后下动脉、小脑前下动脉等动脉闭塞所致,常见眩晕、恶心、呕吐、眼球震颤、共济失调、站立不稳和肌张力降低等临床表现,大面积小脑梗死患者可出现脑干受压、颅内压增高症状,须积极降低颅内压甚至手术减压治疗。

2. 辅助检查

(1)CT 检查　缺血性脑梗死发病后 24 小时内,仅约半数患者出现边界不清的稍低密度灶,脑沟变浅或消失,灰白质分界不清,可有轻微占位征象,半数病例在发病后 24 小时内 CT 可不显示密度变化,24～48 小时后逐渐显示与闭塞血管供血区一致的低密度梗死灶,2～15 日低密度梗死灶显示最清楚,如梗死灶体积较大可出现不同程度脑水肿及占位效应。出血性脑梗死呈混杂密度改变,栓塞性脑梗死则由于大小不等的动脉闭塞,呈多病灶,很难以某一动脉闭塞来解释。分水岭区脑梗死可呈条状。

(2)MRI 检查　弥散加权 MRI 可早期发现脑梗死灶,MRI 能清晰显示小的或后颅凹梗死灶。

(3)彩色经颅多普勒超声检查　可发现颈动脉及颈内动脉狭窄、动脉粥样硬化斑块、血栓形成和流动的栓子等。脑梗死时表现血管顺应性减退,血管阻力增高或全脑血流速度降低等。

(4)脑血管影像学检查　MRA、CTA、DSA 等。

（5）血液学检查　血常规，生化系列等。

（6）其他　如心电图、超声心动图可了解是否有心脏合并症。

（二）精准治疗方案

缺血性脑卒中患者急性期的正确精准、个体化治疗尤为重要，可大大减少患者因疾病及并发症导致的死亡，提高生存率，减少伤残率。

1. 内科精准治疗

（1）超早期治疗　严格掌握适应证，对于无溶栓或血管内治疗禁忌的急性缺血性脑卒中患者要争取血管开通治疗，此种治疗可显著改善急性缺血性脑卒中患者的预后，最大限度地减少发生严重残疾的可能。

（2）综合性保护治疗　针对脑梗死后的缺血瀑布和再灌注损伤进行脑保护治疗，存在脑水肿患者采取降低颅内压、减轻脑水肿治疗。大面积脑梗死可导致颅内压增高，故需采取积极措施予以控制。头部抬高20°～30°（头高脚低位）是必要的，常用脱水药物包括甘露醇、甘油果糖、利尿剂和肾上腺皮质激素等，如发生脑疝可外科手术治疗。

（3）采取个体化治疗原则　不同的患者可因病因、年龄不同等个体差异，脑梗死类型、病情轻重、就诊时间和并发症不同等，采取最适宜的个体化治疗和处理。监测患者血压，稍高于正常水平者通常不须处理，但如果患者血压过高，则应予控制。部分血压过低患者，可根据平时基础血压采取补液、提高血容量等治疗。

（4）对症与支持治疗，防治并发症　保证患者的营养充分，纠正水、电解质和酸碱代谢紊乱，维持水、电解质平衡。

（5）整体化观念　积极治疗同时并存的基础疾病。积极防治感染、癫痫、心脏合并症、消化道出血、肢体深静脉血栓形成等可能并发症。

（6）早期康复治疗　病情平稳的患者应该早期开始康复训练，对于患者的瘫痪及语言、膀胱功能、认知、心理等方面障碍以及其他方面的功能缺损，要全面准确地评估，科学治疗。早期的体能和技能锻炼，能够有效促进神经功能恢复，尽可能地降低致残率和致残程度，提高患者日后的生活质量。

2. 外科精准治疗

（1）超急性期　缺血性脑卒中患者如果是急性大血管闭塞，超急性期的血管内治疗对于患者是最积极有效的治疗方式。需要确切评估患者的发病时间，同时脑部影像学检查也有助于更加精准的评估，选择适合血管内治疗的、可能产生良好预后的治疗方法。所以，应该建立统一的急性脑卒中患者的超急性期血管内治疗脑部影像学的筛选、评估方案，以确保缺血性脑卒中患者超急性期血管内治疗的精准性。

1）急性大血管闭塞的精准影像学评估方法：主要从脑组织和脑血管两方面来进行评价。脑组织方面，可以应用影像学技术对脑组织的核心梗死区和缺血半暗带进行评价，核心梗死区的范围大小能初步评价血管内介入治疗的风险性，缺血半暗带的范围大小可以用来预测患者的可能获益性，应用最小绝对错配比帮助临床决定是否进行血管内治疗。尤其对于醒后卒中或者发病时间较长的患者，存在相对小的梗死核心区和大的缺血半暗带者，从血管内治疗中获益的可能性增加而出血风险较小。脑血管方面，需要尽可能评估患者侧支循环的情况，因为在闭塞动脉开通前，缺血的脑组织主要依赖其侧支循环生存，所以侧支循环的情况在某种程度上可以反映能够被挽救脑组织的数量，并且侧支循环的情况是影响梗死进展的速度和血管内治疗后预后的重要因素。侧支循环具有明显的个体差异，因此需要详细评价不同患者个体的有效的侧支循环情况，从中精确选择出从早期血管内治疗可能获益的患者。可以应用下列方法：

A. 头部 CT 平扫：头部 CT 平扫是可疑急性缺血性卒中患者的首选影像学检查方法，能快速除外出血性卒中的可能。实施血管内治疗前，尽量使用无创影像检查明确有无颅内大血管闭塞；头部 CT 平扫表现为动脉高密度征患者，提示存在大血管闭塞可能。由于急性血栓形成，血流减慢、停滞，脑动脉阻塞的早期征象在 CT 上表现为血管走行区域内密度升高，即所谓的动脉高密度征，CT 值为 77~89HU，介于正常血管与钙化斑之间。

对可疑大血管闭塞患者，也可术前应用 CTA+CTP 影像检查精准指导后续血管内治疗。CTA 能够快速无创地评估颅内外血管形态，判断是否存在大血管狭窄、闭塞、钙化斑块以及弓上血管的路径是否迂曲，其识别颅内动脉闭塞准确性很高，敏感性能达到 96%，准确性为 91% 左右，CTA 也能为选择适合的血管内治疗材料和技术方案提供重要参考。

B. MRA：常用的 MRA 方法包括时间飞跃法、相位对比法、对比增强 MRA。MRA 能够显示 Willis 环及其邻近颈动脉和各主要分支，显示血管有无狭窄、闭塞以及病变的程度，具有避免肾毒性造影剂、简便且无电离辐射的优点。但是，MRA 也具有对血管狭窄程度过度评估的缺点，容易将次全闭塞诊断成完全闭塞，而且，体内金属物置入患者（如除颤器、心脏起搏器等）、幽闭恐惧患者等无法行 MRA 检查。

C. 全脑血管造影：属于存在一定风险和禁忌证的检查，不是评估大血管闭塞的常规操作，但全脑血管造影能够清晰判断闭塞血管及侧支循环情况。转运到院的符合血管内治疗标准的患者，预行血管内治疗时，可直接到导管室进行全脑血管造影以评估患者病情及给予相应的治疗。

2）根据发病时间及评分选择精准影像学评估方法

A. 对于发病 3 小时内、NIHSS 评分≥9 分或者发病 6 小时内、NIHSS 评分≥7 分的缺血性脑卒中患者，此类患者可能存在大血管闭塞，在不具备无创影像评估时，CT 排除颅内出血后可快速进行全脑血管造影，全面、详细评价血管闭塞情况、侧支循环代偿情况，选择适合血管内治疗的患者及时救治。

B. 可以应用 NCCT、CTP、MRI、DWI 评价患者的脑梗死核心体积，或者可以计算 ASPECTS 评分。核心梗死体积不超过 50ml 或 ASPECTS 评分超过 6 分的急性缺血性卒中患者应该尽早进行血管内治疗；对于 ASPECTS 评分小于 6 分的急性缺血性卒中患者，需要进一步评估缺血半暗带情况、侧支循环情况的影像学检查，来指导血管内治疗方案选择。

（2）非急性期血管狭窄的治疗　具体参见本章第二节短暂性脑缺血发作中外科精准治疗。

三、栓塞性脑梗死

栓塞性脑梗死大约占全部脑梗死类型中的 15%，通常是指身体其他部位如心源性、非心源性和其他来源不明的栓子，随着脑血流进入脑循环，栓子停留在不能通过的颅内动脉血管内，导致颅内脑血管血流中断、管腔急性闭塞，继发栓塞血管供血区域的脑部发生缺血性改变。其中心源性脑栓塞是最常见的栓塞性脑梗死类型，约占全部栓塞性脑梗死的73%，房颤为其最主要病因；颈动脉或椎-基底动脉粥样硬化斑块脱落可以导致动脉源性脑栓塞。栓塞性脑梗死常常表现为大面积脑梗死，有时也可表现为出血性或混合性脑梗死。

（一）精准诊断要点

1. 临床特点

（1）人群 栓塞性脑梗死发病多见于青壮年，通常具有产生栓子的原发病，常见的如风湿性心脏病伴有房颤等，有的患者甚至既往就有一次或多次栓塞性疾病的病史。

（2）临床特征

1）栓塞性脑梗死大多数是在活动中突然发病，起病急骤且通常没有前驱症状，而常常表现为完全性卒中。

2）栓塞性脑梗死患者通常骤然急速表现偏瘫、失语、偏身感觉障碍、偏盲等局灶神经功能障碍，少数栓塞性脑梗死患者可有头痛或抽搐发作。

3）栓塞性脑梗死患者临床症状有时候具有波动性，通常发病时症状较重，发病初期有的亦可出现一过性意识障碍，有时亦可迅速缓解，有的患者也可在症状好转或稳定后再次出现病情加重。

2. 辅助检查

（1）头颅 CT 及 MRI 检查 能够充分显示缺血性脑梗死病灶的部位、范围以及占位效应等，尤其影像学表现在梗死的基础上出现出血性改变者，更支持栓塞性脑梗死的诊断。一部分栓塞性脑梗死患者即使出现继发于梗死的出血，其临床症状也可没有明显加重，所以对于栓塞性脑梗死患者可以定期复查头颅 CT，尤其在其病程初期，以便及时排查是否存在梗死后出血。头颈部 MRA、CTA 有助于明确颈动脉及主动脉血管状况，甚至显示栓塞发生的血管。

（2）超声心动图检查 有助于排查是否存在心源性栓子，但超声心动图的阴性并不能完全除外存在心源性栓子的可能，经食管超声心动图比经胸部的普通超声心动图阳性率高。年轻患者也应重点排查卵圆孔未闭可能，这是青年栓塞性卒中的重要病因之一，必要时作经食管超声检查提高检查的精准性。

（3）颈动脉超声检查 通过测定颈动脉管腔的大小、血流特性和颈动脉斑块形态等指标，有助于评估患者颈动脉是否存在动脉硬化斑块、管腔是否狭窄、动脉硬化斑块的稳定性等，对于排查是否存在动脉源性栓子具有重要意义。

（二）精准治疗方案

1）栓塞性脑梗死患者，如为脑血管主干部位栓塞，超早期患者推荐取栓等血管再通术。心源性栓塞性脑梗死患者推荐抗凝治疗，其他治疗如改善脑血液循环、脑保护治疗及一般支持对症疗法同前。栓塞性脑梗死患者发生大面积脑梗死或小脑部位的梗死应积极采取脱水、降颅压治疗，防止脑疝，必要时需行骨瓣切除减压手术。

2）特殊栓子的处理：气体栓子来源的脑梗死患者要保持头低位、左侧卧位，减压病导致栓塞的患者要紧急采用高压氧治疗。脂肪栓子导致栓塞性脑梗死的可以应用扩容治疗、扩血管治疗、5%碳酸氢钠注射液、80%去氧胆酸钠等。对于感染性栓子患者，应用脑栓塞用药的同时，还要给予有效、足量的抗感染治疗。

3）支持对症治疗：如患者存在癫痫，应积极抗癫痫治疗。

4）康复治疗。

5）具有栓塞性高危的人群为预防复发，建议长期抗凝治疗，但应密切监测出血等相关可能副作用。

四、腔隙性脑梗死

腔隙性脑梗死大约占全部脑梗死类型中的 20%，通常是指大脑半球深部白质区域和（或）脑干部位的缺血性微小梗死病灶。腔隙性脑梗死最常见的病因为高血压，患者由于高血压引发脑部小及微小动脉壁发生了高血压性脂质透明变性，最终导致小血管闭塞，引发腔隙性脑梗死。腔隙性脑梗死多累及直径为 $100\sim200\mu m$ 的脑部血管的深穿分支，最多发生于豆纹动脉、丘脑深穿动脉和基底动脉的旁中线分支等脑部血管的分布区。所以，腔隙性脑梗死的缺血病灶主要位于基底核区、丘脑、放射冠白质、脑干等部位。

（一）精准诊断要点

1. 临床特点

（1）年龄：腔隙性脑梗死的患者大多具有高血压疾病，大多为 40～60 岁及以上的中老年人群。

（2）临床特征

1）发病形式：腔隙性脑梗死患者多数急性发病，也有少部分患者为亚急性、渐进性起病，腔隙性梗死患者多数为白天活动状态中发病。

2）腔隙性脑梗死患者的临床症状通常较轻，临床体征也相对单一，通常患者的临床预后较好。

3）腔隙性脑梗死患者通常不具备颅内压增高如头痛、呕吐以及意识障碍等全脑症状。

4）腔隙性脑梗死患者的临床表现形式通常符合腔隙综合征的一种。

5）临床上也存在无症状性腔隙性脑梗死患者，这些患者不存在相应的临床神经功能缺损症状，只是通过头部影像学检查发现了腔隙性缺血病灶。

2. 辅助检查

（1）CT 检查　腔隙性脑梗死患者的 CT 病灶的阳性发现率与患者病灶的大小、存在的部位以及患者到院检查的时间等因素多有关系。头部 CT 检查对于腔隙性脑梗死的检出阳性率为 70%～94%。腔隙性脑梗死患者头部 CT 检查病灶位于脑血管深穿支的供血区域，以脑部基底核区、皮质下的白质、内囊、丘脑、脑干等部位常见，这些部位出现一个或多个腔隙性低密度缺血病灶，病灶的形态可以为圆形、卵圆形、长方形、楔形等，病灶的边界通常较清晰，病灶的直径通常为 2～15mm，通常不存在占位效应，做增强扫描时可出现轻度斑片状强化。

（2）头部 MRI 检查　腔隙性脑梗死患者行头部 MRI 检查检出腔隙性脑梗死病灶的阳性率几乎可达 100%，所以目前认为头部 MRI 检查是腔隙性脑梗死的最有效影像学检查手段。腔隙性脑梗死患者头部 MRI 影像上可见相应部位的 T_1 等信号或低信号、T_2 高信号的腔隙性缺血病灶。

（二）精准治疗方案

　　腔隙性脑梗死的基本治疗原则与其他缺血性脑血管疾病基本一致，但是精准治疗应充分考虑腔隙性脑梗死的疾病特点。腔隙性脑梗死主要是由于高血压等疾病导致的脑部微小动脉壁的透明变性、闭塞，或者是大动脉的动脉粥样硬化斑块脱落导致的脑部深穿支血管闭塞，所以腔隙性脑梗死通常不容易形成侧支循环，但腔隙性脑梗死因为其病灶通常为腔隙性的，患者的临床症状体征也相对单一，临床预后较好。所以，腔隙性脑梗死治疗的主要目的应该在于控制高血压等导致脑动脉硬化的危险因素上，预防复发是防治本病的关键。

　　1）积极控制血压等可干预导致动脉粥样硬化脑血管病的危险因素。

　　2）应用抗血小板聚集药物，争取降低复发率。

　　3）酌情应用活血化瘀、疏经通络的中成药物，可能对患者神经功能的恢复有益。

参 考 文 献

国家卫生健康委员会急诊医学质控中心，中国医师协会急诊医师分会，世界中医药学会联合会急症专业委员会. 2018. 中国急性缺血性脑卒中急诊诊治专家共识（2018版）[J]. 中国急救医学，38（4）：281-287.

中国卒中学会. 2017. 急性缺血性卒中血管内治疗影像评估中国专家共识（2017版）[J]. 中国卒中杂志，12（17）：1041-1056.

中国卒中学会. 2018. 急性缺血性卒中血管内治疗中国指南（2018版）[J]. 中国卒中杂志，13（7）：706-729.

中国卒中学会. 2019. 中国脑血管病临床管理指南（节选版）—缺血性脑血管病临床管理（2019版）[J]. 中国卒中杂志，14（7）：709-726.

中国卒中学会. 2019. 中国脑血管病临床管理指南（节选版）—卒中康复管理（2019版）[J]. 中国卒中杂志，14（8）：823-831.

中国康复理论与实践. 2012. 中国脑卒中康复治疗指南（2011版）[J]. 中国卒中杂志，18（4）：301-318.

第五章 出血性脑卒中

》第一节 概 述 》

由于高血压、动脉瘤破裂、脑血管畸形、脑血管淀粉样变性等原因导致的颅内出血，统称为出血性脑卒中。出血性脑卒中分为两种亚型：脑内出血和蛛网膜下腔出血。出血性脑卒中在脑卒中各亚型中发病率仅次于缺血性脑卒中，占所有卒中的21%~48%，病死率高达35%~52%，其中半数的患者死于发病初期阶段，死亡率居各类卒中首位。出血性脑卒中好发于中老年人，并随着年龄的增长发病率逐年上升，具有高发病率、致残率、致死率等特点。严重出血性脑卒中患者预后差，大部分会留有不同程度后遗症，如肢体偏瘫、言语障碍、认知功能下降等，对家庭及社会造成巨大负担。因此，精准医疗对出血性脑卒中早期治疗和预防起到非常重要的作用。针对出血性脑卒中，要根据出血性脑卒中的发病特点、临床表现、病因分型采取精准检查，迅速确诊，制定精准个体化的治疗方案。随着医学的不断进步，人工智能、影像融合技术、机器人辅助系统、基因治疗等先进技术应用于临床，提高了出血性脑卒中的精确诊疗，降低了预后致残率、致死率。出血性脑卒中的发病原因众多，其中包括高血压动脉粥样硬化引起的脑出血，也是最常见的出血性卒中；先天性脑血管畸形或动脉瘤；血液系统疾病，如血友病、白血病等；缺血性脑卒中抗凝或溶血栓治疗；脑血管淀粉样变性等。此外，与出血性脑卒中相关的因素包括：血压波动如高血压患者不规律服用降压药物或劳累、生气等原因引起血压突然增高诱发脑出血，脾气急躁或情绪紧张，不良嗜好如吸烟、酗酒、食盐过多、体重过重，过分疲劳如体力和脑力劳动过度。诸上所述，出血性脑卒中发病率、致死率、致残率高，严重威胁人民群众的健康。且具有出血原因复杂、起病急、进展快等特点，造成临床诊疗难度大。因此，面对出血性脑卒中患者要求医务人员结合科技手段做到快速精准诊断病情、迅速实施救治方案，实现精准医疗。

一、出血性脑卒中的精准诊断流程

（一）全面详尽地采集病史

针对出血性脑卒中患者，必须直接向患者及其家属或护送人员详细采集病史，重点询问出血性脑卒中患者的年龄、起病形式、发病时间、进展速度、主要症状、临床症状达到疾病高峰的时间、具体的诊断治疗经过以及既往是否有脑血管疾病病史和脑出血疾病危险因素（如高血压、脑动脉硬化）等情况。对于年轻患者以突发癫痫或突发剧烈头痛症状发病者不能排除先天性血管畸形或颅内动脉瘤破裂出血可能，需医护人员格外关注。

出血性脑卒中患者的病情特点为大多在发病几分钟或几小时内达到高峰状态，一部分患者在发病后临床症状呈进行性加重，甚至突发呼吸、心搏骤停。出血形式、出血部位和出血量的不同决定了临床表现。高血压脑出血好发于中老年人，多有高血压病史，在情绪激动、劳动或活动以及气温突然下降时发病，少数可在休息或睡眠中发生。寒冷季节多发，一般没有前驱症状，少数可有头晕、头痛及肢体无力等先兆感觉。血压常有明显升高，并出现头痛、呕吐、抽搐、肢体瘫痪甚至昏迷等。

（二）全面细致地查体

细致的神经系统查体是判断出血性脑卒中患者病情的严重程度、出血性质及快速、精准做出临床诊断的基础。例如，壳核出血常引起对侧肢体偏瘫、偏身感觉障碍、同向性偏盲；优势半球出血可造成失语；小脑出血可有严重眩晕、眼球震颤、周围性面瘫、共济失调等体征；蛛网膜下腔出血引起脑膜刺激征等；脑室出血往往在 1～2 小时内陷入昏迷，出现四肢抽搐发作或四肢瘫痪等体征。

（三）迅速做出定位、定性诊断

出血性脑卒中的定位诊断是指确定出血的部位，依据患者存在的神经系统症状与体征，推断出脑出血病变部位；定性诊断是指明确出血的性质（颅内血肿、蛛网膜下腔出血、血液系统疾病性脑出血），定性诊断需要依据患者的年龄、起病形式、临床表现特点，同时结合重要的辅助实验室检验、影像学检查，最终做出定性诊断。不同原因出血性脑卒中的临床特点如下。

1. 高血压脑出血临床特点

（1）壳核出血　为最常见高血压脑出血部位，系豆纹动脉破裂出血所致。常引起对侧肢体偏瘫、偏身感觉障碍、同向性偏盲，位于优势半球可引起失语。

（2）脑叶出血　额叶出血可有对侧偏瘫，上肢常见，偶有中枢性面瘫；颞叶出血在优势半球者可出现言语不清、失语等症状，也可出现精神症状；顶叶出血可出现对侧偏身感觉障碍及偏瘫；枕叶出血可出现对侧同向性偏盲和同侧眼痛，有些可发展至上 1/4 象限。

（3）小脑出血　可突发一侧后枕部剧痛，并伴有频繁呕吐、严重眩晕、共济失调、瞳孔缩小、意识障碍逐步加重等体征，无明显瘫痪者必须警惕小脑出血的可能。

（4）脑干出血　发病数分钟内进入昏迷状态。可出现四肢瘫痪、瞳孔极度缩小，呈针尖样瞳孔，为其特征性症状。出血位于脑桥时呈持续高热状态，位于延髓时常常早期出现呼吸频率不规则、呼吸困难等特点。

2. 蛛网膜下腔出血临床特点

（1）头痛与呕吐　是本病常见的症状，患者多数以突然剧烈头痛起病，头痛分布于前额、后枕或整个头部，并可放射至枕后、颈肩部，常伴有呕吐、颜面苍白、全身冷汗。

（2）意识及精神障碍　多数患者在发病后立即出现短暂性意识丧失，少数患者在起病数小时发生。意识障碍程度和持续时间与出血部位、出血量及脑损害的程度有关。

（3）颈项强直及脑膜刺激征　是本病的主要阳性体征。颈项强直表现在发病后颈部的伸屈肌群处于痉挛状态并伴有疼痛。脑膜刺激征对蛛网膜下腔出血有重要的诊断价值，表现为颈部肌肉发生痉挛、颈部僵直，被动屈曲颈部时有阻抗，下颌不能贴近胸部。脑膜刺激征的强度取决于出血的多少和出血位置,严重时不能屈曲颈部,甚至呈角弓反张。60 岁以上的老年人发病后脑膜刺激征常不明显,但意识障碍却较重,应引起注意。

(4)神经功能障碍 颅内动脉瘤破裂引起的蛛网膜下腔出血最常见的脑神经症状是动眼神经麻痹,表现为眼睑下垂、眼球运动障碍;全身症状表现为轻偏瘫、四肢瘫、偏身感觉障碍等。肢体瘫痪是由于血肿压迫脑组织或脑血管痉挛所致。

(5)少数蛛网膜下腔出血的患者在剧烈头痛呕吐后随即昏迷,出现去皮质强直,甚至呼吸、心搏骤停猝死。

(6)其他 癫痫发作等症状。

3. 脑血管畸形出血临床特点

(1)发病年龄 多见于年轻人,发病年龄平均为 20～40 岁。

(2)出血部位特点 出血部位多位于脑叶、脑室内、胼胝体。

(3)体征表现 为蛛网膜下腔出血或脑内血肿临床特点,癫痫发作症状常继发脑出血后,也可作为首发症状,表现为全身性发作或局部发作。

二、出血性脑卒中的精准辅助检查

出血性脑卒中患者必须进行相关辅助检查,是诊疗程序不可或缺的过程,精准的辅助检查可迅速确诊和判断病情,是精准医疗的基础。

(一)影像学检查

1. 头颅计算机断层扫描(CT)

CT 是出血性脑卒中患者首选检查手段,急性出血在 CT 上清晰显示出高密度影,可简便快捷确定出血部位、出血量。但对于脑血管畸形出血或蛛网膜下腔出血,CT 扫描并不能显示脑血管结构,须行进一步相关检查。

2. 头颅磁共振(MRI)

颅内出血的 MRI 表现比较复杂,信号强度随着出血时间而改变。T_1 加权像急性期血肿呈等信号、稍低信号、稍高信号或高信号,3～6 天后 T_1 加权像表现为血肿周围高信号环,中心呈低或等信号。因此,对于非血管疾病性出血 MRI 不作为首选检查。

当怀疑脑血管畸形出血时,MRI 为必要的影像检查手段。影像学表现为血管畸形呈网状分布,供血动脉在 T_1 和 T_2 加权像上呈低信号或无信号流空影。引流静脉则因血流缓慢,T_1 加权像呈低信号,T_2 加权像为高信号。

磁敏感加权成像是近年发展起来的一种用于检测组织磁场属性的新技术,目前广泛应用于临床,对于部分出血性卒中可做出精准诊断。磁敏感加权成像能够准确显示动静脉畸形的边缘和引流静脉,结合常规 MRI 检查可以使动静脉畸形诊断更加明确。对于脑微量出血也很敏感,表现为类圆形均匀的低信号。

3. 血管影像

(1)CT 血管成像(CTA) 需静脉注射含碘造影剂,后期经计算机系统对图像进行处理,以三维立体形式显示颅内血管系统。CTA 可清楚显示大脑前、中、后动脉及其主要分支,主要用于颅内动脉瘤及脑血管畸形检查。

（2）磁共振血管成像（MRA） 不需静脉注射造影剂，属于无创性检查。可显示颅内血管系统，用于颅内血管疾病诊断。

（3）数字减影脑血管造影（DSA） 属于有创检查，可以清晰显示脑内正常和异常血管结构，是精准诊断各种脑血管疾病的金标准，也是神经外科进行血管介入栓塞治疗前的必需检查。

（二）实验室检查

1. 常规检查

出血性脑卒中患者要进行血型、血常规、尿常规、生化系列、凝血项等检查，可全面了解患者身体状况及病情严重程度，对于精准治疗提供依据。

2. 特殊检查

随着医学不断进步，科研人员对脑卒中疾病深入研究，已获得特异性检测指标用于出血性脑卒中的精准诊断，其中包括：

（1）血小板活化因子乙酰化水解酶 Val279 Phe 血小板活化因子（PAF）是具有血管活性的磷脂，在血压调节中起重要作用。乙酰化水解酶的作用是灭活 PAF，缺乏后会导致 PAF 在血浆中含量增加，造成 PAF 生物活性作用延长，增加脑卒中风险。

（2）凝血因子 XIII 因子 Val34 Leu 凝血因子 XIII 第 2 外显子上的 Val34 Leu 点突变频率在出血性脑卒中的患者中发生率高，因此认为凝血因子 XIII 因子 Val34 Leu 突变有利于生成纤维蛋白结构，促使出血性脑卒中的发生。

（3）αl-抗凝乳蛋白酶（ACT）基因多态性 αl-抗凝乳蛋白酶（ACT）作用是调控嗜中性组织蛋白酶 G 的活性，嗜中性组织蛋白酶 G 会导致血小板凝聚、血管基质退化，进而引起凝血功能障碍。

三、出血性脑卒中的精准治疗环节一：院前处理

临床研究表明，出血性脑卒中患者发病后由于家属对患者的处理不当及未能及时转送医疗机构救治，错过最佳治疗时机，会直接影响患者的预后。针对突发性高血压脑出血患者院前急救尤为重要，患者入院前由急救人员对其进行专业的处理，能够保障患者得到更及时的救治，减少患者发病后因呕吐误吸、心搏骤停等情况导致死亡的发生率，降低短时间内病情持续恶化对后期治疗效果的影响。院前急救不论对于患者还是急救医护人员来说都是巨大的挑战，面对出血性脑卒中患者院前急救要做到以下几点。

1）人民群众要增加出血性脑卒中的医学常识，提高认识，对于常年患心脑血管疾病的中老年人要控制好血压，加强防范意识，了解并掌握突发脑出血时的临床症状特点及简单的处置措施，为患者争取宝贵的抢救时间。

出血性脑卒中的常见症状：

①突发起病；②头痛伴恶心呕吐；③一侧肢体活动障碍（右侧肢体活动障碍时常伴有言语不清或失语）；④双眼凝视，言语不清或词不达意；⑤意识蒙眬或突发昏迷；⑥突发抽搐、四肢强直、二便失禁；⑦危重者呼吸间停、瞳孔散大。

对于突发以上症状者应高度怀疑脑出血可能，应及时与急救人员联系说明情况，同时

按照医护人员指导对患者进行简单急救处理，如减少搬运、平卧位，有呕吐的患者将其头偏向一侧防止误吸等措施。谨记急救医护人员到达前所强调的注意事项，不仅能有效降低患者的病情持续进展所造成的损害，还能防止家属不当操作对患者造成进一步伤害。

2）对于危重患者来说时间就是生命，急救医务人员要争分夺秒到达现场，相对于患者家属，医护人员能给予患者更好的抢救措施，因此接诊高度怀疑脑出血的患者时医护人员要做到以下几点：

A. 电话接诊后要了解患者基本情况、发病经过、临床症状，高度怀疑脑出血时指导家属对患者进行简单处理。到达目的地前让家属协助患者保持平卧位，避免移动患者，将患者头部偏向一侧并抬高30°左右；指导家属观察患者是否有呕吐、呼吸道是否通畅，检查口腔内是否有食物残渣、分泌物，并做到及时清理，保持患者的呼吸道通畅。

B. 同时联系能够处理危重患者和就近原则的相关医院急诊科，提前做好接诊准备，以减少患者入院后的各种程序，缩短抢救时间。

C. 到达现场后，急救医护人员应立即全面评估患者病情，向家属询问病史，尽快准确评估病情。同时固定患者头部，以减少外界因素造成出血量增加；仔细查看患者的口鼻状况，检查呼吸道是否通畅，采取有效措施保证呼吸道通畅性及口鼻清洁；患者窒息时立即给予气管插管、呼吸球辅助呼吸处理，或其他方式保持呼吸通畅；建立静脉通道，使用利尿剂和脱水剂降颅内压的同时检查患者是否有尿潴留，必要时给予导尿处置；监测患者的血压，根据患者的血压水平静脉滴注降压药物；患者有过度烦躁症状时及时给予镇静药物，防止情绪波动导致出血量增加；心搏和呼吸骤停者，立即进行心肺复苏。

D. 搬运过程中保持患者身体水平，避免剧烈震动，固定好患者的头部，给予患者吸氧并密切观察各项生命体征的变化情况，出现异常时及时采取急救处理措施。在转运过程中急救人员与医院保持联系，使急诊科医生了解患者的抢救情况及病情变化。与相关科室做好沟通，确保患者入院后快速完善相关检查并进一步救治。

四、出血性脑卒中的精准治疗环节二：院内治疗

精准医疗是出血性脑卒中患者的治疗保障，要根据不同的疾病原因、发病机制、临床特点等因素制定个体化治疗方案。不同类型的出血性卒中具体治疗方案各不相同，如高血压脑出血治疗重点在于控制血压、脱水治疗；蛛网膜下腔出血要针对脑血管痉挛及脑水肿给予对症治疗；脑血管畸形出血药物治疗的同时要行脑血管造影检查以备手术。

（一）内科治疗

1. 控制脑水肿降低颅内压

各种类型出血性脑卒中患者都会继发颅内压升高，颅内压增高可引起一系列病理、生理改变，持续高颅压状态得不到及时控制，患者往往因脑疝而导致死亡。针对颅内压增高的主要治疗药物包括：

（1）甘露醇　是高渗性的组织脱水剂，为临床最常应用的一线用药，是脑部疾患抢救常用药物，具有降颅内压快、疗效准确的特点。高钠血症、心功能不全、无尿和严重脱水者禁用。甘露醇常用方法：20%甘露醇125～250ml 于 30min 内静脉滴注完毕，依照病情3～

4 次/d，7～15 天为一疗程。

（2）甘油果糖 为高渗性脱水剂，静脉注射后能提高血浆渗透压，使脑组织内的水分进入血管，从而减轻组织水肿，同时参与脑代谢过程，改善脑代谢。合并心、肾、肝功能不全等系统疾病者禁用。甘油果糖常用方法：250～500ml／次，1～2 次／d，每 500ml 需滴注 2～3 小时，250ml 滴注 1～1.5 小时。

（3）利尿剂 合并心力衰竭、肾功能不全者可应用利尿剂，常用药物为速尿（呋塞米）。使用方法：肌内注射或静脉注射：20～40mg/次，依照病情 2～3 次/d。静注必须缓慢，不宜与其他药物混合注射。长期使用，利尿作用逐渐消失，需长期应用者可采取间接疗法：给药 1～3 日，停药 2～4 日。使用期间要监测离子，防止内环境紊乱。

2. 控制血压

出血性脑卒中患者发病时常常伴有血压升高，针对不同出血性卒中的特点，血压控制程度也不尽相同。目前对于出血性脑卒中患者的血压处理意见尚存在争议，保持一定范围的高血压程度，对维持脑灌注压、改善脑供血有所帮助。总之，血压过高是不适宜的。但也要避免血压突然下降引起病理性损害。降压药物的使用要根据不同患者的病理生理特点、病情进程和并发症而选用不同的药物及不同的剂量，做到精准个体化治疗。脑出血急性期患者血压波动幅度大，口服降压药物较难控制，一般选用硝普钠、硝酸甘油静脉滴注控制血压。常用口服减压药物包括：

（1）血管紧张素转换酶抑制剂 常用药物有卡托普利、依那普利等。

（2）血管扩张剂 常用药物有米诺地尔、肼苯达嗪。

（3）作用于交感神经系统的降压药 盐酸可乐定、甲基多巴。

（4）钙拮抗剂 常用药物有维拉帕米、硝苯地平、硫氮卓酮、尼群地平。

（5）利尿降压药 常用药物有双氢克尿噻、氯噻酮、氨苯蝶啶。

3. 抗惊厥

部分出血性脑卒中以癫痫为首发症状，癫痫反复发作可造成脑乏氧，加重脑损害，引起不可逆性神经功能障碍，甚至有诱发再出血的风险。抗惊厥治疗可减少脑耗氧、降低脑代谢，有利于神经功能恢复。常用药物包括：

（1）苯妥英钠 17mg/kg 静脉滴注，时间超过 1 小时，继而 100mg 每 8h 口服一次。

（2）劳拉西泮 0.1mg/kg 静脉滴注，速度小于 2mg/min。

（3）丙戊酸钠 15～30mg/kg 静脉滴注，最大速度 6mg/（kg·min）。

（4）左乙拉西坦 500mg，每日 2 次。

4. 止血药物治疗

根据病因应用针对性药物可起到止血作用，如高血压性脑出血可给予重组激活凝血因子Ⅷ；肝素治疗继发脑出血可应用鱼精蛋白中和；华法林治疗并发脑出血可应用维生素 K_1 拮抗。对于其他原因的出血性脑卒中患者，氨甲苯酸、注射用凝血酶等止血药物作用不大。

5. 亚低温治疗

用物理方法将出血性脑卒中患者的体温降低至 30～35℃，可降低脑部氧代谢率、改善脑细胞能量代谢、减少兴奋性氨基酸的释放、减少氧自由基的生成、减轻脑水肿和降低颅内压等。

6. 激素治疗

激素治疗出血性脑卒中尚存在争议，对于影像学表现有血肿，周围水肿严重者可考虑应用激素辅助治疗。推荐药物：4mg 地塞米松每 6h 静脉滴注，7～14 天逐步减量。使用期间要注意相关并发症，如感染、消化道出血和血糖升高等。

7. 抗脑血管痉挛

蛛网膜下腔出血并发脑血管痉挛时，可给予扩容、抗脑血管痉挛药物治疗，常用药物包括：

（1）扩容药物　低分子右旋糖酐或 706 代血浆 500ml 静脉滴注。

（2）钙拮抗剂　早期口服尼莫地平或静脉泵入。

8. 并发症的治疗

（1）消化道出血　应用抑酸药和胃黏膜保护剂，严重者可使用止血药。

（2）深静脉血栓和肺栓塞　重症患者长期卧床容易合并肺栓塞或下肢深静脉血栓。早期补液、早期活动可降低深静脉血栓和肺栓塞的风险。有形成深静脉血栓因素的患者可预防性应用抗凝或活血药物。

（3）感染　出血性脑卒中患者常伴发肺部感染和尿路感染。预防肺部感染要经常变换患者体位和加强肺部护理，感染严重者根据痰培养结果和药敏试验应用抗菌药物；尿路感染大多和留置尿管相关，明确尿路感染者应立即应用抗生素。

（4）压疮　经常变换患者体位或使用气垫床。二便失禁患者要时刻保持皮肤干燥。压疮严重者可应用抗生素，必要时行手术清创。

（二）外科治疗

外科治疗：参见本章第二节。

（三）血管内介入治疗

血管内介入治疗：参见本章第二节。

（四）康复治疗

康复治疗：参见第七章。

》第二节　常见出血性脑卒中的精准诊疗 》

一、高血压脑出血

高血压脑出血是高血压最严重的并发症之一，高血压常导致脑底的小动脉发生病理性变化，突出的表现是在这些小动脉的管壁上发生玻璃样或纤维样变性和局灶性出血、缺血和坏死，削弱了血管壁的强度，出现局限性的扩张，并可形成微小动脉瘤。因情绪激动、过度脑力与体力劳动或其他因素引起血压剧烈升高，导致已病变的脑血管破裂出血。文献报道，原发性脑出血占所有卒中的 10%～20%，病死率高达 35%～52%，其中半数的患者死于发病初期阶段，年发病率在 13.5/10 万～35/10 万。我国出血性卒中占全部脑卒中患者的 21%～48%，死亡率居各类卒中首位。成年人 35 岁后高血压脑出血发病率逐年递增。高血压引起出血的动脉中豆纹动脉破裂最为多见，其他依次为丘脑穿通动脉、丘脑膝状动脉和脉络丛后内动脉等。

高血压脑出血的危险因素包括：①高血压：是高血压脑出血最重要的危险因素，也是可以干预的因素。血压升高与其他原因引起的脑出血都显著相关，降低血压可降低危险性。约 75%的高血压脑出血患者在发病前患有高血压，对于高血压合并糖尿病的患者脑出血风险大大提高。②血清胆固醇：血清胆固醇水平的高低与高血压脑出血存在相关性。高龄患者在高血压的情况下，胆固醇水平与高血压脑出血发病率相关。③吸烟与饮酒：过度吸烟与饮酒会增高高血压脑出血的发病率，而适度饮酒与各种类型卒中无相关性。④医院性高血压脑出血：使用溶栓药物治疗脑缺血性疾病可并发高血压脑出血，心肌梗死溶栓治疗时脑出血的概率为 0.3%～0.7%，且出血概率与使用的药物不同而又有差异。使用组织型纤溶酶原激活剂时可使高血压脑出血风险增高。

目前已经公认高血压脑出血是危害人生命健康最危险的因素之一，所以对于高血压脑出血的患者要给予足够的重视和及时有效的治疗，应尽快确定病因、判定预后和确定精准治疗方案。

（一）精准诊断要点

1. 临床特点

（1）年龄：50～70 岁出现高血压脑出血的发病比例显著高于其他各个年龄阶段群体，尤其是具有脑血管疾病危险因素的人群，如高脂血症、高血压、糖尿病等疾病，或有饮酒、吸烟史等。

（2）高血压脑出血发作的临床特征

1）突发起病，多在情绪激动或劳动中发病。

2）常有反复呕吐、头痛和血压升高。

3）病情进展迅速，常出现意识障碍、偏瘫和其他神经系统局灶症状。

4）脑出血部位不同，临床特点也不尽相同。

A. 壳核出血：是高血压脑出血最常见的出血部位。壳核出血占高血压脑出血的 50%～60%，系豆纹动脉破裂出血所致。常引起对侧肢体偏瘫、偏身感觉障碍、同向性偏盲。出血位于优势半球可造成失语。

B. 脑叶出血：各脑叶的出血引起不同的神经系统症状。额叶出血可有额部疼痛症，严重者伴对侧轻度偏瘫。偏瘫常见上肢，伴下肢和中枢性面瘫；颞叶出血在优势半球者可出现言语不清、失语等症状，也可出现精神症状；顶叶出血可出现对侧偏身感觉障碍及偏瘫；枕叶出血可出现对侧同向性偏盲和同侧眼痛，有些可发展至上 1/4 象限。

C. 脑桥出血：常突然起病，头痛，呕吐，数分钟内进入昏迷状态。出血往往自一侧开始，很快影响到对侧，出现两侧面部及四肢瘫痪，瞳孔极度缩小，呈针尖样瞳孔，为其特征性症状。另外，脑桥出血常阻断丘脑下部对体温的正常调节而使体温上升，呈持续高热状态。双侧脑桥出血病情常极危重，由于脑干呼吸中枢的影响，常常早期出现呼吸频率不规则、呼吸困难等特点，有些患者很快死亡。但一侧脑桥少量出血，病情较轻者得到及时、精准救治后，预后较好。

D. 小脑出血：大多数小脑出血发生在一侧小脑半球，可因急性颅内压升高导致脑干受压，甚至发生脑疝。对于高血压患者突发一侧后枕部剧痛，并伴有频繁呕吐、严重眩晕、瞳孔缩小、意识障碍逐步加重等体征，无明显瘫痪者必须警惕小脑出血的可能。

E. 脑室出血 多数脑室出血是由于大脑基底核处出血后破入侧脑室以致血液充满整个脑室系统和蛛网膜下腔所造成的。原发性脑室出血少见。另外小脑出血和脑桥出血也可破入到第四脑室，这种情况极为严重，往往在 1～2 小时内陷入深度昏迷，出现四肢抽搐发作或四肢瘫痪，如血压下降，体温升高则表示病情危重。

2. 辅助检查

高血压脑出血的患者必须要进行辅助检查，影像学检查可迅速确诊和判断出血部位和体积，并排除其他血管疾病引起的脑出血。

（1）影像学检查

1）CT 扫描是高血压脑出血疑诊病例最简便、最有效的检查，急性颅内出血应首选 CT 检查，因脑出血发病后立即出现高密度影，可与梗死鉴别。CT 可显示血肿部位、体积，判断是否有占位效应，是否破入脑室、蛛网膜下腔及有无梗阻性脑积水等。

2）MRI 扫描诊断急性期出血远不如 CT 有特点，但对于急性期脑干出血优于 CT 扫描，病程 4～5 周后 CT 不能辨认脑出血时，MRI 仍可明确分辨，故可区分陈旧性脑出血和脑梗死。MRI 较 CT 更易发现脑血管畸形、血管瘤及肿瘤等出血原因。

3）数字减影脑血管造影（DSA），怀疑脑血管畸形、Moyamoya 病、颅内动脉瘤等原因造成颅内出血者可行 DSA 检查，尤其是血压正常的年轻患者更应考虑行 DSA 检查明确病因。

（2）实验室检查 血常规、血型、尿常规、生化系列、凝血项等检查对于脑出血患者是非常必要的，可以了解患者整体情况、病情严重程度，并能指导患者的个体化治疗。危重症患者根据情况可选择动态监测电解质、动脉血气分析等。

（3）其他检查 心电图、胸部平片、超声心动图等检查，有助于发现患者影响预后的危险因素。

（二）高血压脑出血精准治疗

1. 内科治疗

对于高血压脑出血患者能够早期精准诊断、紧急救治、后期康复是提高患者生存质量、降低致残率和死亡率的关键。高血压脑出血患者应根据出血量、出血部位及患者自身实际情况（年龄、临床症状、其他基础疾病等）制定个体化治疗方案。高血压脑出血的治疗分为内科保守治疗和外科手术治疗，具体采用何种治疗方案需要对患者病情进行精准诊断、全面评估，然后制定个体化方案。内科治疗要综合以下几点考虑：神志清醒、幕上出血少于 30ml；病情进展迅速出现严重脑干损害症状、重度昏迷；心、肺、肝、肾等严重系统疾病；凝血功能异常、血液病患者等；高龄患者、不能耐受手术；脑干出血伴去脑强直等严重病理征。

内科治疗方案：

（1）一般治疗 绝对卧床 2～4 周，避免情绪激动，保持安静。合并消化道出血者禁食水 24～48 小时，必要时留置胃管负压吸引排空胃内容物。

（2）降低颅内压　高血压脑出血患者颅内压迅速增高，持续高颅压状态会进一步加重脑功能损害。对于重症患者格拉斯哥昏迷评分（GCS）<9 分或考虑颅内压增高导致病情恶化，可进行颅内压监测。针对颅内压增高患者一般采取的措施有：

1）体位：头部抬高 30°～45°。

2）脱水剂：甘露醇是临床控制颅内压增高最常使用的一线药物，但应依据病情及客观指标指导用药。医疗条件允许情况下可对重症患者进行颅内压监测。甘露醇常用方法：20%甘露醇 125～250ml 于 30min 内静脉滴注完毕，依照病情每 6～8 小时 1 次，7～15 天为一疗程。甘油果糖一般 250～500ml／次、1～2 次／d。500ml 需滴注 2～3 小时，250ml 滴注 1～1.5 小时。患者合并心、肾、肝功能不全等系统疾病禁用甘露醇。

3）利尿剂：无法使用甘露醇者可应用呋塞米降颅压。常用方法：呋塞米 40～60mg 溶于 50%葡萄糖注射液 20～40ml 静脉注射。

4）重症昏迷患者可采取过度通气，调整潮气量和呼吸频率，维持动脉血二氧化碳分压（$PaCO_2$）在 30～35mmHg 水平。首先调整呼吸频率维持 $PaCO_2$，无法达到时再进一步增加潮气量，多数患者可以通过调整呼吸频率维持 $PaCO_2$ 水平。

（3）控制血压　目前对于高血压脑出血的患者血压控制指标尚存在争议，患者发病后有效、安全控制血压对疾病的转归有促进作用，血压控制不当会造成再出血，血压控制过低不利于维持颅脑有效灌注，造成继发损害。建议维持血压在 140/90mmHg，避免矫枉过正。目前常用的 5 类口服降压药物各具特点，适用于不同人群，因此对于高血压脑出血患者依据病情及患者自身情况选择口服降压药物种类。对于老年患者β受体的敏感性及肾素活性通常会降低，一般选择利尿剂及钙离子拮抗剂类药物更适合。静脉用降压药物首选拉贝洛尔、乌拉地尔、利尿剂等治疗药物。

（4）抗惊厥　高血压脑出血患者癫痫多发生于发病早期，特别是出血部位在颞叶或顶叶时更容易引起癫痫。建议预防性使用抗癫痫药物，可降低脑叶出血发生抽搐的风险，同时能够降低脑的代谢，减少耗氧及增加脑对缺氧的耐受力，降低颅内压。常用巴比妥治疗：剂量为 3～5mg/kg 静脉滴注，给药期间监测药物浓度，有效血液浓度为 25～35mg/L。皮质下深部和小脑出血较少引起癫痫，对此类患者不建议预防性应用抗癫痫药物。

（5）止血药物　发病后 4 小时内建议静脉滴注重组激活凝血因子Ⅶ，它可促进所在细胞中形成一种复合物致使血栓形成，同时激活凝血因子在血小板表面形成凝血酶，起到止血作用。

（6）亚低温治疗　可作为脑出血的辅助治疗方法。

（7）防治并发症

1）消化道出血：应用抑酸药和胃黏膜保护剂；对出现消化道出血患者，应进行冰盐水洗胃、局部应用止血药（如口服或鼻饲云南白药、凝血酶等）。

2）深静脉血栓形成和肺栓塞：肺栓塞或深静脉血栓形成都可能危及患者生命。早期补液可降低深静脉血栓和肺栓塞的风险。对容易形成肺栓塞和深静脉血栓高因素患者，可预防性皮下注射低分子肝素。

3）感染：高血压脑出血患者常见的感染包括肺炎和尿路感染。肺炎多由误吸或长期卧床造成，误吸的患者应禁止经口进食，可经鼻胃管进行肠道营养。经常变换患者体位和加强肺部护理可预防肺炎的发生，感染严重者根据痰培养结果和药敏试验应用抗菌药物；院内获得性尿路感染大多和留置尿管相关。一般不预防性应用抗生素，但确诊尿路感染者应立即选择相应的抗生素治疗。

4）压疮：长期卧床患者要经常变换体位或使用气垫床预防。二便失禁患者要时刻保持皮肤干燥。压疮严重者可应用抗生素，必要时行手术清创。

2. 外科治疗

随着医学的进步，以及影像融合技术、内镜技术、立体定向技术的发展，使脑出血手术方式不断更新，但都要遵循精准、微创、损伤小的原则。随着手术方式的不断增多，高血压脑出血的手术适应证不断拓宽。手术的目的是为了清除血肿、降低颅内压，解除血肿引起的占位效应，防止和减轻出血后引起的一系列病理变化，提高神经功能的恢复概率。由于各地对手术指征及手术方式选择的不同，所获治疗效果也不相同。

（1）手术治疗要综合考虑因素

1）发病时间：病后 6 小时内为超早期，24～48 小时为早期，3 天以上为延期。脑疝患者选择超早期手术。

2）出血量大、昏迷、脑疝状态不明显者可早期手术。

3）立体定向手术可酌情延期。

4）意识状态：昏迷程度重但脑疝症状不明显者，外科治疗优于内科；重度昏迷、双侧瞳孔散大、生命体征衰竭者，外科治疗不理想。

5）出血部位：浅部或皮层出血可考虑手术，如皮质下、小脑出血。脑干出血急性期不考虑手术。

6）出血量：幕上出血量>30ml、小脑出血>10ml，即考虑手术。

7）进展速度：出血后病情迅速加重，短时即进入深昏迷状态，提示出血量大、位置深、预后差，慎重手术。

8）经内科治疗无效、颅内压持续升高、病情进行性加重者。

9）其他：非优势半球出血可适当放宽手术指征。

（2）手术方法

1）传统开颅血肿清除术：根据颅脑 CT 扫描确定出血部位，以血肿最大直径层面为中心设计切口，选择避开重要功能区（脑沟、动脉、侧裂静脉）入路。手术操作利用显微镜直视下进行，做到清除血肿、彻底止血，术中找到责任出血动脉电凝止血，要避开出血血管的主干，以免术后出现大范围缺血情况。清除血肿后可联合人工硬脑膜或头皮筋膜减张缝合硬脑膜。综合评估患者术前状态、血肿量、术中脑压情况等，并估计术后恢复过程中脑水肿情况，以决定是否需要去骨瓣减压。

高血压脑出血位置常发生在基底节区，以壳核出血为例，手术方式采用改良翼点入路，术前快速滴注 20%甘露醇 250ml，皮层切开可经侧裂或颞叶。经侧裂时用脑压板轻轻牵开额叶和颞叶，分离侧裂，避开侧裂静脉及大脑中动脉分支，经岛叶进入血肿腔，此入路可减少皮层损伤。经颞叶切开皮层一般选择颞上回偏下的位置，在侧裂动脉下方切开岛叶皮质进入血肿腔。手术目的主要是减压，对于少量残留血肿不引起占位效应时可不必强行清除，以防止新的出血。

2）小骨窗入路血肿清除术：属于大骨窗开颅优化改良术式。术前根据 CT 或 MRI 检查血肿在头皮表面投影位置设计切口，采取直切口，开骨窗直径约3cm，应用显微镜清除血肿。相对于开颅手术其具有明显优点：①手术操作过程对脑组织牵拉程度轻、创伤小。②手术操作简单，较传统开颅手术时间短、出血少、脑组织副损伤小、术后水肿反应轻。③微骨窗，预后一般不需修补颅骨。虽然小骨窗手术入路具有众多优点，但存在术中视野小、止血困难、减压效果不充分等问题，因此不能取代传统开颅手术方式。

3）锥颅或钻孔血肿碎吸引流术：目前国内应用比较广泛的是YL-1型颅内血肿粉碎穿刺针。术前应用颅脑CT设计穿刺点及靶点通道，通路设计要避开重要功能区及动静脉，手术可在局部麻醉下进行，具有操作简单、方便快捷、创伤小等特点。主要缺点是无法止血，不能一次性排除血肿。术后可应用硬通道向血肿内注入纤溶剂辅助溶血凝块加速引流，常用的纤溶剂有：尿激酶（UK），每次用量5000U或6000U，每日两次注入血肿腔内；重组链激酶，每次用量5mg，每日一次；重组组织型纤溶酶原激活剂，每次用量3mg，每日一次。

4）神经内镜辅助下血肿清除术：利用立体定向引导装置置入神经内镜至血肿腔，通过反复冲洗清除血肿。较其他钻孔引流手术方式清除血肿有其独特优点。可以直视下进行手术操作，视野清晰，止血确切；可在清除血肿后观察血肿腔确定止血效果，避免了手术盲目性，减少了副损伤。神经内镜在立体定向引导下治疗高血压脑出血可以做到精确定位，损伤小、操作简便，符合精准医疗理念。当然此术式也存在局限性，如有手术操作空间小、视野受限、对于较大的出血不易控制等缺点。

5）立体定向血肿引流术：适合已经开展立体定向手术的医疗机构。目前国内多家医院应用多模态影像融合技术联合立体定向辅助系统进行脑出血微创治疗，多模态影像融合技术是指将不同模式的影像数据相互融合，通过相关软件系统整合数据最大限度分析获得影像学信息，进而使临床医生更加了解病变的组织或器官，能够做出精准的诊断和确定治疗方案。手术前使用3.0TMRI和CT薄层扫描融合，通过手术计划系统在T_1、T_2加权、T_2Flair、PTA等多模态影像进行立体重建，可视化下规划进针点至靶点的针道，避开功能区、脑血管、脑沟和脑室等重要结构，使得碎吸针植入精准、安全，最大限度减少术后并发症。

二、非典型性脑出血

高血压是脑出血发病的主要原因，高血压性脑出血占出血性脑卒中的60%以上。但非高血压性脑出血发病率亦较高。与高血压脑出血相比，这类出血往往部位亦不典型，临床以脑叶出血多见，发病时临床症状表现呈多样化。此类出血病因较为复杂，包括脑血管畸形、淀粉样变性、脑肿瘤、烟雾病、蛛网膜囊肿、血液疾病等。确诊其出血原因对于诊治方案的选择非常重要。

（一）脑血管畸形出血

脑血管畸形是一种由胚胎期颅内血管异常发育引起的局部脑血管数量、结构不正常。根据其组织病理学特征可分为动静脉畸形（arteriovenous malformation，AVM）、毛细血管扩张症、静脉血管瘤和静脉曲张、海绵状血管瘤4种类型，其中AVM发病率最高，高达90%以上。动静脉畸形是脑内出血的重要原因，发病率仅次于高血压脑出血，且致死率、致残率较高。更有研究表明脑血管畸形是儿童及青少年脑内出血主要原因,占所有自发性脑内出血的 30%～60%,AVM 的发生及出血机制尚未完全明确。目前研究认为,AVM 的出血与多种因素相关,AVM 的异常血管结构,血管团的静脉引流方式,导致其具有异常的血流动力学;AVM 在血流动力学变化的影响下,促进异常血管的生成;该过程在细胞因子或炎性介质等多种因素的共同作用下,可能导致 AVM 出血。

1. AVM 出血的精准诊断要点

(1)临床特点

1)发病年龄:AVM 脑出血患者发病年龄多为 20～40 岁,少年亦常见,老年患者少见。

2)出血部位特点:AVM 出血部位多位于脑叶,胼胝体、小脑蚓部及脑室旁也比较常见,血肿多为单一病灶,多病灶出血少见,大多数血肿的形态不规则。

(2)辅助检查

1)CT 及 CTA:CT 检查可显示 AVM 出血的血肿部位,有时可在血肿旁见到高低混杂密度团块病灶或钙化灶,如无血管畸形的异常影像学表现则对诊断带来很大困难,尤其是伴有高血压的患者更容易出现误诊,因此,遇到出血部位不典型且无高血压病史患者时,需要进一步行 CTA 检查,CTA 检查可以显示血管畸形团的大体形态、供血动脉及引流静脉情况,同时能够显示畸形团外并发症情况,精准判断出血部位与畸形团关系,为后期的精准治疗提供有力证据。

2)MRI:MRI 在脑 AVM 出血的精准诊断中具有其特有的优越性,MRI 不受颅骨伪影的影响,对后颅窝病变诊断价值明显优于 CT。T_1W1 和 T_2W1 图像上可见具有特征性弯曲的血管流空影像。

3)DSA:目前 DSA 仍然是诊断 AVM 最重要、最可靠的方法,能够动态清楚地显示 AVM 整体形态,细致展示供血动脉及引流静脉的数量与比邻关系,是明确 AVM 血管解剖结构的金标准,与其他检查不同的是 DSA 既可以作为诊断方法,又可以提供精准治疗。

2. AVM 出血的精准治疗

(1)精准治疗的影响因素

1)AVM 大小:临床 Spetzler 分级法将 AVM 大小分为三个级别:<3cm、3～6cm、≥6cm,畸形团越大精准治疗难度越大。

2)AVM 位置:畸形团所在位置不同将影响治疗方案选择。

3)AVM 供血动脉与引流静脉:AVM 手术治疗难度受供血动脉与引流静脉深浅及数量影响。

4)AVM 出血量:畸形团出血量可影响 AVM 的精确诊断,同时也可影响治疗方案的选择,如出血量较大已出现明显颅内压增高甚至脑疝征象则只能紧急开颅手术治疗。

5)其他:除以上因素外还应考虑患者年龄及一般身体健康状况等因素。

(2)精准治疗方案的选择

目前脑 AVM 治疗方法主要有显微手术治疗、血管内介入治疗和立体定向放射治疗,需要根据 AVM 部位、大小、供血动脉及引流静脉、出血量等情况综合评定哪种治疗方法更为合适,正确的治疗方法可以有最高概率的治愈率同时拥有最小的并发症发生率。临床中也有很多脑 AVM 出血目前很难靠单一的治疗方法达到彻底治愈的目的,所以多方法组成的综合治疗手段更受青睐。

1）显微手术治疗：目前对于破裂出血的脑 AVM，多在早期行手术清除血肿，使其神经功能得到最大限度的恢复，实施开颅手术后能够有效减少脑内血肿对正常脑组织造成的压迫损伤，扼制对脑组织的实质性损伤，控制病情进一步恶化，而切除畸形脑血管后，可有效防止再出血。手术是否成功主要取决于对病情的明确诊断、手术充分准备、血肿部位及大小等。彻底完整地切除畸形血管团是手术治疗的基本原则。手术入路的选择应本着路径短、损伤小的原则，应根据每个患者影像学检查的结果个性化选择入路。大多数畸形血管位于皮质下且形状不规则，对血管团的定位难度比较大，因此导致手术切除比较困难，如果病灶在术前和术中无法通过影像学进行准确的判断，或病灶有巨大的体积且位置比较深，绝不可盲目切除。由于血流会在切除畸形血管后重新分布，被盗血动脉的灌注压升高，容易导致脑内再出血情况出现，因此应在手术过程中及手术结束后予以重视。畸形血管通常位于血肿内或脑组织与血肿的交界部位，将血肿清除后畸形血管容易分离和识别；术中防止大出血是操作的关键，注意在血肿吸除时负压不可过大，清除血肿后将畸形血管团充分暴露，不可在分离时过分靠近畸形团，不能过早进入血管团中，对供血动脉仔细辨认后依次进行切断，最后将引流静脉切断；术后 72 小时内患者各项指标的控制尤为重要，平均动脉压尽量控制在正常水平以内，保持血压及颅内压的平稳，保证脑组织血管的自身调节，防止周围脑实质组织的再灌注损伤，可以适当使用镇静剂防止患者躁动。

2）血管内介入治疗：部分患者因血管畸形较大、位置较深、引流静脉位于深部、手术风险较大不适合手术治疗，此时血管内介入治疗或联合治疗效果更为理想，随着介入治疗技术的不断成熟，许多血管畸形介入治疗明显优于手术治疗，脑 AVM 精准治疗策略建议出血急性期如无严重颅内压增高、神经功能障碍等症状先行保守治疗，进入恢复期后再行检查与治疗，因急性期血肿对畸形压迫影响精确诊断及治疗效果，术后复发概率较高。治疗方式可分为一次性完全栓塞、分次栓塞及栓塞联合治疗。小型、位置表浅位于非功能区、供血动脉血管超选性好的 AVM 可选择一次性完全栓塞；对于中型或大型 AVM，建议一次栓塞畸形的 $1/3 \sim 1/2$，两次栓塞间隔 $4 \sim 6$ 周，这样可以防止栓塞后血液血流动力学平衡异常引起的再出血；部分中型或大型脑 AVM，单一一种治疗方式很难达到完全治愈效果，需要联合治疗，很多血管畸形供血动脉位置较深，可考虑手术前栓塞治疗降低手术难度及风险，减少并发症及病死率。

3）AVM 立体放射治疗：部分脑 AVM 位于基底核、丘脑及脑干等部位，与手术及介入治疗相比，立体放射治疗更为适合。立体放射治疗受血肿影响较大，需要等血肿吸收进入恢复期后再进行治疗。立体放射治疗效果受到畸形体积、部位及照射剂量影响，且位于脑干等对射线敏感部位的 AVM 放射剂量应适当减小，虽然畸形团闭塞率较低且并发症较高，但仍然是首选方案。

（二）脑淀粉样血管病出血

脑淀粉样血管病（cerebral amyloid angiopathy，CAA）是一种脑小血管病，主要累及中小动脉，静脉很少受累，发病机制是β淀粉样蛋白（Aβ）在脑皮质下灰质及软脑膜动脉的沉积。本病以反复多发性脑叶出血、认知功能减退等为主要表现特点。随着年龄的增长，

CAA 的发病率不断增高，CAA 是老年人常见的自发性脑出血的病因之一，约占自发性脑出血的 20%。研究证实该病与基因突变有关，分为散发型和家族型。家族型 CAA 主要为常染色体显性遗传，此类患者的发病年龄相对更早，临床表现也更重。散发型 CAA 可能与系统性原发性或继发性淀粉样变性相关。Pezzini A 等认为 20 号染色体半胱氨酸蛋白酶抑制剂 C（Cystatin C，CysC）基因突变导致第 61 位点上的亮氨酸被谷氨酸替代，形成的变异型半胱氨酸蛋白酶抑制剂 C 可促进 Aβ 形成，沉积于脑内小动脉。Nishitsuji K 等证实 21 号染色体 APP 基因 693 位密码子发生了单一点突变，致使 Aβ 第 22 位谷氨酸被谷氨酰胺替代，导致脑膜皮质血管 Aβ 沉积。也有研究证实 Aβ 沉积于血管壁主要因其清除受损所致。

1. 精准诊断要点

（1）临床特点

1）年龄：CAA 是血管慢性病理变化过程，发病人群以老年人多见，尤以年龄在 70 岁以上患者更为多见。

2）部位：脑血管淀粉样变相关性脑出血与高血压性脑出血不同，好发部位为脑叶，颞顶枕叶最为常见，额叶次之，而丘脑、脑干和基底核区深部灰质很少受累，同时出血可呈多部位、多灶性特点。

3）临床表现：脑出血的表现取决于受累血管，厚壁血管受累多引起微出血，薄壁血管受累多引起症状性脑出血，大部分患者以颅内压增高表现为主要症状，可出现头痛、恶心呕吐，亦可出现癫痫、视野缺失、肢体麻木偏瘫等症状，出血表现为无明显诱因的少量多次发作。

（2）辅助检查

1）CT：表现为脑叶的皮质或皮质下区可见高密度影，形状多不规则，且多发散在高密度影较为常见，有时可表现为高低混杂密度影。

2）MRI：图像可见到急性、亚急性以及慢性出血灶同时存在混杂信号，出血的急性期 T_1WI 呈等或低信号、T_2WI 呈低信号，亚急性期 T_1WI 及 T_2WI 均呈低或高混杂信号，慢性期 T_1WI 呈高或低信号、T_2WI 则呈高信号。磁敏感加权成像（susceptibility weighted imaging，SWI）在显示脑微小出血灶方面能够提供更为详细以及准确的诊断信息，较常规 MRI 更具优势，SWI 下血肿的形态往往呈现多样性，可表现为分叶状、点状、不规则形、圆形或椭圆形，甚至混合存在。该类型脑出血主要需要与高血压或动脉瘤性脑出血鉴别，可根据出血的部位以及数目进行判断。CAA 出血一般处于脑叶浅表区域，特点是呈现多发性，而高血压脑出血呈多发性分布少见，而且出血部位以基底核、丘脑或脑干较为常见。

3）病理学检查：对 CAA 具有确诊意义，CAA 病变血管壁经刚果红染色后在偏振光显微镜下呈现黄绿色双折射的特征。

2. 精准治疗方案

根据 CAA 出血的病理生理基础，结合血肿量、出血部位及患者临床特点，采用合适的治疗方法，最大程度提高患者的生活质量是治疗的基本原则。

1）保守治疗：当患者出血量较少且比较散在，对脑干、环池短时间尚不能形成明显压迫造成危险时，选择保守治疗。

2）手术治疗：如果患者出血量较大、出血部位相对集中或者周围脑组织水肿较重导致颅内压升高明显，且无其他器官严重并发症，可以采用手术治疗，手术可采用小骨窗或扩大骨瓣下行颅内血肿清除，患者状态差脑水肿严重时首先考虑大骨窗去骨瓣减压；患者一般状态可，血肿相对集中且脑组织肿胀不重时建议行小骨窗血肿清除，这样可以加速患者恢复，减少术后并发症。

脑内血肿清除注意事项：①凝血块较大时取瘤钳夹碎，然后用吸引器吸出，不碰周边脑实质组织，绝大部分血肿清除后创面多无明显出血；②如果血肿位置较深，吸除大部分血肿解除压迫即可，不强求完全清除，否则可能引发顽固渗血，术后再次出血。血肿碎吸或颅内血肿钻孔引流方法不做推荐，因为 CAA 出血多为散在分布，引流效果不理想且术后再渗血概率较高。

（三）脑肿瘤卒中

脑肿瘤疾病在临床中具有较高的发生率，其最为严重且典型的一项并发症是脑肿瘤卒中，主要是由于脑肿瘤在生长过程中受到了多种不同因素的影响，而出现肿瘤出血现象，并对周围脑组织产生浸润，导致出现颅内血肿或者蛛网膜下腔出血等现象。脑转移瘤、恶性胶质瘤、黑色素瘤、垂体腺瘤、少突胶质瘤、脑膜瘤、神经鞘瘤及脉络丛乳头状瘤等肿瘤易于出血。多种因素可以诱发脑肿瘤卒中，主要可分为促发因素和易出血因素。与正常脑组织相比，肿瘤血管的结构和状态较为异常，可被认为是易出血因素，如胶质母细胞瘤的血管结构异常，瘤内血管扭曲、分布如网状，管腔扩张，形成血管畸形如毛细血管扩张症。有学者认为肿瘤血管内皮病理性增生后可造成肿瘤血管闭塞和远端血管坏死，而肿瘤的生长导致近端血管膨胀、扩张，加之肿瘤对血管的侵袭造成胶质瘤卒中。脑转移瘤出血部位常见于肿瘤边缘及周围脑组织，正常血管与脑组织不断被生长活跃的肿瘤细胞压迫而水肿、坏死和软化，血管移位明显而被牵拉，同时肿瘤沿血管周围浸润播散，破坏其完整性，同时转移瘤内部血管结构异常，壁薄且窦腔大容易破裂出血，而出血后又破坏周围脑组织及血管激发新的出血。

1. 精准诊断要点

（1）临床特点

1）发病年龄：中老年患者多见，青少年患者少见。

2）出血部位：以脑叶出血为主，多位于皮髓交界处。

3）临床表现：脑肿瘤患者因其病程进展缓慢，多无明显症状或者表现为轻微头痛等慢性颅高压症状，往往未引起重视而错过诊治机会，当出血量较大时患者临床表现以头痛、失语、恶心及意识障碍等为主，因其与脑出血表现相似，所以部分患者会被误诊，但仔细追问病史并结合影像学表现可以避免此类情况发生。

（2）辅助检查

1）CT：是脑肿瘤卒中诊断与鉴别诊断的常规检查，CT 上可见出血征象和肿瘤征象并存。出血部位不同：脑肿瘤卒中出血的部位取决于肿瘤的位置，多位于脑叶，与高血压脑出血相比基底核区出血少见；出血的形态不同：肿瘤出血形态不规则且密度不均匀，出血灶旁可见瘤体、钙化或坏死灶，高血压脑出血的形态多为卵圆形或肾形，密度均匀；肿瘤卒中出血周围脑组织早期就会出现明显水肿，此水肿因肿瘤引起，多呈指状水肿，高血压脑出血则在出血一段时间之后才会出现周围脑组织水肿；脑肿瘤卒中增强扫描后可见血肿周围瘤体或瘤壁强化。

2）MRI：具有良好的组织分辨率及多参数成像，可以呈现出更加明显的特征性表现。MRI 表现为肿瘤与出血征象并存，信号不均匀，周围脑组织水肿征象更加明显，更利于对脑肿瘤卒中的判断；增强扫描后血肿内或血肿旁出现部分不均匀强化；部分脑肿瘤卒中患者可出现含铁血黄素沉积圈即短 T_2 环，T_2 加权像上肿瘤出血外缘可见与海绵状血管瘤不同的不完整、不规则、厚度不均匀沉积信号，其形成机制是脑肿瘤周围血脑屏障遭到破坏，已吞噬含铁血黄素的吞噬细胞从破坏的血脑屏障游走，从而产生含铁血黄素沉积。值得注意的是，出血量对瘤卒中的影像改变及诊断的准确性影响较大，出血量小者 MRI 诊断准确性高，诊断容易，而出血量大者，出血掩盖肿瘤一系列征象，相对缺乏特异性，患者表现为急性颅高压，鉴别困难。

3）PET-CT：部分患者经 CT 与 MRI 检查仍然无法确定颅内肿瘤为继发性还是原发性，此时需要进一步行 PET-CT 检查，该检查可确诊是否为颅内转移性肿瘤，同时可确定原发病灶及全身其他转移病灶。

4）其他检查：如怀疑颅内转移性肿瘤可行血液肿瘤系列检测，鞍区部位出血高度怀疑垂体腺瘤可行生长激素、皮质醇、性激素等激素类检测。

2. 精准治疗方案

在治疗方案的选择上，需要结合肿瘤的性质部位及出血量综合评估后给出合适的方法，对于良性肿瘤，包膜较完整、易于剥离，手术治愈率高，建议及早清除颅内血肿和切除肿瘤。如果怀疑恶性肿瘤，需要结合肿瘤位置及患者自身条件来决定是否需手术治疗。脑转移瘤患者血量不多症状不重的可对其进行保守治疗，待血肿吸收后行立体放射治疗或化疗；出血量大患者颅内压增高明显的可考虑手术清除血肿同时切除肿瘤。部分患者通过影像学检查无法明确肿瘤性质，对于这类患者建议手术治疗明确病理性质。

（四）烟雾病出血

烟雾病（moyamoya disease，MMD）是一种病因不明的脑血管疾病，其发病特征是双侧颈内动脉末端及大脑前动脉、大脑中动脉起始部动脉内膜缓慢的非炎症性病变，伴随动脉管腔逐渐狭窄最终闭塞，并继发颅底异常血管网形成。MMD 分为出血型、缺血型和无症状型，缺血型以儿童患者多见，出血型以成人为主，而且已表现为缺血型 MMD 的儿童患者进入成年阶段后发生出血的概率仍然会不断增加。

对出血型 MMD 发病的机制还不完全明确，所以目前也没有行之有效的治疗方法，临床上多数病例也是在病变损害发生以后采取干预治疗。

目前研究认为 MMD 脑出血的病因常见以下几种情况：病理性扩张的烟雾状血管破裂出血；脉络膜前动脉和后交通动脉等为烟雾状血管供血动脉的代偿性扩张；软膜下或硬脑膜与皮质的吻合血管破裂出血；周围型动脉瘤，即烟雾血管形成过程中远端血管代偿性生成微小动脉瘤破裂出血；主干型动脉瘤，即 Willis 环近端的大动脉形成的动脉瘤破裂。其中前两种情况是导致 MMD 出血的主要原因。与普通颅内大动脉动脉瘤相比，MMD 合并主干型动脉瘤出现率和出血率也较低。MMD 形成过程中，首先大脑前循环系统出现狭窄和闭塞，继而引发大脑后循环系统的代偿性反应，因此后循环系统更易出现动脉瘤性改变。

1. 精准诊断要点

（1）临床特点

1）出血部位：MMD 颅内出血的部位呈多样性，可见于蛛网膜下腔、脑室内和脑实质内，脑实质内出血又分为颞叶、基底核和丘脑出血，其中脑室内出血最为常见，脑实质内出血次之，蛛网膜下腔出血最为少见。Cook 等认为这些部位的出血与新形成的微小动脉瘤、新生的烟雾病血管及豆纹动脉易破裂出血有关。

2）发病年龄：任何年龄段均可发病，其中以 30～40 岁中青年发病率最高。

3）临床表现：MMD 出血的症状多样，头晕头痛、恶心呕吐、肢体偏瘫麻木、癫痫以及意识障碍均可见于本病，给本病的早期诊断带来一定困难，常常容易被误诊为高血压脑出血。

（2）辅助检查

1）CT：可明确出血部位与出血量，但无法对 MMD 进行确定诊断。

2）CTA：优点是快速、经济、损伤小，缺点是发现颅底侧支循环敏感度差。

3）MRI：该检查没有创伤，但扫描较慢，患者意识状态差不能配合者检查效果差，同样对发现颅底侧支循环的敏感度不好。

4）DSA：是目前确诊 MMD 的金标准，DSA 检查可以准确显示病变血管的部位及血管闭塞程度，病变处侧支循环血管的形态、数目、大小，而且还可显示是否合并颅内动脉瘤，颅外血管分支及其走行情况，为后期的手术治疗方式及方法的选择提供有利依据。

2. 精准治疗方案

（1）急性期治疗 出血的急性期根据患者基本情况、不同的出血类型及出血量采取不同的方案治疗。

1）保守治疗：出血量小，病情稳定患者可行止血、脱水、抗癫痫及脑神经保护等保守对症支持治疗。

2）手术治疗：当患者脑室内出血铸型或伴有脑积水，患者意识状态较差时可行侧脑室外引流术，脑实质内出血量超过 30ml，患者意识蒙眬，颅内压增高但未形成脑疝者可行颅内血肿钻孔引流术，如患者出血量较大或颅内压增高明显，病情进行性恶化需行脑内血肿清除术。

（2）远期治疗 待脑出血病情稳定后需针对 MMD 行相关手术治疗，目前主要的手术方式为颅内外血管重建术，包括直接、间接以及联合手术方式。其通过重建脑血管血运技术，增加脑血管储备，改善脑组织血流灌注情况，减轻责任血管压力负荷，进而改善神经功能，降低脑卒中发生率。直接血管重建术常见的术式有颞浅动脉-大脑中动脉分支吻合术（STA-SMA）、枕动脉-大脑后动脉吻合术及枕动脉-大脑中动脉分支吻合术；间接血管重建术分为脑-硬脑膜-动脉血管融合术（EDAS）、脑-肌肉-动脉血管融合术（EMAS）、脑-肌肉血管融合术（EMS）、脑-硬脑膜-动脉-肌肉血管融合术（EDAMS）、颅骨多处钻孔术等，联合手术方式是以 SMA 为基础术式，联合一种或多种间接血管吻合术。手术治疗后 MMD 患者再次卒中风险明显减低，特别是出血型 MMD；与间接血管搭桥融合手术相比，出血型 MMD 患者采用直接搭桥手术或联合搭桥手术治疗后具有更低的再出血风险，两种术式术后并发症的发生概率基本相同。关于手术时机的选择目前没有统一的定论，出血 90 天之内手术视为早期手术，出血 90 天之后手术视为晚期手术，主张早期手术的学者认为，如果不早期手术，会存在再发卒中事件的风险；而主张晚期手术的学者则认为早期手术患者血流动力学还不稳定，会增加围手术期并发症的发生率。围手术期内应维持患者血压稳定、动脉二氧化碳分压在正常范围，预防癫痫发作。

（五）血管炎性脑出血

血管炎又称脉管炎，病理过程为炎细胞浸润血管壁及血管周围，损伤血管，导致纤维素沉积、胶原纤维变性、内皮细胞及平滑肌细胞坏死。国内常见中枢系统血管炎有抗中性粒细胞胞浆抗体相关血管炎、风湿性血管炎、梅毒性血管炎、原发性中枢神经系统血管炎等。炎性血管失去正常血管弹性、血管结构不完整脆性增加，易破裂出血引起出血性脑卒中，也容易出现血管闭塞引发缺血性脑卒中。

1. 精准诊断要点

（1）临床特点

1）出血部位：血管炎引发脑出血部位不典型。

2）临床症状：多以颅内压增高为主要表现，也可有癫痫、失语、偏瘫、视野缺失等表现。

3）其他：该类患者常常伴有全身其他器官血管炎性改变或相关疾病病史。

（2）辅助检查

1）影像学检查：CT、MRI 等检查可明确颅内出血部位及血量，无法明确出血原因。

2）病理检查：出血部位活检病理学检查是诊断金标准。

3）其他检查：怀疑血管炎性出血患者可进行相应免疫指标检测以及相关抗原抗体检查以帮助诊断。

2. 精准治疗方案

血管炎性脑出血治疗原则同高血压脑出血，常规予以脱水、止血、抗癫痫及脑神经保护等对症支持治疗，如血量较大危及生命可行手术治疗。血管炎应积极针对病因进行治疗，减少再次出血可能，尽管如此，此病预后仍不理想。

（六）抗凝后脑出血

我国目前进入人口老龄化加剧阶段，而且具有不良饮食、生活习惯的人口数亦较多，心脑血管疾病的发生率显著增加，尤其是冠状动脉硬化导致的冠心病及脑动脉狭窄，因治疗需要，抗凝抗血小板药物被广泛应用，然而抗凝抗血小板治疗具有相当大的脑出血风险，相关性脑出血病例也不断增加。凝血是血液由液体状态凝固为胶体状态的过程，可分为内源性凝血途径、外源性凝血途径和共同凝血途径。抗凝药物的机制是作用于不同的凝血因子，阻止凝血过程，常用的抗凝药物有肝素、华法林、利伐沙班等；抗血小板药物作用机制是抑制血小板聚集，从而影响血液凝固，常用药物有阿司匹林和硫酸氢氯吡格雷。抗凝治疗后血液特性改变，不但脑出血风险增大，同时给治疗带来很大难度。

1. 精准诊断要点

（1）临床特点

1）病史：此类患者均有因血管疾病或手术原因而长期服用抗凝药物病史。

2）出血年龄：因有基础疾病病史，多数发病患者为中老年人。

3）临床表现：与高血压脑出血相近，不同出血部位及血量引起不同的临床表现，多数以头痛、恶心、呕吐等颅内压增高症状为主要表现，严重者可有意识障碍。

（2）辅助检查

1）CT：是判断出血直接有效的依据。

2）凝血象：凝血象异常是诊断本病的重要依据，结合病史及用药情况可明确诊断。

2. 精准治疗方案

（1）病因治疗　治疗上应首先恢复凝血功能，降低再出血的概率。一经诊断应立刻停用抗凝药物，使用维生素 K 以及新鲜冰冻血浆将 INR 调节至正常值。目前也有用凝血酶原复合物的报道，较前两者纠正 INR 要快，但同时伴有低概率的血栓形成风险。对于止血药物，包括氨基己酸、氨甲环酸，目前都持慎重使用态度，因为其并不增加疗效，却显著增加脑梗死以及深静脉血栓发生的风险。

（2）出血治疗　如患者出血量不多生命体征平稳尽量采取保守治疗。如患者出血量较大或病情持续进展需要手术治疗，在凝血功能恢复之前也不建议手术，如患者凝血功能未恢复已经出现脑疝可急诊手术治疗，这种患者预后较差，术前需仔细评估手术风险，要充分考虑到术中止血困难、术后再出血的可能性。总之，长期接受抗凝抗血小板药物治疗的患者，是脑出血患者中的特殊群体，临床上应根据患者的实际情况，选择合理的治疗方案，积极地改善凝血功能，降低致残率和病死率，取得更好的治疗效果。

（七）血液病性脑出血

在临床中，血液病亦是脑出血原因之一。引发脑出血的常见血液病有白血病、特发性血小板减少性紫癜、多发骨髓瘤、再生障碍性贫血及骨髓增生异常综合征等，其发病原因是血小板数量及功能的改变导致的凝血障碍。

1. 精准诊断要点

（1）临床特点

1）发病特点：原发血液病诱发的脑出血多在静态下发病。

2）病史：具有相应血液疾病病史。

3）临床表现：呈多样性，包括意识障碍，言语不清，精神异常，烦躁，黑矇，头痛，呕吐，肢体活动障碍，眩晕等。其中意识障碍多为主要表现，进入昏迷后病情往往进行性加重，发展迅速，致残率、死亡率高。

（2）辅助检查

1）CT：表现以弥漫性、点片状、小灶性及多灶性高密度影多见，其出血部位无明确血管分布特点，与高血压脑出血明显不同。

2）血液检测：血常规及凝血象检测可见明显异常。

3）其他：对于没有相应病史患者需进行骨髓穿刺以明确诊断。

2. 精准治疗方案

治疗目前没有统一标准，结合患者不同情况采取个体化治疗，检测患者血细胞分析及凝血象，根据化验结果针对血液异常采取对症支持治疗，通常需要输注血小板与血浆纠正凝血异常以减少再出血可能。对于一般状态良好、意识清醒、出血量较少的患者应行保守治疗，应用甘露醇、地塞米松、呋塞米等药物减低颅内压减轻脑部水肿。对于意识状态差、出血量大或者治疗期间血肿继续增加的患者可考虑行手术治疗。术中可能出现止血困难，应尽量减小手术创面，术后患者再出血发生率较高，应注意风险，控制血压及颅内压稳定，密切观察凝血指标并给予纠正。总体来说，血液病相关脑出血治疗困难大，致残率、致死率高，预后较差。

三、蛛网膜下腔出血的诊疗

（一）概述

蛛网膜下腔出血（subarachnoid hemorrhage，SAH）是指各种原因导致的血液进入颅内蛛网膜下腔所引起的急性出血性脑血管疾病，约占所有急性脑卒中的10%。SAH可分为外伤性SAH（此章节不做详细讨论）以及自发性SAH，其中引起自发性SAH的原因主要是各类脑血管疾病，包括动脉瘤、脑血管畸形、高血压动脉硬化、烟雾病等，一些肿瘤卒中也可引起，而动脉瘤破裂引起的动脉瘤性蛛网膜下腔出血最多，约占自发性SAH的85%。一项世界卫生组织的调查显示，动脉瘤性蛛网膜下腔出血的年发病率在不同国家和地区有很大差异，在消除年龄等相关因素后，差距可达10倍，中国的年发病率较低，为2.0/10万，芬兰和日本分别为22.5/10万与27.0/10万，中低收入国家SAH年发病率几乎是高收入国家的两倍。

（二）精准诊断要点

1. 明确出血部位

因蛛网膜下腔出血多有明确病因，因此尽早明确出血部位对治疗至关重要。头部由外向内的结构依次为头皮、颅骨、脑膜和脑，最内层的脑膜结构对脑组织及颅内相关结构具有保护和支持作用，脑膜又可分为三层，由外向内依次是硬脑膜、蛛网膜和软脑膜。硬膜为坚硬的外膜，内面与蛛网膜相邻，硬脑膜在某些区域分成两层形成静脉窦，为静脉血引流的通道；蛛网膜薄而透明，其本身不含神经和血管，硬脑膜下腔是蛛网膜与硬脑膜之间的腔隙，蛛网膜下腔则是蛛网膜与软脑膜之间的间隙。动脉和静脉通过蛛网膜下腔行走于脑表面进出中枢神经系统，动脉瘤的破裂可引起蛛网膜下腔出血，血液沿着蛛网膜下腔扩散，并可随着脑脊液流向各个脑池。绝大多数的先天性动脉瘤位于前循环，主要位于Willis环及其主要分支血管，多数以单发形式存在；约20%的病例为多发，多呈对称镜像分布。在所有破裂动脉瘤中，最常见的为前交通动脉动脉瘤约35.2%，其次为后交通动脉动脉瘤约29.3%，大脑中动脉瘤占12.1%，椎-基底动脉及分支动脉瘤不到10%，后循环动脉瘤的常见部位位于基底动脉尖和小脑后下动脉。动脉瘤出血部位以动脉瘤顶部居首，约占64%，因动脉瘤顶部受到血流最直接的冲击，受到的冲击力量最大，结构最薄弱之处也在此，所以容易在此处破裂，侧壁占10%，蒂部破裂较少，仅占约2%，24%破裂部位不详。具体出血部位需要CTA或血管造影明确。

2. 详细采集病史及准确查体

自发性SAH常见病因为多种脑血管疾病，包括颅内动脉瘤、动静脉畸形、MMD，少数由肿瘤、垂体卒中及血液病等造成，原因不明者约占 10%。男女发病比例为 1∶1.21，高血压、吸烟及酗酒被认为是独立的危险因素，发病者多有情绪激动、用力或排便等诱因，这些都是可以引起血压升高的因素，约有 1/3 的患者可以找到较为明确的诱因，如运动、情绪激动、便秘、打喷嚏或咳嗽以及分娩等；约 1/3 的患者破裂发生在睡眠中；另有 1/3 患者处于平稳的静息状态，找不到诱因。蛛网膜下腔出血的临床表现在患者间有差异，除了与出血速度、出血量和出血部位有关外，还取决于原发病的性质。颅内动脉瘤的患者主要表现如下所述。

（1）颅压增高　突发的头痛、恶心、呕吐为最常见的症状。头痛常常是突发的异常剧烈的全头痛，被患者描述为爆炸样、一生中经历的最严重的头痛，部分动脉瘤性 SAH 患者在发病前数日就出现早期轻微头痛，可能为小量前驱出血或动脉瘤受牵拉所致。当颅内压持续升高达到临界值时，脑组织就会在压力下引起移位，使脑组织通过自然间隙或通道被推移到压力较低一侧导致脑疝形成，常见有小脑幕切迹疝（海马沟回疝）、小脑扁桃体疝（枕骨大孔疝）和大脑镰下疝（扣带回疝）。

（2）意识障碍、癫痫、精神症状　意识丧失常常是短时间内大量出血造成的，严重者可立即昏迷甚至短时间内死亡。出现精神症状的原因常是大脑前动脉瘤破裂，急性期偶见欣快、谵妄和幻觉等精神症状，症状可持续达 2～3 周，随后可自行消失。脑血管畸形较动脉瘤更容易发生癫痫，14%～22%出过血的动静脉畸形会发生癫痫，年龄越小出现的概率越高，约 1/3 发生在 30 岁前，多见于额、颞部动静脉畸形。早期癫痫可服药控制发作，随着病情进展和耐药的产生可最终导致药物治疗无效。由于长期癫痫发作，脑组织缺氧不断进展，可使患者智力减退。

（3）神经损害表现　大的动脉瘤可出现压迫症状，最常受累的脑神经是动眼神经，其次为展神经和视神经，偶可见滑车神经、三叉神经和面神经受累。动眼神经可因为后交通动脉瘤压迫产生麻痹，表现为单侧眼睑下垂、瞳孔散大但是视力正常，眼球向内、上、下活动障碍及光反射消失；第Ⅲ、Ⅳ和Ⅵ脑神经的损害症状常常是颈内动脉海绵窦段动脉瘤造成的，表现为眼球内收与下视障碍，该段动脉瘤破裂可引起颈内动脉海绵窦瘘；大脑中动脉瘤破裂出血可造成外侧裂区血肿，进而引起偏瘫、偏身感觉障碍和痫性发作；面瘫可见于椎-基底动脉瘤压迫面神经。

（4）脑膜刺激征　表现为颈项强直、克尼格征（Kernig sign）、布鲁津斯基征（Brudzinski sign）阳性。颈项强直是由于颈项部肌肉发生保护性痉挛而呈现僵硬紧张状态导致的，原因是出血后炎症在蛛网膜下腔蔓延，脊髓神经根在通过椎间孔处受压粘连，而项背部肌肉运动时神经根受到牵拉引起疼痛。进行克尼格征检查时患者仰卧，使大腿与躯干、大腿与小腿分别呈直角，检查者于膝关节处尝试伸直小腿，若伸直受限且出现疼痛，大腿小腿之间夹角<135°，为克尼格征阳性。患者仰卧时尝试抬头屈颈，若出现双侧髋、膝部屈曲为布鲁津斯基征阳性。

（5）眼底出血　部分患者眼底可见玻璃体下片块状出血，系急性颅高压眼静脉回流受阻所致。

（6）下丘脑功能异常　下丘脑的功能可以受到血液及其分解产物直接影响，严重者可有下丘脑功能紊乱，如发热、高血糖、急性心肌梗死和心律失常等。

3. 精准诊断所需要的辅助检查

（1）CT　CT 以其方便快捷为首选检查，任何怀疑蛛网膜下腔出血患者均应行 CT 检查，无创、安全、敏感，当日出血即使少量也可检出，但随着时间推移检出率会下降，常见 SAH 位于大脑外侧裂、前纵裂、鞍上池、环池、桥小脑角池和后纵裂，CT 还可确定是否伴有脑内或脑室内出血，脑室系统是否扩张以及是否脑梗死。巨大动脉瘤在 CT 检查中可有特殊图像，巨大动脉瘤周围呈低密度的水肿或软化，瘤内的层状血栓呈高密度，瘤腔中心又有流动的血液，这些密度都有差别，形成不同密度的同心环状图像，称为"靶环征"。CT 增强及三维重建可发现大多数动脉瘤，随着 CT 技术的发展，提高了直径在 5mm 以上动脉瘤的检出率。根据 CT 的影像结果，现常用改良 Fisher 分级来对病情进行评估（表 5-1），主要是依据影像学上表现出来的出血量划分，目的是对蛛网膜下腔出血后发生血管痉挛进行预测和判断。

表 5-1　蛛网膜下腔出血的 Fisher 分级

Fisher 分级	CT 表现	血管痉挛可能
0 级	未见出血或仅脑室内出血或实质内出血	3%
1 级	仅见基底池出血	14%
2 级	仅见周边脑池或侧裂池出血	38%
3 级	广泛蛛网膜下腔出血伴脑实质内血肿	57%
4 级	基底池和周边脑池、侧裂池较厚积血	57%

（2）磁共振血管成像（MR angiography，MRA）　包含更多动脉瘤的信息，能够通过横断面、冠状面及矢状面更全面地显示出动脉瘤与周围重要结构的细微关系。MRA 的优点是无创、无辐射，而且不需要注射造影剂就可以显示整个脑血管系统，随着 MRA 技术的不断进步，对直径 5mm 动脉瘤检出率大大提高，配合 3D 和 TOF 成像技术，对动脉瘤的检出准确率可达 96%～97%，但受分辨率限制，不能更好地显示载瘤动脉。MRI 可检出小的动静脉畸形，但急性期出血信号可影响诊断结果。对于亚急性蛛网膜下腔出血以及出血量较小的患者，CT 可能无法确诊，磁敏感成像（SWI）相比于 CT 检出率更高，具有更高的诊断价值。

（3）精准检查——数字减影血管造影（digital subtraction angiography，DSA）　是一种侵入性造影检查技术，虽然风险较无创检查高，但仍是对包括动脉瘤在内的脑血管疾病诊断的金标准。所有自发性 SAH 一经诊断后均应行全脑血管造影检查，自发的第Ⅲ、Ⅳ脑神经麻痹或后组脑神经功能障碍也应行 DSA 检查，以便尽早明确病因并针对性治疗。Hunt-Hess 分级Ⅰ～Ⅱ级患者应在 3 天内尽早行脑血管造影，因为这个时间内并发症最少，临床症状为Ⅲ级而怀疑有颅内血肿者也应尽早行脑血管造影，Ⅳ～Ⅴ级患者则应避免立即造影。DSA 检查可以明确动脉瘤的部位、大小、形态、数量、瘤体指向方位、囊内有无血栓、血管解剖走行以及血管痉挛情况，动脉瘤蒂部的大小以及是否适于夹闭等。除了了解动脉瘤，造影还可以了解血管的正常与变异，造影时可以进行"压颈试验"，根据是否存在侧支循环来衡量术中能否暂时或永久阻断颈动脉或椎动脉。若是动静脉畸形，DSA 可明确其供血动脉与引流静脉的数量和位置以及是否存在盗血情况等。

DSA 检查可为蛛网膜下腔出血寻找病因提供可靠依据，是制定合理外科治疗方案的必要条件。部分患者首次造影时可出现检查结果阴性的情况，其原因可能为脑血管痉挛、难以发现的微型动脉瘤和隐匿性血管畸形或瘤内血栓形成等，首次 DSA 检查阴性患者应 2 周后再次复查造影，但具体复查时间仍有争议。也有学者认为可复查 CTA 或 MRA，对于部分特殊病例即使检查阴性仍可进行手术探查。

（4）经颅多普勒超声（TCD）　作为无创检查技术可监测脑血流变化及脑血管痉挛。对术前、术中和术后颈总动脉、颈外动脉、颈内动脉和椎-基底动脉的供血情况、血流方向及流量可作出估计。

（5）腰椎穿刺　对于 CT 检查无法明确且高度怀疑的少量出血，可行腰椎穿刺及脑脊液的检查，肉眼可见的粉色或血性脑脊液可提供重要的诊断依据，但需要注意的是检查前应先确定患者是否有颅内压增高或脑疝迹象，如已有颅高压表现则应禁止腰椎穿刺，因此时腰椎穿刺会加重病情，有诱发脑疝的风险甚至导致死亡。

（6）其他检查　炎症反应是 SAH 后导致脑血管痉挛发生的另一个重要因素，炎症因子的水平可以帮助判断并发症及预后。SAH 后的血管壁炎症反应有多种炎性介质和因子参与，包括黏附分子、白细胞介素（interleukin，IL）、肿瘤坏死因子（tumor necrosis factor，TNF）-α等。SAH 患者 IL-1β、IL-6 在脑脊液中的含量在发病初的 3 天内升高，而 7 天后脑脊液 IL-1β、IL-6、IL-8、TNF-α 和 IL-10 增加，分别造成了对脑组织早期和迟发的损害，因此减轻炎症反应也是治疗出血后脑血管痉挛的重要途径。

4. 蛛网膜下腔出血准确诊断与鉴别诊断

（1）诊断　突发剧烈头痛并伴有恶心、呕吐，查体可见脑膜刺激征阳性，伴或不伴有局灶性神经体征，则高度怀疑蛛网膜下腔出血。如 CT 可见脑沟裂及脑池内高密度影或腰椎穿刺肉眼可见血性脑脊液则可确诊，眼底检查可提供重要诊断依据。

（2）鉴别诊断

1）高血压脑出血：也可出现反应迟钝，但多数有明显神经定位体征如偏瘫、失语、面瘫等；原发性脑室出血与重症 SAH 在症状上有时候难以鉴别，另外小脑出血、尾状核头部位出血无明显定位体征，有时与 SAH 不容易鉴别，CT 可明确诊断。

2）颅内感染：各种致病菌或病毒引起的脑膜炎可引起头痛、呕吐和脑膜刺激征，但往往以发热为首发症状，脑脊液检查可提供依据，脑脊液糖、氯降低提示感染，若脑脊液细菌培养阳性则可确诊。

3）其他：约 2%脑肿瘤可发生瘤卒中形成蛛网膜下腔出血，根据相关详细病史及增强 CT 或 MRI 可鉴别。

5. 蛛网膜下腔出血引起的并发症

（1）脑血管痉挛（cerebral vascular spasm，CVS）　是颅内动脉病理性收缩、管腔变窄的一种异常状态，是蛛网膜下腔出血后严重的并发症和致残、致死的重要原因，发生率可达 23%～52%，多种因素在脑血管痉挛的发病机制中起重要作用，涉及氧化应激反应、炎症反应、血脑屏障破坏、细胞凋亡、细胞坏死及细胞自噬等。CVS 发生于蛛网膜下腔血液环绕的血管，在 5-羟色胺（5-HT）、血栓烷 A2（TXA2）、组胺、一氧化氮和内皮素等多种因子共同作用下产生，痉挛严重程度与蛛网膜下腔出血血量相关，血管痉挛所致的迟发性脑缺血可引起偏瘫、失语等症状，严重病例可导致脑梗死、恶性脑水肿甚至脑疝，发病后 3~10 日为脑血管痉挛高峰期，是死亡或致残的重要原因，可通过经颅多普勒或者脑血管造影确诊。

（2）再出血　是 SAH 的主要急性并发症，有统计高达 15% 的患者在初次出血后的几小时内会再出血，这意味着出血发生在运送患者途中或开始治疗之前。病情暂时稳定后再次突发剧烈头痛、呕吐甚至昏迷、去脑强直，提示再次出血，动脉瘤患者较动静脉畸形患者更容易发生再次出血，并且使死亡率增加约一倍。

（3）脑水肿　是指脑组织细胞内或细胞外液体含量过多的病理状态，可见于外伤、出血、肿瘤及感染等各类疾病，是损伤后的基本变化之一，也是颅内压升高的重要原因，根据成因不同可分为血管源性、细胞性、渗透性及间质性脑水肿，颅内压升高后可进一步加重神经细胞损害，使脑水肿加重而形成恶性循环。

（4）脑积水　SAH 患者常发生急性或亚急性脑积水，分别发生于发病当日或数周后，根据形成的机制不同可分为交通性脑积水和梗阻性脑积水，通常蛛网膜下腔出血后形成的是吸收障碍所致，属交通性脑积水。进行性嗜睡、眼球活动障碍、下肢腱反射亢进可提示诊断，CT 检查可帮助确诊。

（5）癫痫　5%~10% 的患者伴有癫痫发作。

（三）精准治疗方案

1. 内科治疗

对于未发现明确病因的蛛网膜下腔出血，通常情况下病情相对较轻，患者状态平稳，预后较好，一般不作特殊处理，保守对症治疗即可。同样也适用于需手术治疗患者的术前治疗。

一般治疗　SAH 患者应住院监护治疗，严密监测生命体征尤其是血压，绝对卧床休息 4~6 周，床头抬高 15°~20°，保持患者处于安静的环境，避免可以使血压及颅压升高的因素，如情绪激动、咳嗽、用力排便等。头痛明显可给予止痛药，可适度应用缓泻剂防止便秘。注意补液以保证血容量充足及正常的脑灌注，低钾及低钠血症很常见，应给予口服或静脉补充。

1）控制血压：因高血压可增加再出血和死亡风险，是导致病情恶化的重要原因，所以控制血压是减少再出血的重要措施之一。通常血压不应高于 160/100mmHg，可给予适当镇静剂。但出血后多伴有颅高压及血管痉挛，血流量降低，脑供血已经减少，若血压降得过多可能引起脑供血不足，一般降低 10% 即可，密切监测血压并观察病情，如果出现头晕、意识障碍、偏瘫等缺血症状，说明血压偏低，可给予适当的回升。

2）降低颅内压：对于颅高压患者，可用 20% 甘露醇、呋塞米和白蛋白等脱水治疗，降低颅内压能增加脑血流量，推迟血脑屏障的损害，减轻脑水肿并加强脑保护，而有颅高压危象或脑疝形成趋势者则考虑外科方法治疗。

3）Ca^{2+} 拮抗剂：尼莫地平口服：60mg，每 4~6 小时一次，连用 21 日；若无法口服可静脉滴注：从每小时 0.5mg 开始，2 小时后剂量改为每小时 1~2mg，静脉滴注 5~14 日后，可改口服：每次 60mg，每日 4 次。尼莫地平为 Ca^{2+} 拮抗剂，高度的脂溶性使其容易通过血-脑屏障，在常规剂量下即表现为选择性地作用于脑血管平滑肌，扩张脑动脉，增加脑血流量，并可对抗脑血管痉挛，有效地防止蛛网膜下腔出血所引起的血管痉挛造成的脑组织缺血性损害。尼莫地平还可以在不降低脑血流量的同时增加冠状动脉血流，改善心肌供血。尚有对抗抑郁和改善意识和记忆功能，同时能阻止脑梗死区细胞外 Ca^{2+} 内流，缩小脑梗死区域。

4）释放脑脊液：可以及时清除氧合血红蛋白。在出血后随着时间而溶解的红细胞所释放的氧合血红蛋白是导致脑血管发生痉挛的重要原因之一，其出现的时间和浓度与血管痉挛的开始和严重程度呈相关性。血管破裂使血液蓄积在蛛网膜下腔，因为血性脑脊液对血管持续的影响，导致了血管舒缩功能的异常，多种可致血管痉挛的物质在血细胞崩解后释放，这些物质的产生又导致了连锁反应，过量的自由基超氧阴离子和过氧化物可致使生物膜破坏；血管内皮细胞受到抑制减少了内皮源性舒张因子一氧化氮（NO）的释放，同时加快内源性 NO 的清除；促进血管内皮产生内皮素（endothelin，ET）等，干扰血管舒张功能，导致脑血管痉挛的发生。由此可见，在出血后尽早查明病因、尽早通过手术或腰椎穿刺清除蛛网膜下腔积血可以减少氧合血红蛋白，从而降低脑血管痉挛带来的危害。需要注意的是腰椎穿刺应在病因去除后进行，缓慢释放脑脊液，每次 20～50ml，可隔日或每日 1 次。释放脑脊液对于减少血管痉挛、降低脑积水的发生率有积极作用，但如果穿刺中发现压力较高时则应终止操作，切勿放液，并且快速静脉滴注 20%甘露醇 200～250ml，必要时 4～6 小时重复给药，这样能防止脑疝的发生或原有脑疝的加重。

2. 外科治疗

蛛网膜下腔出血的病因大多需要外科治疗，部分并发症亦需要手术，但并不一定所有患者都适宜手术治疗，需要个体化治疗，根据不同病因制定不同的治疗方案。

（1）动脉瘤 手术是根治动脉瘤、防止再出血的最有效方法，患者意识状态与预后密切相关，临床最常采用 Hunt-Hess 分级法来评价手术的危险性和患者预后，其分为五级：

Ⅰ级：无症状，或轻微头痛及轻度颈强直。

Ⅱ级：中度至重度头痛，颈强直，除有脑神经麻痹外，无其他神经功能障碍。

Ⅲ级：嗜睡，意识模糊，或轻微的灶性神经功能缺失。

Ⅳ级：昏睡，中度至重度偏侧不全麻痹，可能有早期的去脑强直及自主神经系统功能障碍。

Ⅴ级：深昏迷，去脑强直，濒死状态。

若有严重的全身疾病如高血压、糖尿病、慢性肺病或动脉造影显示有严重血管痉挛要加一级。通过对大量临床资料的分析，多数学者认同应该在早期就积极地通过手术治疗颅内动脉瘤。对于第一次出血的动脉瘤患者，若未行手术治疗，其在 1 个月内存活率为 50%～78%。有研究指出，出血后 4 周和 8 周再出血率为 38%和 40%，再出血死亡率为 43%和 64%，而动脉瘤手术直接导致的死亡率已经低至 1%～5.4%，由此可以看出及时手术显得十分必要。

过去认为动脉瘤出血后早期脑组织肿胀严重，立即手术会导致进一步损伤，使出现神经功能障碍和后遗症的概率增加，建议出血后 2 周等待患者情况平稳时行开颅手术，除非患者伴有颅内血肿或脑疝危及生命须立即手术。随着研究的深入和更多病例的积累，认为应该由患者的意识状态和反应来决定是早期或是延迟手术。对于 SAH 的患者，若 Hunt-Hess 分级为Ⅰ、Ⅱ级提示耐受良好，则越早手术越有利，以防再出血。而有意识障碍及神经系统受损体征、严重脑膜刺激征的患者应先对症支持治疗，一旦病情稳定并有好转，应即刻手术。而对于危重甚至濒死患者，即 Hunt-Hess 分级为Ⅴ级的患者无论是否手术治疗效果和预后都不好。

Suzuki 等主张对患者行超早期手术，因红细胞在 48 小时后开始溶解，氧合血红蛋白增多，容易引起血管痉挛。数日后血块与血管或动脉瘤粘连紧密，使得分离困难，增加手术难度，血块溶解及血红蛋白释放，动脉瘤发生痉挛，即使清除积血也因为物理及化学双重作用增加了动脉痉挛的风险。总之，在各方面条件允许的情况下，为了防止再出血，应在 72 小时内尽早处理动脉瘤。

手术方式常用动脉瘤夹闭术及经股动脉穿刺介入栓塞术；另外还有结扎或夹闭动脉瘤的输入动脉或供血动脉，减少动脉瘤的供血，虽然是一种间接的老方法，但在一些特殊情况下行之有效。手术的目的是在保持载瘤及供血动脉通畅，维持脑组织正常血运的前提下，阻断动脉瘤的血液供应，避免发生再出血。动脉瘤孤立术和动脉瘤壁加固术疗效不确定，应尽量少用。

（2）动静脉畸形　手术切除为治疗颅内动静脉畸形首选且最彻底方法，不仅能杜绝病变出血、阻止畸形血管盗血、改善脑供血，还能控制癫痫发作。在术前需要对疾病做出评价，了解畸形的部位和分类，常用 Spetzler 分级：畸形血管大小：直径<3cm 为 1 分，3～6cm 为 2 分，>6cm 为 3 分；是否位于功能区：位于非功能区 0 分，位于功能区 1 分；是否深部引流：表浅静脉引流 0 分，深部静脉引流 1 分。根据三项得分相加，以其数值结果定级，级别越高手术难度越大，预后越差。应用显微技术切除颅内动静脉畸形效果令人满意，切除时应充分包括病变和供应动脉、引流静脉，全切病灶后应充分止血。

介入治疗主要是通过微导管向动静脉畸形的供血动脉注入栓塞材料，从而达到切断其血供防止再出血的目的。介入治疗的优点是创伤小、相对风险小、术后恢复较快、后遗症少等；缺点是费用较高，某些条件下难以彻底根除病灶，无法控制癫痫。

直径小于 3cm 的畸形，可考虑立体定向放射治疗。治疗后血管内皮增生，血管壁增厚，形成血栓闭塞畸形血管，通常需 1～3 年后才能见效，在此期间有再次出血可能。现在往往根据患者具体情况可采用多种手段联合治疗。

（3）脑积水　蛛网膜下腔出血后常常会引起脑脊液循环的改变，血液及其代谢产物会阻塞循环通路，引起脑脊液吸收障碍，造成交通性脑积水，通常非手术治疗难以达到满意的治疗效果。常用手术方式有：脑室-腹腔分流术，是现在最常用的手术方式；脑室-心房分流术，当有腹部疾病时可作为一种治疗方案；其他分流手术，脑室-胸膜腔分流术、脑室-输尿管或膀胱分流术、腰大池-腹腔分流术等，目前使用较少。对于发生急性脑积水甚至小脑扁桃体疝的，需急诊行侧脑室穿刺术抢救生命，置颅内压监测器并持续脑室外引流。

（四）预后

蛛网膜下腔出血的预后与病因、年龄、出血量、血压高低、动脉瘤部位及瘤体大小、手术治疗及术后并发症等因素密切相关，发病时意识昏迷、高龄、出血量大、血压高者预后较差，对于动脉瘤患者，如果出血后伴有血管痉挛甚至脑梗死则预后不良。约20%患者在到达医院前死亡，25%死于首次出血后或合并症，20%未经外科治疗患者死于再出血，流行病学调查显示 SAH 的平均病死率为 27%～44%，一项多中心研究结果显示，中国的动脉瘤性蛛网膜下腔出血患者发病后 28 天，第 3、6、12 个月的累计病死率分别为 16.9%、21.2%、23.6%和24.6%。

参 考 文 献

范学政，游潮. 2017. 国内高血压脑出血微创血肿清除手术治疗现状及趋势［J］. 中华神经医学杂志，
　　16（9）：956-961.

贾建平，陈生弟. 2018. 神经病学［M］. 北京：人民卫生出版社.

刘皇勇，许民辉. 2020. 不同血压控制水平对少量高血压脑出血患者再出血及预后的影响［J］. 中华神经
　　创伤外科电子杂志，6（1）：15-18.

孟庆莉，孙路路. 2018. 基于临床路径及治疗指南的脑出血住院患者用药分析和评价［J］. 中国医院药学
　　杂志，3（6）：665-669.

邱永逸，陈劲草，章剑剑，等. 2019. 成人烟雾病 STA-MCA 分流术联合 EMS 后脑出血和高灌注综合征的
　　关系［J］. 中国临床神经外科杂志，24（7）：387-389.

孙悦华，韩金涛. 2018. 动脉瘤性蛛网膜下腔出血脑血管痉挛的研究进展［J］. 中国微创外科杂志，18（6）：
　　545-548.

王忠诚. 2015. 王忠诚神经外科学［M］. 武汉：湖北科学技术出版社.

Nishitsuji K，Tomiyama T，Ishibashi K，et al. 2007. Cerebral vascular accumulation of Dutch-type Abeta42，
　　but not wild-type Abeta42，in hereditary cerebral hemorrhage with amyloidosis，Dutch type［J］. Neurosci Res，
　　85（13）：2917-2923.

Pezzini A，Del Zotto E，Volonghi I，et al. 2009. Cerebral amyloid angiopathy： acommon cause of cerebral
　　hemorrhage［J］. Curr Med Chem，16（20）：2498-2513.

第六章　脑卒中的精准康复指南

》》 第一节　脑卒中康复概述 》》

康复的英语称为"rehabilitation"，原意是"恢复"，即是"恢复原来的良好状态"或"重新获得能力"。以现代医学的观点，康复主要是指人体功能、职业能力和社会生活能力的恢复。

目前，康复医学与预防医学、临床医学具有同等重要的学术地位，美国学者 Rusk 把康复医学称为"第三医学"。

脑卒中的特点是高发病率，高致残率。中国每年新发卒中患者约 150 万，其中 70%～80%的卒中患者因为残疾不能独立生活。脑卒中是最常见的导致功能障碍的疾病，患者常常由于瘫痪而长时间卧床。而长时间卧床后如果不进行主动运动，一周就会出现肌纤维的短缩，两周左右就会出现明显的肌肉萎缩，三周就会出现肌肉关节的僵直挛缩。其他表现还有骨质疏松、神经系统功能退化、心肺功能减退、吞咽功能和消化吸收功能退化、泌尿系结石、压疮形成、抑郁焦虑及整个体质的下降等。

一、脑卒中后遗残疾的特点

脑卒中所致的残疾包括多个方面，主要有运动、语言、情感、智力等方面的障碍。

（一）运动功能障碍

脑卒中所致的运动障碍常见的是病变大脑半球对侧的肢体瘫痪，临床上称为偏瘫，严重的偏瘫患者其瘫痪侧肢体完全不能自主活动，并失去感觉，没有肌力。较轻的患者瘫痪侧肢体肌力减退，运动不灵活。

（二）语言障碍

语言障碍主要是失语。由于大脑半球病变部位的不同，可以引起不同类型的失语，包括运动性、感觉性、命名性及完全性失语。现分述如下：

（1）运动性失语　最常见，是语言表达障碍，患者完全不能用语言来表达自己的想法，但能够听懂别人的讲话。失语严重的完全不会说话，稍轻的偶尔能说几个简单的词和字，表现词不达意，往往别人听不懂。

（2）感觉性失语　主要表现为理解语言的能力缺乏，以致不能领会、不能理解别人的言语。患者虽没有视觉或听觉障碍，可以看到或听到词和句，但对别人说的话或写的字句一概不懂。患者无法把听到和看到的词和句与相应的形象、概念或事物相联系。所以患者虽说话流畅但啰唆，内容不正常，常常答非所问，自说自话，不知所云，而患者自己却不能觉察。此外，还有失读，即不能认识患者病前所熟悉的文字；失写，即不能书写出文字；失计算，即失去计算能力等。

（3）命名性失语　患者可以说话，但不能说出任何物体或人的名字。患者看到一件物品，能说出它的用途，但却叫不出名称，患者常常用许多形容词描述该物品的用途及性质，但就是说不出物品的名称，例如，钥匙，患者只能说"开门用的……，金属的……"，而就是不能说出钥匙的名称。

（4）完全性失语　说、听、读、写全面发生障碍，但对别人的手势、表情能够理解。

（三）情感障碍

脑卒中后，患者的主要心理变化有：①恐惧心态，怕病治不好，怕会死去；②绝望和抑郁，对疾病治疗无信心，怕自己成了一个残疾人，认为活着意义不大；③烦躁和焦虑，主要来自对今后工作、生活、家庭、老人抚养和子女教育等的忧虑；此外，患者也会担心自己病治不好会成为家庭和社会的负担，考虑今后生活该怎么办，子女会怎样对待自己等等。总之，患者往往悲观失望、情绪不稳、情感淡漠，在高龄患者中，这种情绪更为明显。

抑郁和焦虑是中风患者发生最多的情感障碍，而且多见于偏瘫较为严重的患者。

（四）智力障碍

病变范围较大或反复多次脑卒中后，不少患者会出现精神和智力障碍，表现为记忆力、计算力、思维能力、分析能力均有明显减退，患者反应迟钝，不能看书写字，以至于无法从事工作和学习，最后可出现痴呆，吃饭、大小便均不能自理。

除了以上几种残疾外，还有一些因发病后治疗处理不当而引起的残疾，如废用综合征及误用综合征。废用综合征是由于病后运动不足引起的关节挛缩、肌肉萎缩、骨质疏松、直立性低血压等。有的患者由于病后不愿或不敢早期活动，长期卧床，肢体缺乏锻炼，就会产生这样的后果，患者卧位时间过长，一旦坐起或直立时，就会发生"虚脱"，这就是直立性低血压的表现。误用综合征是由于过度运动引起的肩关节周围炎、膝关节过伸等。这是由于有的患者锻炼过早或过强，或是锻炼方法不当，造成关节的损伤，也包括一些由于锻炼不得法而造成的运动姿势不良等。

必须明确，康复治疗在脑卒中整个治疗过程中同样占有重要地位，不能认为经过前一段治疗，患者生命已经得到挽救，康复训练只是"动动胳膊、动动腿"，可有可无的小事。事实证明，康复治疗是关乎患者预后、关乎患者今后生活质量的大事。所以，加强康复治疗，努力降低致残率，改善患者生活质量，是医生和患者家属应该共同努力的方向。

卒中康复是经循证医学证实降低致残率最有效的方法，研究证明，科学规范的康复治疗，能明显提高脑卒中患者的功能恢复和生存质量。与西方国家相比，我们的康复医学起步较晚，康复水平还有较大差距。规范脑卒中的康复治疗，能更有效地发挥康复疗效，但脑卒中后康复治疗也有其适应证与禁忌证，也要掌握好康复的时机与原则。

二、康复治疗的适应证与禁忌证

（一）康复治疗适应证

1）神志清楚，没有严重认知功能损害及精神、行为的异常，可配合康复活动的完成。

2）生命体征稳定，没有严重的心、肺、肾等并发症、合并症。

3）发病1～2周，神经功能缺损程度如肢体障碍等症状不再继续进展者。

（二）康复治疗禁忌证

1）处于急性期或亚急性期，出现意识障碍，病情不稳定，有进展可能的。

2）有明确急性炎症存在，如体温＞38℃，白细胞计数明显升高。

3）生命体征不稳定，脏器功能处于失代偿期：安静状态下脉搏＞100 次/分；血压＞180/120mmHg；低血压休克；呼吸困难；心力衰竭；严重心律失常；安静时有心绞痛发作；糖尿病酮症酸中毒等。

4）有明显精神症状或认知功能损害严重，不能合作的患者。

5）脑出血患者血肿吸收较差，颅压偏高，有出血倾向；或脑梗死患者有梗死后出血者。

6）肌肉、骨骼等运动器官损伤未做特殊处理或治疗者。

7）静脉血栓形成后运动有可能使栓子脱落者。

8）癌症有明显转移倾向者。

9）剧烈疼痛训练后加重者，身体虚弱难以承受训练者。

三、康复目标与原则

（一）康复的目标

预防可能发生的残疾和并发症，改善受损功能，提高日常生活活动能力和适应社会生活能力和生存质量，以期早日回归家庭和社会。

1）恢复受损的功能。脑卒中后会出现诸如感觉、运动、吞咽、言语、精神心理、认知功能等多方面的功能损害，可以通过针对性的康复训练恢复。

2）提高患者的生活自理能力，让患者能够独立地完成日常生活中的基本活动，尽量不用他人照顾，可参与部分力所能及的家务劳动。

3）参与社会生活能力的恢复。现在的脑卒中有低龄化的趋势，只恢复功能和日常生活自理，可能还是不够，最终目标是让患者重返工作岗位。

（二）康复的基本原则

1）选择合适的康复时机，康复医学治疗与临床医学治疗尽量早期同步。

2）康复评定贯穿脑卒中治疗的全过程，包括急性期、恢复早期（亚急性期）、恢复中后期和后遗症期。

3）康复治疗计划是建立在康复评定的基础上，由康复治疗小组共同制定，并在治疗方案实施过程中逐步加以修正和完善。

4）康复治疗要循序渐进，要有脑卒中患者的主动参与及其家属的配合，并与日常生活和健康教育相结合，积极防治并发症，做好二级预防。

5）采用综合康复治疗全面康复，包括物理治疗、作业治疗、言语治疗、心理治疗、传统康复治疗和康复工程；重视每一种功能障碍，以整体功能恢复或重建为目标。

6）康复治疗应注重心理康复，在改善身体功能障碍的同时，还要在社会、职业、健康教育等方面给予帮助，提高患者生活质量。

7）制定个体化的康复治疗方案，因人而异，最终实现功能重建。

四、脑卒中康复时机与恢复时间窗

（一）康复时机

通常主张在呼吸、血压、体温、心率等生命体征稳定 48 小时后，原发神经缺损程度无加重或有所改善的情况下开始进行康复治疗。脑水肿程度相对较重的脑出血患者，一般主要在发病后 1～2 周，出血已有部分吸收，症状稳定后开始康复治疗。

目前"超早期康复"的概念逐渐形成，即对那些没有严重并发症或脑水肿的脑卒中患者，在发病 24 小时内就开始康复相关治疗。多数学者认为，病情稳定后就可以开始康复，如保持良肢位，预防肺感染、压疮、深静脉血栓形成等并发症，肢体的被动活动等。

对伴有如血压过高、严重的精神障碍、重度感染、急性心肌梗死或心功能不全、严重肝肾功能损害或糖尿病酮症酸中毒等严重的并发症患者，应在控制原发病的同时，积极治疗并发症，待患者病情稳定 48 小时后方可逐步进行康复治疗。

康复介入越早，并发症越少，最后功能恢复的效果越好。早期康复治疗是脑卒中急性期治疗的重要组成部分，规范的综合康复治疗的早期参与，应用卒中单元管理模式，能够促进功能恢复、预防并发症、缩短住院日、加快恢复时间，有利于改善患者预后和早日康复。

据统计，80%的脑卒中患者经过早期康复可以恢复行走能力或者使用手杖辅助即可实现步行功能；将近50%的患者通过早期康复治疗可以恢复手的功能，并且，及早而全面的康复治疗还可以减少脑血管病的再发。

（二）恢复时间窗

一般认为在脑卒中发病 3 个月内恢复最快，3 个月后开始减慢，6 个月后进一步减慢，但一年后仍有缓慢恢复。近年来观察，发病后 2 年的患者，经过持续的强化康复训练，功能仍有改善，对留有终生躯体和认知残疾的患者，仍有可能通过不断学习和训练，逐渐恢复部分功能。

》 第二节 脑卒中康复分级与分期 》

一、脑卒中的康复分级

（一）一级康复（图 6-1）——卒中早期康复

一级康复为脑卒中急性期在神经内科或神经外科住院期间进行的康复治疗，卒中单元已经成为脑卒中规范治疗的重要组成部分，将早期规范的康复治疗与脑卒中急性期治疗有机结合，积极防治并发症，为下一步改善患者受损的功能创造条件。所有需要康复治疗的卒中患者都应进入多学科团队组成的卒中单元（综合卒中单元或卒中康复单元）进行正规治疗。

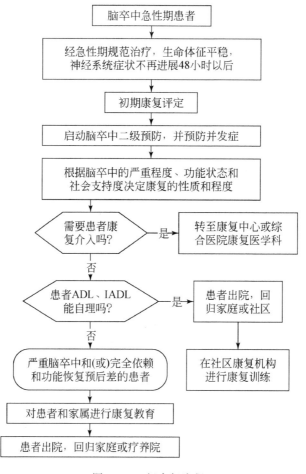

图 6-1　一级康复流程

（二）二级康复（图 6-2）——卒中恢复期康复（专门康复机构）

二级康复为脑卒中恢复期在医院康复医学科或专门的康复医院或中心进行的康复治疗，尽可能使脑卒中患者受损的功能达到最大程度的改善，提高患者日常生活互动能力。

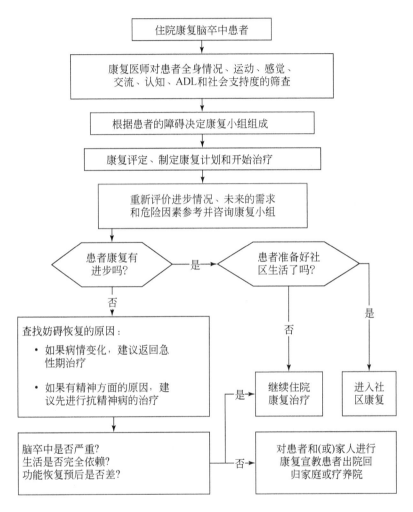

图 6-2　二级康复流程

（三）三级康复（图 6-3）——出院后康复（社区康复）

三级康复为脑卒中恢复中后期和后遗症期在社区或家庭开展的康复治疗，进一步提高患者日常生活活动能力和参与社会生活能力。社区康复具有与医院康复相似的疗效及费用低等优点，发展社区康复十分必要。

此期训练以社区康复医生和家属及志愿者帮助为主，每周 3~4 次。两周一次家庭随访或门诊随访。

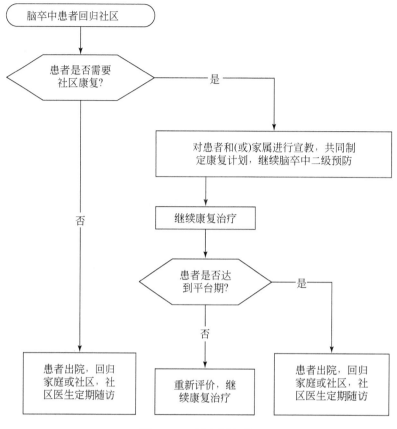

图 6-3　三级康复流程

二、脑卒中的康复分期

1. 急性期

急性期通常指发病后的 1～2 周，应以抢救为主，主要是预防并发症和继发性损害。在神经内、外科常规治疗基础上，病情稳定 48 小时后，建议尽早康复治疗。本期康复治疗为一级康复。其目标是：

1）预防压疮、呼吸道感染、泌尿系感染、关节肿胀、深静脉血栓等并发症。

2）预防关节挛缩、变形。

A. 通过按摩防止和减轻水肿，施放松手法于肌张力高者，施刺激的手法于肌张力低者。

B. 由小关节到大关节的被动活动。

C. 卧位时肢体宜置于抗痉挛体位。

2. 恢复期

恢复期通常指发病后的 1～3 周之后，多数患者会经历以下 3 阶段：

（1）软瘫期　利用各种方法增加感觉刺激，恢复和提高肌张力，诱发肢体的主动活动，应鼓励指导患者在床上进行翻身、坐位平衡等主动活动。

（2）痉挛期 控制肌痉挛和异常运动模式的形成，避免下肢伸直、上肢屈曲的痉挛模式，促进分离运动的出现。

（3）改善期 促进各种神经功能缺损更好的恢复，改善肌力，增强肢体的主动运动能力，同时继续抑制肌肉痉挛。运动训练按照人类运动发育由简到繁、由易到难的规律：从床上翻身到坐位平衡，从双体立位平衡到单膝立位平衡，从站立平衡到步行。

参 考 文 献

中国中西医结合学会神经科专业委员会. 2018. 中国脑梗死中西医结合诊治指南（2017）[J]. 中国中西医结合杂志，38（2）：136-138.

第七章　脑卒中后遗症的康复

》 第一节　脑卒中患者的肢体功能康复 》

在脑卒中发病后的急性期内，根据脑组织损伤的程度，大部分患者可能留有大脑功能障碍，又因为损伤的部位不同等原因，分别表现为运动障碍、偏身感觉障碍、吞咽功能障碍、认知和知觉功能障碍、语言功能障碍、心理障碍等，病情严重的患者可以出现四肢瘫痪、昏不识人甚至死亡等表现。医疗水平的提高使脑卒中急性期死亡率明显下降，但留有的功能障碍问题仍待解决，其中肢体障碍的康复治疗在临床中所占比例较大，经验较丰富。

首先，要了解一下脑卒中后肢体障碍康复治疗的分期和典型偏瘫的恢复规律：

一、脑卒中后肢体障碍康复治疗的分期

（一）急性期

若脑卒中患者经急救治疗后生命体征趋于稳定，症状体征不再进展，表现为病情平稳的 48 小时后，可对患者进行急性期的康复治疗。根据患者的病情情况及病症的不同表现形式来选择不同的治疗方法。病情表现较轻者，可在监护陪同条件下，进行简单的床边康复训练，待患者熟悉训练内容后，逐渐加强训练的难度和增加时长。病情较严重甚至表现为瘫痪的患者，应该注意预防呼吸道感染等并发症的发生，并进行关节活动度和体位转换的训练。

（二）恢复期

恢复期为患者病情稳定阶段，可分为恢复早期、恢复中期和恢复后期三个阶段。

1. 恢复早期

脑卒中患者恢复早期的康复训练治疗场所多为康复中心或康复科。康复师评估患者的病情严重情况，依照评估结果并结合患者的体力和其他功能障碍等方面选择训练方式，可为床上与床边活动，坐位活动，站立活动，步行、肌力、肌张力的康复训练。

2. 恢复中、后期

脑卒中患者肢体障碍恢复的中、后期多表现为肌张力的增高。故其康复训练多以抑制痉挛为主，可以指导患者进行站立训练、正确体位摆放、痉挛肌肉缓慢牵伸、被动活动训练，并配合一定的局部手法按摩，最大限度地恢复肢体的生理功能。若痉挛严重影响肢体运动时，可口服一定量抗痉挛药来缓解症状，有利于康复治疗训练的进行。

（三）后遗症期

脑卒中肢体障碍后遗症期的康复治疗训练目标为适应日常生活的需要，主要以避免肌肉废用为主，可以借助轮椅、步行架等进行代偿性功能训练。若患者身体情况允许，可以帮助患者进行适当的户外活动，逐步提高患者肢体活动能力，促进患者接近日常生活。

二、典型偏瘫恢复的三期六个阶段

Brunnstrom 提出典型偏瘫的恢复规律分 6 期（Brunnstrom 分期）：

（1）1 期：弛缓阶段　为脑卒中患者发病的初期，表现为患侧肢体无力、迟缓。其肌力、肌张力低下，腱反射减弱或消失，上肢和下肢皆无自主运动。

（2）2 期：痉挛开始阶段　为疾病开始恢复的时期，上肢屈肌、下肢伸肌肌张力开始增高，腱反射出现或稍活跃，手有小限度的屈指动作，足有小限度的内翻动作，呈现轻度痉挛，即痉挛期。

（3）3 期：痉挛高峰阶段　手可以进行抓握，但不能松开，上肢呈屈曲内旋，足呈内翻。中医称为"阳缓而阴急"，"阳缓"即阳经的肌张力、肌力低下，"阴急"即阴经的肌张力增高。

（4）4 期：分离运动阶段　开始进入恢复期，共同运动被打破，患者出现随意运动，手可以进行侧捏、抓握等活动，足趾可以背屈，痉挛减弱。

（5）5 期：进一步分离运动阶段　肌张力开始增高，随意运动建立，分离精细运动出现，此时可作肘关节外旋、肩关节外展动作，即侧平举。坐位膝关节伸直时，踝关节可以背屈。

（6）6 期：运动模式接近正常阶段　随意运动进一步协调精细，可基本完成抓握和手指指鼻运动，能进行手指的单个小关节屈伸运动，踝关节可以内翻和外翻，运动速度接近正常。

三、脑卒中各期的康复治疗

脑卒中患者在康复的各个阶段具有不同的表现，应分别采取不同的治疗手段。应在疾病发现的早期，就积极进行规范的康复治疗，以免耽误病情错过最佳康复治疗时期。康复治疗师应该帮助患者改善被损害的功能，建立患者自信，争取早日回到日常生活。

脑卒中发病后，最常见的还是运动性（常伴随感觉性）功能障碍——偏瘫。下面，我们以肢体障碍为主，介绍一下脑卒中的分期康复治疗。

（一）急性期的康复治疗

1. 特点

急性期一般为 1～2 周，相当于 Brunnstrom 分期 1～2 期，瘫痪特点是患侧肢体失去控制能力，随意运动消失、肌张力低下、腱反射减弱或消失。急性期康复治疗的时间一般在脑卒中患者经急救治疗后生命体征趋于稳定，症状体征不再进展，表现为病情平稳的 48 小时后，此时要求患者具有一定的痛觉反应和初步的交流能力，此阶段的患者病情恢复仍需辅以临床合并症的治疗和必要的生命体征监护。

2. 康复目标

1）预防和处理压疮、呼吸道和泌尿道感染、深静脉血栓形成、关节挛缩和变形及肩痛和肩手综合征等并发症。

2）尽量缩短床上被动活动时间，尽早完成主动活动。

3）为主动活动训练创造条件，尽早开始床上的生活自理。

4）为恢复期主动功能训练做准备。

3. 康复治疗

脑卒中急性期患者的康复治疗为一级康复，主要为指导和帮助患者完成体位与患肢的摆放、患侧肢体的被动活动、床上运动、物理因子治疗等训练，注重原发疾病和合并症的治疗，并积极控制相关的危险因素（如高血压、高血糖、高血脂和心房颤动等），以促进患肢主动活动的出现并做好脑卒中的二级预防。

（1）体位与患肢的摆放

1）体位变换

A. 脑卒中患者卧床后易出现压疮，气垫床或蛋篓型泡沫塑料硬床垫有助于预防和改善压疮的形成，护理人员应每隔 2 小时帮助患者变换一次体位，并注意身体的清洁，观察有无皮肤变红等压疮征的表现。

B. 进行体位变换时，护理人员对患侧肢体的远端和近端必须均进行支撑，活动速度不宜过快，并且避免在患肢远端进行大幅度牵拉。

C. 注意保护足跟、肘关节和骶尾部等骨突处。

D. 出现下列症状时，应暂时停止体位变化：血压明显下降，收缩压在 100mmHg 以下；患侧瞳孔散大和对光反射消失；呼吸不规则；呕吐频繁；双侧弛缓性麻痹；频发性全身痉挛；去大脑强直状态。

2）良肢位摆放：良肢位即患肢保持良好功能的位置，可以对抗肌张力增高导致的痉挛，有效预防关节挛缩，应采取早期拮抗卧位姿势以避免或减轻肌张力的增高。患者除进行康复训练外，其余时间均应保持偏瘫肢体的良肢位。发病急性期的良肢位摆放姿势为上肢伸展，下肢微屈。具体操作为患者上肢保持肩关节向前伸，肘关节伸直，前臂旋后，腕关节背屈、指关节伸展；患者下肢的姿势为膝关节微屈，防止髋关节外旋。

优先顺序：患侧卧位—健侧卧位—仰卧位。

A. 仰卧位：床铺尽量平整，头固定于枕头上，避免过伸、过屈、侧屈。偏瘫侧上肢：患肩下放一小枕使与健肩同高；患侧上肢固定于枕头上，与躯干呈 90°角或小于 90°角伸直，肘、腕、指关节尽量伸直，掌心向上，手指伸展分开。偏瘫侧下肢：患臀至大腿外下侧放置楔形枕头，防止下肢外旋；膝关节垫起微屈并向内；踝处中立位即足尖向上（图 7-1）。

常见错误：头向健侧，患肩过高，手握毛巾卷，放在肚子上；下肢垫枕未成楔形，足尖转向外侧。

B. 健侧卧位：床铺应尽量平整，头部固定于枕头上，避免向后扭转，躯干稍前倾。偏瘫侧上肢：向前平伸，放枕头上，与躯干呈 90°～130°角，肘伸直，腕、指关节伸展放于枕头上，避免腕、手悬空。偏瘫侧下肢：髋、膝关节自然弯曲，放在身前似踏出一步远的枕头上；踝关节尽量保持中立位，避免足悬空（图7-2）。健侧上肢：选择患者舒适的方式进行放置；健侧下肢：膝关节伸直，髋关节自然微曲。

常见错误：患肢和躯干成角不够，手悬空；足悬空。

C. 患侧卧位：床铺应尽量平整，头部固定于枕头上，躯干略后仰，背后放枕头固定。偏瘫侧上肢：患肩向前平伸（可由家属以手法向前轻柔牵伸），患侧上肢和躯干呈 80°～90°角，肘关节尽量伸直，手掌向上，手指伸展分开。偏瘫侧下肢：髋关节伸展，膝微曲。健侧上肢：放在身上或枕头上。健侧下肢：保持踏步姿势，放在枕头上，膝关节和踝关节略为屈曲（图7-3）。

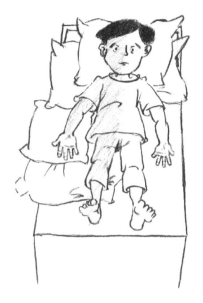

图 7-1　仰卧位良肢位

常见错误：患肩没有牵出，躯干没有后仰，患肩受压；健腿下垫枕位置太靠前，患髋没有后伸。

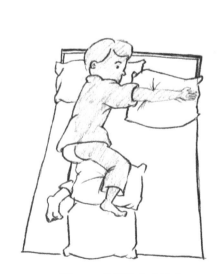

图 7-2　健侧卧位良肢位

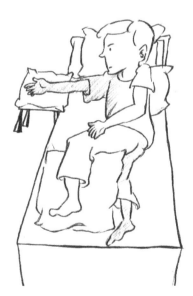

图 7-3　患侧卧位良肢位

D. 坐位：包括以下几种。

床上坐位：床铺尽量平，头部不要固定，能自由活动，患者背部放枕头，薄枕放于患侧上肢下，患侧肩往前伸，手肘放松伸直。双足平放，躯干挺直，不可倾侧，与下肢呈 90°屈曲，确保患者重量均匀分布于臀部两侧及紧靠床头，床上坐位注意肘下支撑，保护肩关节（图 7-4a）。或将上肢放在一张可调节桌上，上置一枕头（图 7-4b）。

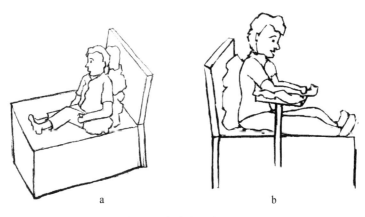

图 7-4 床上坐位良肢位

轮椅坐位：腰部放置一个枕头促进躯干保持伸展，患者双手前伸，肘放在桌上，转移双手需姿势正确，臀部要尽量坐在轮椅坐垫的最后方，防止身体下滑，造成下肢伸肌张力过高，双足平放地上或平凳上（图 7-5）。

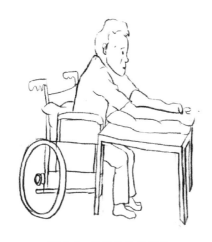

图 7-5 轮椅坐位良肢位

（2）患侧肢体的被动活动 若患者病情较重，主动活动受限，应帮助患者进行患侧肢体关节的被动活动。防止关节因长期活动受限而造成周围软组织出现挛缩和关节变形，并且被动活动可以在早期给予患者正确的运动感觉输入，有助于后期恢复的进行。

1）活动顺序由大关节到小关节，活动幅度由小范围到全范围，动作应缓慢轻柔且有规律性，切忌粗暴，并应多做抗痉挛模式的运动。如仰卧位上肢被动运动：肩关节可内收、外展、外旋、旋前、旋后（图 7-6a～图 7-6b）；肘关节及小臂被动运动：伸展、前臂旋后（图 7-6c）；腕及手指被动运动：掌指关节伸展、屈曲运动和拇指外展被动运动（图 7-6d）以及腕伸、指伸展等。下肢被动运动包括伸髋（图 7-6e）、屈膝（图 7-6f）、踝背伸的运动（图 7-6g）。

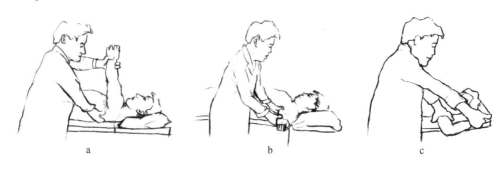

a b c

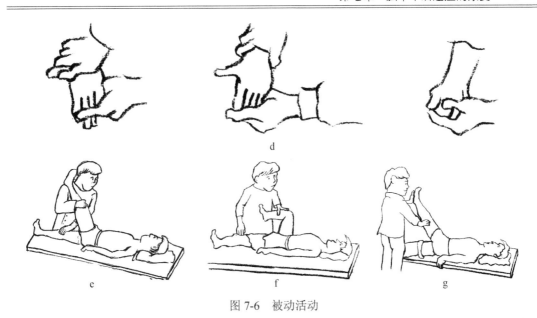

图 7-6　被动活动

a. 肩关节内收；b. 肩关节外展；c. 肘关节伸展、前臂旋后；d. 拇指外展被动运动、掌指关节伸展和屈曲运动；e. 下肢伸髋；f. 屈膝；g. 踝背伸

2）被动活动注意事项

A. 保护好肩关节和肘关节，要在关节正常活动范围内进行，治疗是在无痛或患者能耐受的范围之内。要随时与患者沟通，看有无引起患者的身体不适或剧烈疼痛。有语言功能障碍者，应随时观察患者的表情和反应，若患者出现疼痛，不可勉强。

B. 在进行被动活动时，应保证该活动关节的近端关节维持固定，防止发生替代运动。

C. 动作要缓慢、柔和，手法平稳有节律性，防止因动作粗暴造成软组织损伤而对患者造成伤害。

D. 对容易引起变形或已有变形的关节要重点运动，治疗师应给适当的保护，辅助力量应由大到小。

E. 被动活动应从近端关节开始，逐步过渡到远端关节，关节活动要充分，各个关节与每个方向都要进行活动。每日 2～3 次，各运动模式重复 3～5 遍为可。

F. 患侧及健侧肢体均要进行关节活动训练，先做健侧，后做患侧。

G. 若活动的关节有疼痛现象出现，训练前可进行手法按摩或热敷等物理治疗。

（3）床上运动　脑卒中急性期的卧床阶段，从患者神志开始恢复清醒，症状体征开始稳定，并且具有一定的体力时应开始进行床上运动训练。训练方式以躯干核心力量的训练为主，可以采用握手法、翻身、桥式运动、床边下肢垂位被动运动、床上下肢助力运动等来提高患者躯干的稳定性。

1）握手法（Bobath 握手）：即将患手五指分开，双手指交叉，健手拇指压在患侧拇指下面，其余 4 指对应交叉，并尽量向前伸展肘关节，以健侧上肢带动偏瘫上肢做肩关节屈曲、肘关节伸展的上举动作，可根据患者能力上举 30°、60°、90°、120°，视病情每次锻炼 15min，要求患者手不要晃动，不憋气或用力过度。治疗师可以被动挤压患者关节囊，有助于肌张力的恢复，通过正确动作模式的反复多次输入，来诱发主动运动出现（图 7-7）。

2）翻身

A.被动翻身运动：患者病情较重，不能进行自主翻身时，需要护理人员帮助完成翻身运动。护理人员站于患者身侧，对肩关节和髋关节同时施以适宜力度，防止大幅度的牵拉和用力不当导致患者损伤（图7-8）。

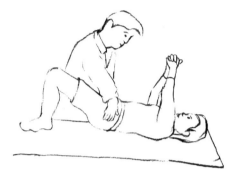 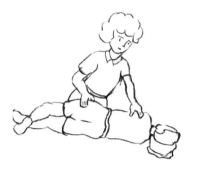

图 7-7　握手法　　　　　　　　　图 7-8　被动翻身运动

B.助力翻身运动：随着康复训练的进行和病情的恢复程度，患者已具有一定的力量来配合翻身运动的完成，但仍需护理人员的帮助。护理人员可以通过与患者十指交叉相握或帮助患者转动肩胛骨和骨盆的方式，来协助患者完成翻身运动（图7-9）。

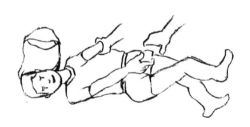

C.自主健侧翻身运动：患者掌握了一定的翻身技巧后，可以完全依靠自己的力量进行翻身，翻身前患者平卧并将健侧下肢置于患侧下肢下面，将患侧上肢放到腹部，患者主动发力转动头颅及肩部，并且健足用力蹬床铺，健侧肢体带动患侧肢体翻至健侧上方，呈健侧卧位姿势（图 7-10）。或者采取仰卧位，双髋、膝关节屈曲；然后双手十指交叉相握，健侧拇指

图 7-9　助力翻身运动

置于上方，健手带动双上肢向上伸直，将头转向健侧，用健手引导肢体旋转翻向健侧。

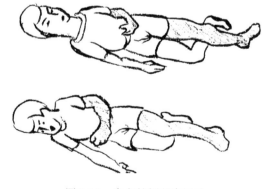

图 7-10　自主健侧翻身运动

D.自主患侧翻身运动：当患者自主向患侧翻身时，健侧下肢伸向外侧并立膝（图7-11a），健足蹬着床铺。患者在抬头、颈前屈、叉开腿的同时转上半身（图7-11b）。或者

采取仰卧位，上肢伸直，将交叉的双手举起，左右摆动并逐步加大幅度，摆至患侧时借助惯性翻向患侧。因为可以充分利用患侧上、下肢，所以几乎不需要辅助。

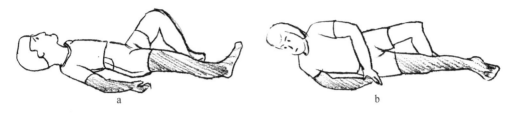

图7-11　自主患侧翻身运动

3）桥式运动：双桥式运动时患者取仰卧位，将双上肢伸直放置于身体两侧，双下肢屈髋屈膝，双足平放在床上。嘱患者臀部发力向上抬起，并保持骨盆成水平位，维持一段时间后慢慢放下。如患肢髋外旋、外展不能支持时，助力者可帮助稳住双膝，在两臀部间断给予助力抬离床面（图7-12）。

患者能熟练完成双桥式运动后，可逐步增加训练难度，嘱患者伸展健侧下肢，命患者做单桥式动作，以加强髋内外旋的能力。目的是训练骨盆的控制能力；诱导下肢分离运动；缓解躯干下肢痉挛；提高床上生活自理能力。

4）床边下肢垂位被动运动：患侧肢体搭在床沿上，根据患者的力量情况进行训练，可以进行大腿的上下抬和踝关节的前后屈伸运动（图7-13）。

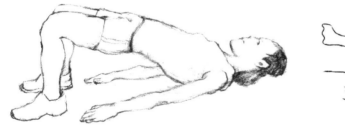

图7-12　双桥式运动

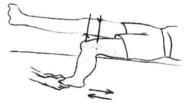

图7-13　床边下肢垂位被动运动

5）床上下肢助力运动：患者取仰卧位，家人用手给予助力，使患侧下肢处于屈曲位（图7-14a），然后令患者用力下蹬，伸直下肢（图7-14b）。

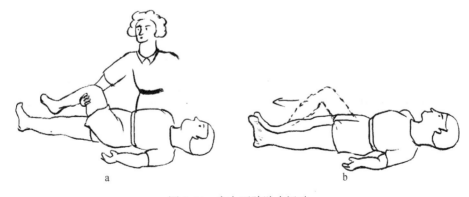

图7-14　床上下肢助力运动

（4）物理因子治疗

局部机械性刺激（如用手在相应肌肉表面拍打等）、冰刺激、功能性电刺激、肌肉生物反馈和局部气压治疗等，可使瘫痪肢体肌肉通过被动引发的收缩与放松逐步改善其张力。

1）局部气压治疗：可使肿胀后的患肢周径明显减小，气压治疗可以改善淋巴回流障碍，促进静脉循环，从而达到患肢组织渗透液被吸收的目的，来减轻水肿，改善患肢的浮肿，预防深静脉血栓形成。肿胀的缓解有利于患者进行功能训练，减轻了患者的痛苦，有利于肢体功能训练的顺利进行。

2）经颅磁刺激及经颅直流电刺激：能够改变大脑皮质兴奋性，改善皮质代谢及脑血流，对神经元起到易化或抑制作用；经颅直流电刺激可通过调节神经网络的活性发挥作用，采用阳极刺激和阴极刺激刺激不同的功能区，从而起到不一样的治疗效果。

3）音乐治疗：能够易化运动，增加肢体活动范围，规律运动节律，改善运动效率，提高运动耐力。

（5）其他

1）急性期患者易出现大小便失禁的情况，因此应注意患者留置导尿管的情况，注重会阴部的清洁，密切关注患者，帮助改善患者的二便。

2）对于合并吞咽困难的患者，喂食时应注意防范者呛咳，保持口腔清洁。

3）对于昏迷的患者尤其要注意预防坠积性肺炎，需用胸背拍打和震颤的方法使肺内分泌物易于排除。

（二）恢复早期的康复治疗

1. 特点

发病后 3～4 周，相当于 Brunnstrom 分期 2～3 期，肢体痉挛明显，能主动活动患肢，可有共同运动。

2. 康复目标

1）预防压疮、呼吸道和泌尿道感染、深静脉血栓形成及关节挛缩和变形等并发症。

2）软瘫期利用各种方法恢复或提高肌张力、诱发肢体的主动运动；痉挛期抑制肌肉痉挛、促进分离运动的出现；改善期促进选择性运动和速度运动更好地恢复，继续控制肌痉挛。

3）加强患侧肢体的主动活动并与日常生活活动相结合。

4）注意减轻偏瘫侧肌痉挛的程度，避免加强异常运动模式。

3. 康复治疗

脑卒中恢复早期（亚急性期）的康复治疗为二级康复，此期指发病后的 3～4 周，此时患者能主动活动患侧肢体，但肌肉挛缩明显，肌肉无分离活动。此期仍应注意预防脑卒中疾病的常见并发症。康复训练以抑制肌肉的松弛为主。

（1）床上和床边活动

1）上肢上举：脑卒中患者身体状况好转后，可以双手十指交叉，健侧上肢带动患侧上肢来进行上举训练，动作类似 Bobath 握手（图 7-15）。

2）屈肘回收：患者两手十指交握，健侧拇指在上，将肘关节伸直，手部置于头顶上方，然后屈肘可使上肢回收。

3）床上上肢自主运动：当患者上肢肌力恢复到 2 级时，患者上肢具有一定收缩带动关节平移的能力，让患者平卧，双上肢置于身体两侧，嘱患者做外展平移患侧上肢运动，移动距离应大于 40cm（图 7-16）。

4）床边坐与床边站：注意床边坐时双脚不能悬空（图 7-17）。

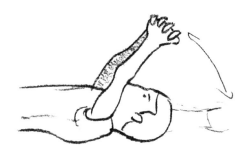

图 7-15　上肢上举

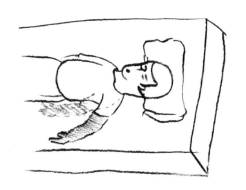

图 7-16　床上上肢自主运动

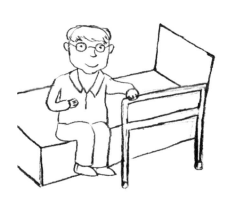

图 7-17　床边坐

5）双下肢交替屈伸运动：当患者对骨盆和髋关节具有一定的控制能力之后，应进行双下肢交替屈伸运动训练，使膝关节向头部运动并且尽量避免向外侧和内侧运动，不适当的足底刺激可以引起腱挛缩，应注意避免（图 7-18）。

6）桥式运动：详见图 7-12。

（2）上肢功能活动　早期良肢位的摆放正是为了避免痉挛姿势，如果病程中不可避免地出现痉挛情况，那么康复治疗对异常姿势的纠正就更重要了。这时指导患者做上肢主动伸展、手心向上、五指伸开、手腕上抬的动作，上肢及手功能训练（肩关节和肩带的活动，肘关节活动，腕关节屈伸及桡、尺侧偏移；掌指、指间关节各方向的活动以及对掌，对指，抓掌，击掌等，手的灵活性、协调性和精细动作训练）。

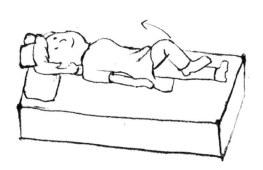

图 7-18　双下肢交替屈伸运动

1）握拳法：用最大的力量握拳，大拇指在外（图 7-19a），然后用最大的力量松拳，尽量使手指伸直为宜（图 7-19b）。

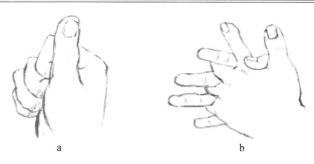

图 7-19　握拳法

2）对指法：用大拇指指腹依次对合示指、中指、环指、小指，然后再反向对指，达到定位快速准确为宜（图 7-20）。

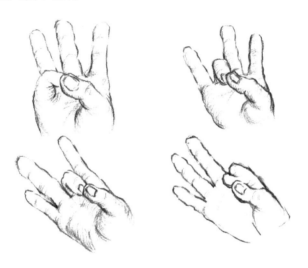

图 7-20　对指法

3）瘫手的屈伸训练：见图 7-21。

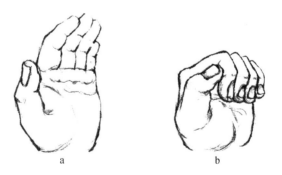

图 7-21　瘫手的屈伸训练

4）瘫手指的分并训练：见图 7-22。

5）瘫手的对指训练：见图 7-23。

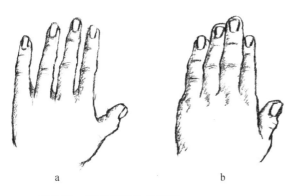

图 7-22　瘫手指的分并训练

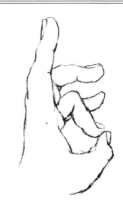

图 7-23　瘫手的对指训练

（3）坐位训练

1）坐位平衡训练：包括静态平衡、自动态平衡和他动态平衡，具体动作为护理人员帮助患者移动到座椅上，嘱患者将身体重心向前移动，或护理人员扶患者肘部，帮助患者向前移动到能控制的最大限度（图 7-24a）。让患者慢慢恢复到正常坐位（图 7-24b），反复训练，直至患者向前后左右各个方向移动后都能回到原坐位。

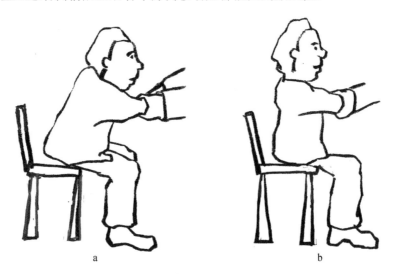

图 7-24　坐位平衡训练

2）患侧上肢侧方负重训练：患者坐位，向患侧倾斜，患侧上肢肘关节伸直手掌撑床，大拇指打开，手指朝后使患者重心往患侧靠，重心压在患侧手上，让患者手负重。可以防止肩关节的半脱位，还可以缓解上肢手部的肌张力。注意在肘关节进行辅助，防止肘关节弯曲（图 7-25）。

3）肩肘关节助力运动：护理人员给予上肢瘫痪较重不能完成自主运动的患者一个助力使患者能完成肩关节屈伸、外展内收、内外旋和肘关节的屈伸和旋转运动训练（图 7-26）。

4）肘关节屈曲拮抗运动：嘱患者坐在椅子上，患肢向外伸展开，掌心向下，护理人员站于患者侧前方，一手握住患肢的手腕，另一手放于患肢上臂 1/2 处。指导患者向上抬

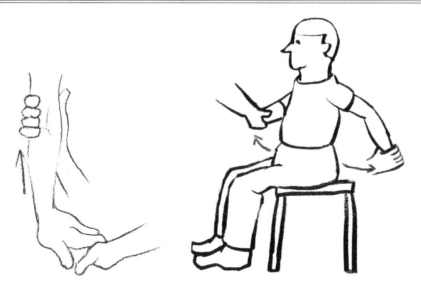

图 7-25　患侧上肢侧方负重训练　　　　　　　图 7-26　肩肘关节助力运动

起手臂，置于下方的手帮助患者向上抬，放于患肢上臂的手向下按，当手臂伸直后，保持一定时间后回到原位（图 7-27）。

　　5）前臂肌张力增高助力拮抗运动：患者取坐位，护理人员坐于患者身侧，一手放于患肢肘关节上方，另一手握住患手，当患者做前臂的外展和内旋动作时，护理人员给予一定的助力来帮助患者完成（图 7-28）。

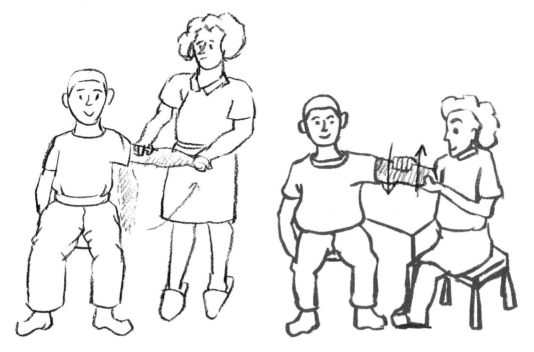

图 7-27　肘关节屈曲拮抗运动　　　　　　　图 7-28　前臂肌张力增高助力拮抗运动

　　6）坐位上肢自主运动：患者上肢缓慢地从大腿内侧移动到外侧，反复进行（图 7-29a）；

或者让患者的上肢进行上举，摸到后脑，做梳头动作（图 7-29b）。

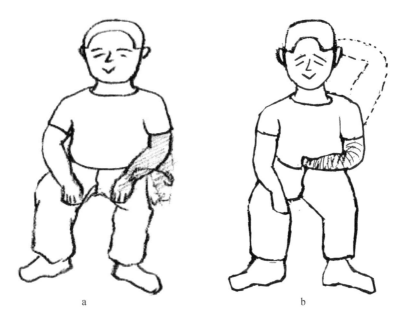

图 7-29　坐位上肢自主运动

（4）下肢功能活动

1）站立训练：通过进行早期站立可以改善排尿功能，预防感染，改善呼吸、循环、肠道功能，改变体位，预防压疮等。

A. 助力站立训练：根据患者的身体状况，扶站的人数可为一人或两人。护理人员双膝略弯曲，身体向前倾斜，一手环住患者腰部，用双膝给予患者腿部助力（图 7-30a）。置于患者腰部的手给予向上托的力，另一手扶于患侧肘部。患者将健侧手臂置于护理人员肩部，两人同时伸直膝盖可达到站立（图 7-30b）。

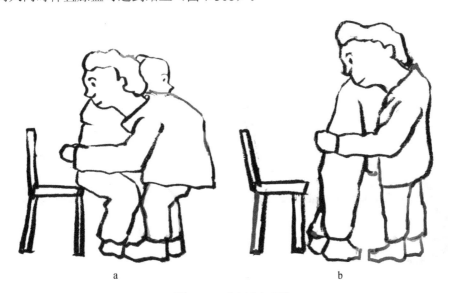

图 7-30　助力站立训练

B. 站立平衡训练：平衡的站立指患者依靠适量的肌肉活动就可以维持静止站立，并且具有简单移动的能力。立位平衡训练从辅助站立或靠桌、靠墙站立开始。当患者可以自己站得比较稳之后，开始阶段性立位平衡训练，即双脚分开睁眼站立、双脚分开闭眼站立、双脚并拢睁眼站立、双脚并拢闭眼站立、单脚站立。

站立平衡的基本要求是双足分开基本与肩同宽，以使双腿垂直；双肩垂直于双髋上，双髋在双踝之前（此对线使患者能来回移动和有效工作）；髋膝伸展，躯干直立；双肩水平位，头中立位。

站立平衡的常见问题：支撑面加大，如双足间距太大或一侧（或两侧）髋关节外旋；随意运动受限；患者用移动脚来代替姿势调整，重心移动时，患者便跨步；重心稍移动，患者即向前或侧方伸手寻求支持物。

站立平衡的练习方法：①训练髋关节（前伸）：患者取仰卧位或站立位，取仰卧位时，患足从床边踩地，进行髋关节伸展；取站立位时，双足踩地进行髋关节伸展。②诱发股四头肌收缩：患者取坐位，可在护理人员帮助情况下或自主完成训练，患者可自行伸展和屈曲膝关节来练习股四头肌，或护理人员托住患者膝关节使其伸展，将手移开命患者坚持一段时间。

重心转移时调整姿势：①取站立位，双足分开与肩同宽，嘱患者抬头。②站姿同上，嘱患者转头，躯干向左右转移，然后回到中立位（注意保持躯干的直立）。③取站立位，手分别伸向前方、侧方及后方从桌子上取物品。④取站立位，患侧下肢负重，嘱患者用健腿向前迈一步，然后回到中立位，再向后退一步。

增加难度：①分别向前、向侧、向下伸手去抓抛来的球及向前迈一步去抓球。②用一手或双手从地上拾起不同的物体。③用健腿或患腿向不同方向迈步（前、后、左、右），以及练习跨步。

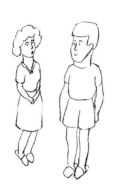

图 7-31　自主站立训练

C. 智能动态站立康复器：是临床康复训练进行由坐到站训练的康复设备。从坐到站的站立康复器或从卧位到站的站立康复器（如电动起立床），使安全和支撑保护更完善，患者更易接受，使整个站立训练过程变得简单易行；患者的心理感受更好，是一种快乐的站立体验，并且更可以配合在运动功能训练室训练后继续在家庭长期进行训练。

D. 自主站立训练：此时的训练主要为行走做准备，患者主要由助力站立过渡到自主站立。主要是维持患者的躯干直立，嘱患者平视前方，训练的初期为防止患者跌倒，护理人员应陪伴在身旁。随着训练的熟练程度增加可逐渐延长训练时间和提高训练难度（图 7-31）。

早期站立可以改善排尿功能，预防感染，改善呼吸、循环、肠道功能，改变体位，预防压疮等。

2）平行杠内行走：在偏瘫侧下肢能够适应单腿支撑的前提下，可以进行平行杠内行走，为避免偏瘫侧伸髋不充分、膝过伸或膝软，治疗师应在偏瘫侧给予帮助指导，如果患侧踝背屈不充分，可穿戴踝足矫形器，预防可能出现的偏瘫步态。

3）上下台阶运动

A.拄杖上楼梯训练：上楼时先健足，后患足（图7-32）。

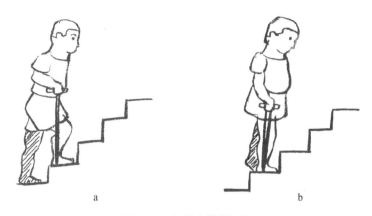

图7-32　拄杖上楼梯训练

B.拄杖下楼梯训练：下楼时先患足，后健足（图7-33）。

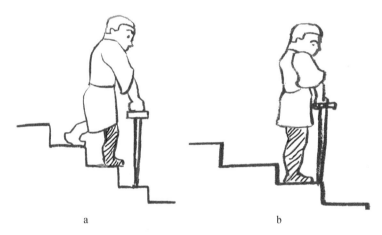

图7-33　拄杖下楼梯训练

上下台阶的训练应在患者适宜的身体情况下进行，一切以安全为前提，不宜过高估计自己的能力。上台阶时健侧下肢先上，下台阶时患侧下肢先下，可扶手杖或栏杆来给身体一定助力。

（5）户外活动　当患者较熟练地完成上述训练后，患者对下肢运动控制能力较好，可在护理人员陪同的情况下，进行一些简单的户外活动，开始活动时应选择较熟悉的环境，并可选择手杖等给予助力。

（6）物理因子治疗　该阶段物理因子治疗重点是，针对偏瘫侧上肢的伸肌（如肱三头肌和前臂伸肌），改善伸肘、伸腕、伸指功能；针对偏瘫侧下肢的屈肌（如股二头肌、胫前肌和腓骨长短肌），改善屈膝和踝背屈功能。常用方法有功能性电刺激、肌电生物反馈和低中频电刺激等。

（7）传统康复疗法　可对患侧肢体进行一定的手法按摩，也可选用针灸等治疗方法，应以刺激上肢的伸肌和下肢的屈肌为主，逐步恢复患者肢体的活动功能。

（8）作业治疗　不同的患者自身功能状况不同，故其个人作业治疗的选择也有所不同。作业活动一般包括：①日常生活活动：日常生活能力的水平是反映康复效果和患者能否回归社会的重要指标，基本的日常生活活动（如如厕、吃饭、穿衣、洗澡、打电话等）都应包括在内。②运动性功能活动：通过相应的功能活动增强患者的肌力、耐力、平衡与协调能力和关节活动范围。③辅助用具使用训练：为了充分利用和发挥已有的功能，可配置辅助用具，有助于提高患者的功能活动能力。

（9）步行架与轮椅的应用　步行架的应用可以帮助病情较重、恢复能力较差的患者提高步行训练的稳定性。而轮椅可以为无法行走的患者提供代步，以扩大患者的活动范围。

（10）言语治疗　有构音障碍或失语的脑卒中患者应早期进行言语功能训练，提高患者的交流能力，以助于改善其整体功能水平，详细的治疗方法可参见有关章节。

（三）恢复中期的康复治疗

1. 特点

发病后 4～12 周，相当于 Brunnstrom 分期 3～4 期，此期患者一般共同运动出现，痉挛减轻。可明显表现出上肢的屈肌协同运动和下肢的伸肌协同运动，并逐渐出现选择性肌肉关节的独立运动。

2. 康复目标

1）加强患者的协调性和选择性随意运动，抑制协同运动模式，尽可能训练肌肉关节能够随意地、独立地运动，提高各关节的协调性，逐渐恢复患者的运动能力。

2）强化患侧上下肢功能来适应日常生活活动。

3）改善肌张力的异常状况。

3. 康复治疗

本期的康复治疗由二级康复向三级康复过渡，且该时期与感觉障碍带来的影响密切相关，因此脑卒中患者康复治疗训练的重点应放在正常运动模式、运动控制能力的恢复和感觉障碍的康复上。

（1）上肢和手的康复治疗　训练选择应从精简单一、容易达到的内容开始，逐渐增加训练难度和训练内容，从近端开始训练，逐渐过渡到远端。

1）肩关节屈曲，内收，内旋的训练

A. 屈曲位：嘱患者仰卧，护理人员站于患侧，握住患者前臂将患侧上肢轻轻上举至头顶。

B. 内收位：嘱患者取坐位，护理人员站于患侧，一手握患侧上臂，一手握患侧前臂，轻轻将患侧上肢向外移动至水平方向展开，令手心朝上后，将手臂上举至头顶。

C. 内旋位：嘱患者取坐位，护理人员站在患侧，一手按住患侧肩部，另一手握患侧腕部将肘关节屈曲后，做外旋下压动作。

D. 上肢负重训练：可以通过哑铃操、棒操、拉沙袋训练，增加上肢肌力，扩大关节活动范围，恢复运动功能。

E. 举臂摸肩，叉腰挺胸训练。

2）肘关节屈曲的训练

A. 嘱患者仰卧位，患侧肘关节屈曲至前臂呈水平位，健手支撑帮助上臂固定，在前臂远端给予压力，患者发力对抗使前臂保持水平。

B.给予上肢一定力量，命患者肘关节伸直来抓取物体。

C.患者取坐位，肘关节屈曲，使掌心朝向自己，前臂抵在一固定物体上维持位置，将身体慢慢前倾，达到屈肘的最大角度。

3）腕指关节屈曲，拇指内收训练

A.将手臂伸直，向上弯曲手腕，使掌心向上，做腕关节的背伸运动；然后将手腕向下弯曲，做腕关节的掌屈运动。

B.伸开双手，使十指尽力分开，然后弯曲十指，做手指的外展内收训练。

C.指导患者进行握笔训练和捏取圆形小物品训练。

D.被动腕手操：护理人员双手轻扣住患者手腕，将拇指置于腕背侧，其余四指置于手腕下且令指尖朝向患者前臂，有规律地向各个方向活动患者手腕，并对患者的手指进行牵拉。

E.拇指内收的训练：拇指屈曲，对掌训练，对指训练，双手交叉训练。手功能训练遵循由简到繁，由易到难，由粗大到精细的过程。

4）手功能训练

A.握球练习：握垒球大小的弹性小球，缓慢用力握紧保持 10s，放松 2s 为 1 次。此练习主要加强握力，锻炼手屈肌肌力，日常生活中可练习拿苹果、馒头等。

B.握棒练习：握住香蕉粗细的硬质或弹性小棒，缓慢用力握紧保持 10s，放松 2s 为 1 次，此练习主要加强握力和对掌功能，日常生活中可练习握笤帚、拖把、门把手等。

C.侧面捏握练习：护理人员准备钥匙、硬币、扑克牌等物品放置于桌面，指导患者从侧面捏起再放下。

D.指尖捏握练习：护理人员准备豆子、花生米等物品放置于桌面，指导患者用手捏起再放下。

E.手指捏握练习：可以通过正确姿势握笔（即用拇指和示指远端指腹握笔），练习写字，以及通过正确姿势握筷子，练习使用筷子。此练习主要加强手灵活性及协调性。

（2）下肢的康复治疗　恢复中期阶段，可进行床上自主左右摆腿、床上自主抬腿、下肢运动控制能力训练、坐起、步行等康复训练来降低患肢的肌张力。

1）床上自主左右摆腿运动训练：当患者肌力恢复到 2 级状态时，肌肉可收缩带动关节运动，嘱患者取卧位，双腿伸直，命患者尽力

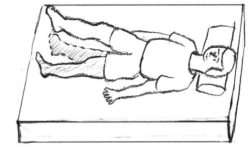

图 7-34　床上自主左右摆腿运动训练

沿床面左右移动患腿到最大距离（图 7-34）；患者经反复训练后，患肢可慢慢抬离床面。

2）床上自主抬腿运动训练：嘱患者取卧位，双腿伸直，护理人员站于患者足部一侧，将手掌置于患者足部上方，命患者将患肢向上抬起，直到足尖触及手掌，可多次反复训练并逐渐增加难度（图 7-35）。

3）下肢运动控制能力训练

A.膝、踝关节助力运动训练：护理人员准备一块可滚动物体，嘱患者取坐位，将物体

置于患者双足之下，命患者两脚同时发力推动物体，用健肢带动患肢移动，若患者感到非常困难，护理人员可以给予一定助力来帮助患者双腿伸屈活动（图 7-36）。

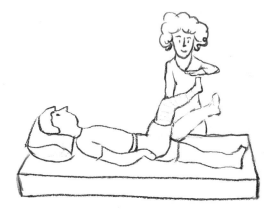

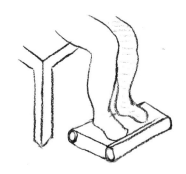

图 7-35　床上自主抬腿运动　　　　　图 7-36　膝、踝关节助力运动训练

B. 下肢主动屈髋屈膝训练：患者主动屈膝勾脚达到关节最大活动范围。

注意：治疗师应充分评估患者身体情况，保证治疗是在无痛或患者能耐受的范围之内，避免暴力，以轻柔手法为宜；护理人员给予患者适宜的保护，辅助力量应由大到小，鼓励患者独立完成。

4）自主坐起训练

A. 独立自主坐椅运动训练：患者身体略向前倾，双足尽量贴近椅子根部（图 7-37a），患者双手扶住膝盖或大腿下部，同时屈髋屈膝，缓慢坐在椅子上（图 7-37b），然后挺直上身（图 7-37c）。

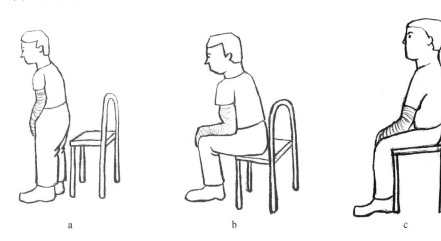

图 7-37　独立自主坐椅运动训练

B. 独立自主坐起运动训练：患者坐在椅子上，将双足贴近椅子腿根部（图 7-38a），然后上半身前屈，两手扶在膝盖上做支撑（图 7-38b），同时腰部用力伸展髋膝关节从椅子上站立起来（图 7-38c）。

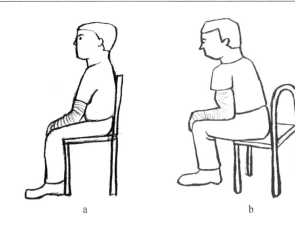
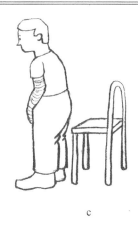

图 7-38 独立自主坐起运动训练

5）步行训练

A. 下肢助力步行训练：在进行训练之前应先评估患者下肢负重能力，患者能力允许的情况下方可开始训练，患者步行时先站稳，直腰、挺胸，目视前方，双脚间与肩同宽（图 7-39a），迈出患脚时躯体略向健侧倾斜，防病足蹭地，两足迈出间距相等（图 7-39b），重心转移到患脚上，再迈出健脚，重心转移到健脚上，反复练习（图 7-39c）。训练难度应逐渐加强，从他人扶持、手杖助力逐渐过渡到独立行走（图 7-39d）。

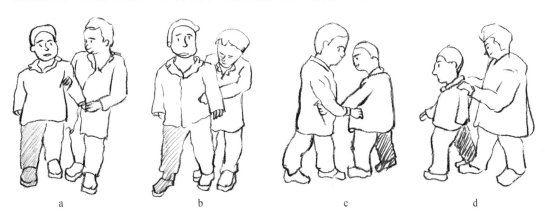

图 7-39 下肢助力步行训练

B. 拄杖助力步行训练：嘱患者将手杖置于健侧肢体一侧（图 7-40a），两脚并拢站稳（图 7-40b），命患者向前伸出手杖，先迈出患侧下肢，依靠手杖助力，形成健足、患足、手杖三点支撑（图 7-40c），然后再伸出健足（图 7-40d）。

C. 主动步行训练：嘱患者摆正躯干，抬头挺胸，目光正视前方。护理人员在一旁陪护和指导，防止患者摔倒，命患者自主完成步行动作，同时护理人员观察患者步态，纠正异常步态（图 7-41）。

（3）作业性治疗活动 主要为了帮助患者尽早适应日常生活，可在护理人员帮助和指导的情况下，进行洗漱、如厕等训练。

（4）认知功能训练 认知功能的改善对患者治疗的配合度和顺利进行有很大影响，认知功能的改善训练多与其他训练同步进行。

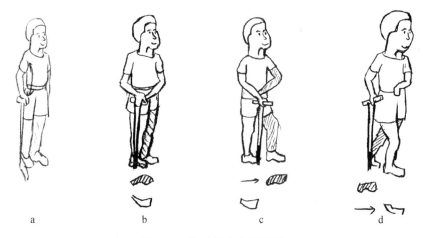

图 7-40　拄杖助力步行训练

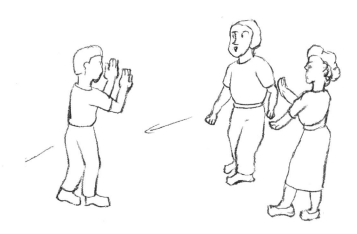

图 7-41　主动步行训练

（四）恢复后期的康复治疗

1. 特点

恢复后期为发病后 4～6 个月，相当于 Brunnstrom 分期 5～6 期，此期患者可以很大程度地使用患侧肢体，甚至可以完成部分手部精细活动，运动较协调，可接近正常水平，但仍比健侧慢。

2. 康复目标

1）提高患者自如使用患肢的能力。

2）纠正异常运动模式，在保证运动质量的前提下，提高运动速度。

3）促进精细运动的出现，提高患者日常生活活动能力，提高生存质量。

3. 康复治疗

脑卒中恢复后期的康复治疗为三级康复。其训练方式多为前一阶段的巩固与加强训练，为患者回归日常生活做准备。

（1）坐位训练

1）上肢和手的功能训练：多为手部精细动作的训练和上肢活动支撑力量的训练。上肢训练可包括患侧上肢支撑训练、上肢支撑条件下进行肘关节的简单屈伸、前臂旋转碾压物体。手部训练包括用手背将物体向各个方向推移、双手交叉拾取物品、使用手指拾取细小物品等。

2）下肢功能训练：下肢训练主要为健侧肢体的肌力改善增强运动和患侧肢体的屈伸旋转活动训练。

（2）站立位训练

1）上肢和手的功能训练

A. 双手或单手支撑墙面，帮助肘关节完成伸展和屈曲运动。

B. 借助设备辅助治疗，促进手部精细运动的完成。

2）下肢功能训练：主要为步态的改善和下肢运动协调性的增强训练，可逐步提高下肢运动能力。

A. 站立平衡训练：可以在平稳站立后，左右前后移动重心，还可以接打气球、从低处（如椅子上或地上）捡起东西，在行走过程中练习平衡，如横着走、绕障碍物行走、前进2～3步再后退2～3步、端水行走等。以上的行走中平衡训练要根据患者的稳定状况量力而行，以防止跌倒等意外。

B. 站立平衡操：嘱患者双手十指交叉，向上平举越过头顶后，腰部旋转扭动躯干。

C. 坐站控制训练及分解练习。

D. 患侧下肢内收、外展和下降骨盆训练。

E. 嘱患者两足分开前后站立，通过屈膝和伸直来小范围移动重心。

F. 髋伸展位屈膝。

G. 进行跨步前的屈髋屈膝训练。

H. 借助手杖或在他人扶持的情况下进行单腿支撑训练。

I. 低迈步训练以控制骨盆上提下进行迈步。

J. 足跟着地训练。

K. 双杠内步行训练（三点）：健侧上肢向前扶杆，患侧下肢跟进，健侧下肢上前一步。

L. 扶拐步行训练（三点、二点）：健手扶拐向前，患侧下肢向前迈步，健足跟上。

M. 上下楼梯训练：上楼时健侧下肢先迈步，下楼时患侧下肢先迈步。

3）日常生活活动能力训练：护理人员指导患者进行日常生活适应训练，使患者能完成洗澡、如厕等基本日常生活活动，也可在护理人员的帮助下完成写字、书画等简单的精细活动等。

（3）作业性治疗活动

1）抛接球训练。

2）木钉板训练（图7-42）。

3）捡豆子训练（图7-43）。

4）上螺丝、上螺母训练。

（4）言语治疗　对伴发语言障碍的脑卒中患者，应坚持言语治疗，在改善的基础上增加日常生活相关内容。

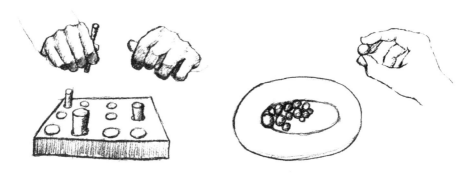

图 7-42 木钉板训练　　　　　　图 7-43 捡豆子训练

（5）认知功能训练　伴发认知障碍的脑卒中患者，应增加日常训练帮助患者回归社会。

（6）心理治疗　护理人员及家属的鼓励有助于患者病情的恢复。

（7）支具和矫形器的应用　可以适当采用助行器和矫正器等来帮助患者提高独立生活能力，足下垂者使用足托，屈腕痉挛者使用腕背伸夹板，下肢运动障碍者使用拐杖、助行器、轮椅。

以上具体治疗可参考前期康复治疗的相关内容。

（8）几种常用的瘫痪患者搬运方法

1）人工搬运方法

A. 方法一：此法操作的特点是两个搬运者一前一后分别托持患者的上下肢。具体操作方法：首先患者直坐，双前臂在胸前交叉互握；一名搬运者站在患者椅或床的后面，双手穿过患者腋下伸至患者胸前分别握住患者双前臂，另一搬运者站在患者的前侧方，双手分别托住患者双侧大小腿下面；由站在患者头部的搬运者发出口令，两者同时将患者抬起并搬运到需要的位置。

B. 方法二：此操作方法如儿童游戏中的抬轿子。患者尽量坐直，双臂向前外侧伸展；两搬运者站立于患者两侧，面向患者背侧，双腿分开，髋膝微屈，头及腰背伸直，靠近患者侧的肩降低并抵住患者侧胸壁，患者上肢落在搬运者后背上，两搬运者一手通过患者臀后部互握对方腕部；两搬运者的另一手置于患者背部，保持搬运时患者躯干正直，根据指挥者的命令两人同时伸直腰腿将患者抬起。

2）轮椅与椅的转移：从轮椅向椅的转移原则同从椅上站起，具体方法包括独立的成角转移、独立由并列的轮椅到椅的转移、使用滑板的侧方转移、独立由轮椅到椅的正面转移、由助力者帮助的轮椅到椅的转移等。下面简述两种转移方法。

A. 独立的成角转移：基本步骤如下：①将轮椅一侧的扶手卸下后，与椅子呈 60°角靠拢；②准备姿势，尽量坐于椅的前沿，双足着地，力量较强的足靠后，双手握扶手，头上抬；③患者一手扶在除椅背或椅扶手外的椅子外侧角，然后患者手足同时用力将臀部抬起移动到扶靠的椅子上，其间不必完全站立；④主动或用手将双腿移到目标椅下前方的标准位置上，并调整臀部及背的位置使坐位舒适稳定。

B. 由助力者帮助的轮椅到椅的转移：本方法基本分为两个步骤，首先帮助患者站立，然后帮助患者转移。详细操作如下：①无论采用直角、侧方、正面转移，均先使出发椅与目标椅位置适当并稳定，转移空间无障碍；②如前所述，依靠帮助者和患者共同用力使患者站立；③患者自己或依赖帮助使双足移向目标椅；④帮助者扶持患者腰部或肩胛部，使患者与帮助者共同转向目标椅；⑤依患者站立的相反顺序使患者先以一手支于椅座而非椅背或扶手，放松下肢，屈髋，坐于目标椅上调整好位置使坐位稳定舒适。

3）轮椅与床之间的转移：具体方法包括独立的轮椅与床之间正面转移、独立的轮椅与床之间侧方转移、独立的轮椅与床之间后方转移、有帮助的轮椅至床之间转移。下面简述两种转移方法。

A.独立的轮椅与床之间正面转移：此法主要适用于截瘫患者。转移步骤如下：①轮椅正对床的侧沿，刹住车闸；②患者用上肢帮助将腿抬起置于床上；③患者双手扶轮椅扶手将身体抬起并前移坐于床上；④双上肢支撑床面将躯干移于床上正面位置，并用上肢帮助摆正腿的位置。

B.有帮助的轮椅至床之间转移：此法仅适用于偏瘫、单侧下肢截肢等患者。操作步骤如下：①治疗师使患者的健侧靠近床沿，使轮椅与床之间呈30°～45°夹角；②刹住轮椅车闸，移去脚踏板；③使患者双足分开落地，距离20cm左右，稍后于膝；④治疗师站在患者侧前方，用自己的足和膝固定患者的足和膝；⑤使患者腰前倾，肩与膝在同一垂直线，健手扶于轮椅手上；⑥治疗师握住患者后面腰带提起，同时患者用力伸直上下肢，主动上抬躯干，使患者完全站立；⑦患者以健侧下肢负重并为轴心转身，治疗师使患者臀部转向床，患足后移靠近床沿；⑧患者健侧手扶于床垫上，治疗师使患者屈髋膝坐下；⑨使患者姿势摆正于床上并躺下；⑩治疗师移开轮椅。

（五）恢复慢性期（后遗症期）的康复治疗

1. 特点

恢复慢性期（后遗症期）指发病后6～12个月或在发病后1～2年，此期脑卒中患者多已经过系统的治疗，大多数功能已得到改善，但部分病情较重者仍留有上肢运动控制功能的障碍，还可伴发吞咽障碍、认知障碍、心理障碍，或留有二便失禁等后遗症。

2. 康复目标

进入慢性期阶段，仍需继续进行维持性康复训练，以防功能退化。

3. 康复治疗

脑卒中后遗症期指因康复治疗时间过晚、颅脑损害严重、治疗方法不规范等一系列原因引起患者受损功能经治疗后仍长时间不能得到改善的时期。此期的康复治疗为三级康复，训练内容多以加强代偿训练和适应日常生活为主，指导患者进行熟悉简单的户外活动，必要时对家庭环境进行改造，帮助患者进行日常生活训练，注意患者心理健康，给予患者肯定与鼓励。

可参照前期阶段的康复治疗内容，此外还可做以下康复训练：

（1）家庭康复中可做的训练

1）上肢肌力训练：①上肢支撑训练；②负沙袋运动；③捏橡皮泥；④拉弹力带；⑤举哑铃。

2）手的精细动作训练：①对指练习；②使用筷子夹豆子；③剪纸；④写字等。

3）手眼协调训练：①串珠子；②远距离套圈训练；③打地鼠类游戏等。

4）穿脱衣裤及鞋袜、书写练习、画图、下棋、编织、家务活动、社区行走。

（2）认知功能训练　使用交通、通信等功能。

（3）注意

1）适时使用必要的辅助器具，代偿性功能训练，以补偿患肢的功能，如矫形器、步行架、轮椅的应用。

2）若患者的患侧肢体功能恢复较差或明显不能恢复，应加强健侧的功能训练，以达到相应的代偿作用。

3）重视患者的训练环境，必要时应对家庭结构进行改造，指导家庭护理人员进行技能培训。

4）防止异常肌张力和挛缩加重，避免废用综合征、骨质疏松等并发症。

5）适当户外活动。

6）重视社会、职业康复和心理疏导。

四、推拿按摩治疗

推拿按摩可以促进血液循环，改善患肢营养状况，并可防止和减轻肌肉萎缩。推拿疗法按中医观点具有宣通气血、疏通经络、通利关节的作用，可以作为中风偏瘫的综合疗法之一。常用于中风偏瘫的推拿手法有推法、擦法、揉法、擦法、按法、搓法、拿法、拍法、摇法和捏法等。

推法：用指、掌或肘部着力于皮肤上，进行单方向的直线推动。其要领是紧贴体表，缓慢均匀用力做直线移动。多用于瘫痪、麻木、萎缩处。

擦法：用手掌、大小鱼际、掌根或手指指腹在皮肤上来回摩擦。其要领是操作时用上臂带动手掌，紧贴患部直线摩擦，力量大而均匀，动作要连贯，以使皮肤有灼热感。多用于瘫痪、麻木、肿胀处。擦法和推法运用时可加用少许凡士林，帮助手在皮表滑动，以免损伤皮肤。

揉法：用手指指腹，或掌大鱼际或掌根，在患部皮肤上回旋揉动，或用拇指和四指成相对方向揉动。其要领是指掌紧贴患部，不离皮肤，带动皮下组织或肌肉随手指的揉动而滑动。多用于疼痛、麻木、挛缩、肿胀处。

擦法：用手背或以小鱼际。小指掌指关节的上方，在皮肤上边按边滚动。其要领是操作者用力要均匀，滚压面紧贴患处，以腕关节为轴心，在肢体上不断紧压滚动，力求渗透入里，忌力量太浅，否则效果不佳。多用于肌肉丰厚的部位。

按法：用手指、手掌、拳尖或肘尖，在一定部位上持续按压一定时间。要领是按压下移，按中有揉，揉中有按。多用于偏瘫肢体的穴位按压治疗。

搓法：用双手掌夹住肢体，相对用力做快速搓揉，同时上下往返移动。要领是动作应协调、轻快，双手用力要均匀、连贯。多用于上肢瘫痪、麻木、肿胀。

拿法：用大拇指和示、中两指，或用大拇指和其他四指，相对用力提捏皮肤肌肉。多用于项、肩及四肢肌肉丰厚部位。

拍法：用五指或掌面拍击患肢。用于肩背、腰臀及下肢。

摇法：对关节做被动的环转活动。要领是一手扶握关节近端，另一手握住关节远端，用远端手对关节做回旋环绕活动。多用于肩、肘、腕、髋、膝、踝等大小关节。

捏法：拇指与示指对合，轻轻拿捏起皮肤及肌肉。用于颈、背、腰脊，自上而下或自下而上捏拿。

上述常用推拿手法不一定在同一时间内、同一患者身上同时施用，而应在一定时期内根据病变部位、性质，病情轻重，患者体质强弱等情况，选择几种手法进行治疗。初次进行推拿治疗最好请有经验的专业技师操作。患者家属在学会基本手法后，可以自行在家中为患者治疗。

五、针 灸 治 疗

（一）中经络

治法：醒脑调神，疏通经络。以手厥阴经、督脉及足太阴经穴为主。

主穴：内关、水沟、三阴交、极泉、尺泽、委中、足三里。

方义：内关，为心包经络穴，心主血脉藏神，可调理心神，疏通气血；水沟，为督脉穴，脑为元神之府，督脉入络脑，可醒脑调神导气；三阴交，为足三阴经交会穴，可滋补肝肾；极泉、尺泽、委中，疏通肢体经络。

操作：内关，捻转泻法；水沟，雀啄法，以泪出为度；三阴交，提插补法；极泉，提插泻法，上肢麻胀，抽动感；尺泽、委中，提插泻法，肢体抽动。

随症配穴：

上肢不遂：肩髃、曲池、手三里、合谷。

下肢不遂：环跳、阳陵泉、阴陵泉、风市。

口角㖞斜：地仓、颊车。

头晕：风池、完骨、天柱。

足内翻：绝骨、纠内翻、丘墟透照海。

足外翻：中封、太溪、纠外翻。

足下垂：解溪、胫上。

尿失禁、尿潴留：中极、曲骨、关元、肾俞、四神聪。

便秘：水道、归来、丰隆、支沟。

复视：风池、天柱、睛明、球后。

手拘挛不开：合谷透后溪、大陵透劳宫。

舌强语謇：廉泉、金津、玉液。

手指肿胀：八邪、八风。

（二）中脏腑

1. 闭证

治法：醒脑开窍，启闭固脱。以督脉、十二井穴为主，辅以手足厥阴经。用泻法或三棱针点刺出血。

处方及方义：十二井穴，泄热，接通十二经气，调和阴阳；水沟、素髎，醒脑开窍，调神导气；内关、百会、太冲，平肝潜阳，息风止痉；丰隆，化痰浊；十宣、合谷、太冲，开窍启闭。

2. 脱证

治法：回阳固脱。以任脉穴为主。用大艾炷灸之。

处方：关元、气海，任脉、足三阴经交会穴，大艾炷隔附子饼灸；神阙，生命之根，真气所系，隔盐灸；气舍，益宗气而调呼吸，用于呼吸衰竭。

（三）其他疗法

1. 头针

（1）国标标准化穴线　半身不遂：顶颞前斜线、顶旁 1 线、顶旁 2 线；语言不利：顶颞前斜线下 2/5、颞前线；口眼㖞斜：顶颞前斜线下 2/5。

（2）头穴丛刺　顶区、顶前区：运动障碍、感觉障碍、二便障碍；颞区：语言障碍；项区：构音障碍。

2. 电针疗法

取穴：根据瘫痪部位，可在头、上肢、下肢部各选两个穴位。

方法：用毫针针刺，得气后加电针，用疏密波，电流强度以患者肌肉微颤为度。每次20min。

3. 梅花针

叩打三阳经、夹脊穴。

4. 耳针

选脑、皮质下、肝、三焦。

六、脑卒中的预后

（一）脑卒中的结局

1）脑卒中患者病情较重，经积极抢救治疗后，病情仍未得到控制，死亡。

2）脑卒中患者经过内、外科治疗后，功能得到部分改善，仍留有部分功能障碍。

3）脑卒中患者经过神经内科等积极治疗后，其功能障碍完全恢复，达到临床痊愈。

（二）影响脑卒中功能结局的因素

1. 年龄

脑卒中疾病的年龄特征很明显，随着年龄的增加，脑卒中的发病率及患者的死亡率都明显增加，人体器官功能会随着年龄的增加而衰退，年龄较高的患者恢复情况明显差于较年轻的患者。

2. 病灶与严重程度

在相同损害部位范围内，脑卒中患者病灶越小，功能恢复情况越快，脑卒中损害时间越长，对患者的功能恢复造成的影响越大；而在伤害程度相同的情况下，脑卒中患者左右半球的损害程度对患者的功能恢复情况没有明显的影响。

3. 合并症与继发性功能损害

若脑卒中患者继发语言障碍，则与外界进行沟通交流受限，不利于康复训练的配合；若脑卒中患者继发知觉障碍，则理解能力下降，康复训练的执行能力下降；若脑卒中患者合并心脏疾病等，影响原发病的恢复。

4. 早期与综合康复治疗

在患者的病情趋于稳定后，康复训练开始的时间越早，则功能恢复得越好。而规范的操作治疗是促进脑卒中患者功能恢复的先决条件。

5. 家庭与社会的参与

患者家属应积极参与和配合治疗，给予患者一定的精神鼓励，有利于患者的恢复，帮助患者尽早回归社会、适应自己的社会角色。

（三）脑卒中预后的预测

脑卒中的恢复过程：一般认为脑卒中患者在急性期及恢复早期时病情改善情况最为明显，大多数学者都认为脑卒中患者的最佳恢复期基本在 3 个月以内，而在 3 个月以后病情恢复进入平台期，恢复情况较为缓慢。超过 6 个月之后，脑卒中患者的运动改善情况较为困难，而言语、心理、认知等继发症状在发病后的 2 年内仍有进一步恢复的可能性。还有极小一部分患者有持续恢复的能力，病情呈进一步改善情况。

当代医学研究认为高度分化的细胞没有再生的能力，而临床及实验室研究中发现，脑卒中疾病的发生，导致患者部分功能活动丧失，经过治疗后病情有一定的改善，推测在大脑损伤情况下，存在其他的恢复机制。

对于偏瘫的康复治疗，根据有关功能重组和恢复的机制思想，医疗工作者们不断地发展和完善康复治疗理论。发达国家中早期的脑卒中康复治疗，已经得到普遍重视而成为常规的临床工作，我国也在不断地发展和壮大偏瘫的康复治疗队伍。

如今，完善的脑卒中现代临床医学评价和治疗体系通过多年的研究最终形成。在 Bobath 和 Brunnstrom 等创立的偏瘫治疗的神经生理学的临床试验中，这些方法的有效性及可靠性得到了肯定的证明，有关理论的研究也得到了医学界的普遍认可。

针灸治疗中风疗效满意，头针疗效十分肯定，对于神经功能的康复如肢体运动、吞咽功能等有良好的促进作用，针灸治疗越早越好。目前脑卒中强调康复训练，常用神经发育和运动再学习疗法，治疗期间配合功能康复训练。中风最严重的功能障碍是瘫痪，开始是弛缓性的（肌张力低下，腱反射降低或消失），被称为软瘫期；以后肌张力逐渐增高，腱反射活跃或亢进，称为痉挛期。软瘫期持续时间越长恢复越困难。一般说来，越灵活的肢体部分的运动功能恢复越难，所以肢体远端功能的恢复比近端为慢；上肢比下肢功能恢复为慢；上肢中又以手的运动的恢复最难。

1. 上肢功能的恢复

极大部分患者在发病后 6～10 周达到恢复的平台期。上肢功能完全恢复者为 14%～26%，部分恢复者为 25%～50%。也有 12% 最初无功能的患者，可恢复良好。主动运动肢体的患者，可适当延长功能恢复持续的时间。真正的恢复过程不仅反映了最初损伤的程度，也反映了所用训练的质量、数量和种类以及是否强迫患者使用患手。

2. 下肢功能的恢复

53%～80%的患者在 3 个月时能够恢复独立步行。一般认为，极大部分的患者在发病后 4～11 周达到恢复的平台期。而步行的速度、耐力即使在后遗症期仍可有一定程度的恢复。严重的平衡、深感觉和认知功能障碍等能影响步行能力的恢复。

3. 言语的恢复过程

绝大部分脑卒中患者言语功能恢复到平台期的时间为发病后的 2～10 周，患者的言语障碍程度越轻且经评定后治疗的时间越早，完全恢复的可能性越大。

4. 认知功能的恢复过程

认知功能的恢复绝大部分发生在脑卒中疾病改善的 46 个月内，只有一小部分功能恢复发生在 1 年内。

5. 日常生活能力的恢复过程

脑卒中患者日常生活能力的恢复与伴发的症状密切相关，而轻度残疾的患者明显较重度残疾患者恢复情况快，大部分患者的恢复平台期为 11～12 周。

6. 偏瘫肢体的预后预测（表 7-1）

表 7-1　偏瘫肢体的预后预测

手指屈伸运动可能的时间	恢复程度预测
发病当日	几乎可全部恢复到正常手
发病后 1 个月	大部分恢复正常手，少数停留在辅助手
发病后 3 个月	部分恢复到辅助手，大部分为废用手
发病后 6 个月	可能全部为废用手

7. 步行恢复预测（表 7-2）

表 7-2　步行恢复预测

发病初期仰卧位可完成试验	将来步行恢复的可能性/%			
	独立 步行	辅助 步行	可以 步行	不能 步行
Ⅰ.空中屈伸膝：先仰卧伸直下肢，屈患髋 45°左右，然后将膝在 10°～45°来回伸屈	60～70	20～30	90	10
Ⅱ.主动直腿抬高：仰卧位患侧直腿抬高	44～55	35～45	90	10
Ⅲ.保持立膝：仰卧位，屈膝 90°左右，保持下肢立于床上，不向左右偏倒	25～35	55～65	90	10
Ⅳ.上述 3 种试验均不能进行	33	33	60	33

》 第二节　脑卒中患者的吞咽功能康复 》

吞咽障碍是指因与吞咽动作相关的双唇、舌、软腭、咽喉、食管、下颌等器官结构和（或）功能受损，在把食物经口腔、咽部、食管送达胃的过程中出现障碍的一种表现，这种表现称作延髓麻痹，也称作球麻痹，包括真性球麻痹和假性球麻痹。

"球"其实是一个解剖的名词，它代表延髓，真性球麻痹也就是延髓的麻痹，它往往累及的是脑干的延髓，而造成的迷走、舌咽神经一侧或者双侧受累；假性球麻痹指双侧皮质脑干束的受累。这两种球麻痹的症状不太相同，大致上是真性球麻痹比假性球麻痹的临床症状如吞咽困难、饮水呛咳要重一些，查体时，真性球麻痹的咽反射是消失的，还会出现舌肌的萎缩；而假性球麻痹，吞咽障碍症状相对来说会轻一些，但因双侧皮质脊髓束的受累，所以会出现强哭强笑的症状，患者会控制不住自己的情绪，一阵哭一阵笑，查体时双侧病理征阳性。

一、吞咽障碍的特点

（一）真性球麻痹患者吞咽障碍的特点

1）起病急者多以吞咽咽期的吞咽障碍为主要表现，即食物运抵舌咽部后难以进一步咽下。

2）起病缓慢者以构音障碍为主，因构音肌麻痹，开始患者讲话时容易疲劳，声音逐渐不清、嘶哑，以至于完全失音。

口腔准备期：大部分患者无明显异常表现，可能有类似厌食、不知饥饿等表现。吞咽口腔期：多数患者口腔唾液不能自行下咽，坐立位时频繁吐泡沫痰或流口水，软腭抬举时向一侧偏移，部分患者伸舌或向后卷曲功能差。吞咽咽期：常常于饮水、喝稀粥或快速进餐时发生呛咳。吞咽时有"咕噜"一声，食物需多次吞咽才能咽完是其特点。严重者有口臭、吞咽后反流、尤其饮水时有咽部梗阻感，频繁呛咳，提示有咽憩室开始形成。长期进食少而消瘦重者，更易发生咽憩室。最后，只能靠鼻饲来维持人体所需要的营养。

3）临床检查时可以发现口唇麻痹、咽反射减弱或消失、舌肌麻痹及萎缩、软腭及咽喉部麻痹等单侧体征。

（二）假性球麻痹患者吞咽障碍的特点

1）起病缓慢者最早出现的症状是构音障碍，先出现言语音调缓慢而拉长，说话时呼吸常中断，字句简单，并伴偶发的呛咳。

2）急性起病者多以吞咽口腔期障碍为主。

口腔准备期由于咀嚼肌的痉挛性麻痹，可发生牙关紧闭，不能伸舌，食物难以送入口中，或持久地半张口而牙齿不能闭合，咀嚼食物困难；吞咽口腔期由于舌肌麻痹，舌体运动不灵活或不能动，导致舌不能搅拌食物，亦不能将食物推向咽部。进流质食物时，食物容易逆向进入鼻腔或误入喉腔而出现返呛现象，甚至误吸进气管。体检时吞咽反射一般仍然存在，仅略减弱。

所以，此类患者，可仰靠座位，进半流食，靠吞咽反射活动及食物的重力作用，将少量半流食咽下。重患吞咽反射极弱或几乎没有吞咽反射，食物不能咽下，只能靠鼻饲流食维持生命。

本病易发生于反复多次脑血管病的患者，为多发病灶，极易伴发智力低下或血管性痴呆。意识水平低下、精神不能集中者，会出现认知期障碍。同时还可能出现摄食障碍，即患者对食物反应冷漠，即使食物被送入口中，也不咀嚼，不会产生吞咽动作，只能将食物含在口中。还可伴有运动、感觉、排尿、情感、智能等障碍，以及锥体外系及小脑症状。

二、正常的吞咽活动的分期

正常的吞咽经过一个由口腔、咽、食管括约肌划分的具有舒张和收缩功能的管道，称之为上消化道。负责吞咽的肌肉由脑及延髓的神经控制，具体出现什么症状，取决了脑组织受损的部位。消化道括约肌的序贯收缩和舒张动作产生负性吸引力及正性压力，把食团推过此"管道"，其是一个流畅、协调的过程。因食团通过的部位及其特点，正常的吞咽活动分为 5 个分期，分别称为口腔前期、口腔准备期、吞咽口腔期、吞咽咽期和吞咽食管期。

（1）口腔前期（认知期）　通过视觉观察认识食物的形态、颜色、硬度、一口量，嗅觉感知食物的温度、味道进而决定进食的速度和进食量等。

（2）口腔准备期　是指摄入食物和完成咀嚼对食物进行加工处理两个过程。若口腔运动无力或感觉差即有可能出现口唇闭合不严、咀嚼肌困难、鼓腮无力、食物控制无力致提前溢出或残留等。口腔准备期是对食物进行加工咀嚼搅拌，为能够顺利吞咽食物做准备的阶段。

（3）吞咽口腔期　即食物经过咀嚼形成食团，然后运送到咽部的两个过程。此期舌上举，食块被推移至舌根，抵达能够诱发吞咽反射的部位。此时，软腭抬高，舌根部下降，咽后壁向前隆起，食团被挤压入咽完成时间不超过 1～1.5s。此期的功能障碍表现为舌推移食物无力或不能，食物残留于口腔内，食物向咽部提前溢出或从口流出等。

（4）吞咽咽期　食团由舌送抵咽部后，则启动吞咽动作，此时，软腭闭锁与鼻腔的通路，会厌闭锁与气管的通路，瞬间的食团下咽，引起吞咽性呼吸停止，这一过程称为吞咽反射，是吞咽过程的最重要阶段，完成该反射正常人历时 0.5～1s。由咽部运送到食管的过程为不受意识控制的非自主性活动，需要完好的喉保护机制，否则很容易发生误吸。

（5）吞咽食管期　食团通过食管蠕动进入胃，通过时间最长持续 6～10s，由食管肌肉的不随意顺序收缩实现。

三、吞咽障碍的程度的判定

患者是否有吞咽障碍或判定吞咽障碍的程度，可采用洼田饮水试验：让患者端坐，通过饮用 30ml 温开水，观察所需时间和呛咳情况，以筛查患者有无吞咽障碍，以及判断其严重程度。此法安全快捷。

方法：先让患者单次喝下 2～3 小勺水，如正常，再让患者喝下 30ml 水，观察和记录饮水时间、有无呛咳、饮水状况等。饮水状况的观察包括含水不咽、边饮边呛、水从口角流出、小心翼翼地喝水、饮水后声音变化、患者反应等。

分级：Ⅰ级（优）：能顺利地一次喝完将水咽下，无呛咳；Ⅱ级（良）：分两次以上喝完，能不呛咳地咽下；Ⅲ级（中）：能一次喝完咽下，但有呛咳；Ⅳ级（可）：分两次以上喝完咽下，但有呛咳；Ⅴ级（差）：频繁呛咳，难以全部喝完。

诊断标准：

正常：Ⅰ级，5s 内完成。

可疑：Ⅰ级，超过 5s 才能完成；还包括Ⅱ级。

异常：Ⅲ、Ⅳ、Ⅴ级；每次喝一小勺水，连续两次均呛住属于异常。

四、脑卒中后吞咽障碍的不良后果

（1）误吸　是吞咽障碍最常见的情况，食物残渣、口腔分泌物等误吸入气管和肺，引起肺部感染，甚至出现食物噎卡入气管导致窒息危及生命。

（2）营养低下　因进食困难甚至不能进食，机体所需的基本营养和液体得不到满足，出现水电解质紊乱、消瘦，甚至因营养不良而死亡。

（3）心理与社会交往障碍　因不能经口正常进食，需佩戴鼻饲管，患者容易产生悲观、抑郁、社交障碍等心理障碍甚至精神症状。

五、脑卒中后吞咽障碍的康复训练

（一）唇、舌、颜面肌、吞咽相关肌肉和颈部屈肌的主动运动及肌力训练

1. 舌头运动

1）舌部运动训练：用勺子使舌中央凹陷以利于良好地保持食团。可让患者向前及两侧尽力伸舌，将舌头伸得越长越好，每次停 3～5s，放松反复做此运动 5 次。如伸舌不充分，可用无菌纱布裹住舌尖牵拉舌体，用手向多个方向牵拉舌体，然后让患者用力缩舌，促进舌的前伸后缩运动；还可以鼓励用舌尖舔吮口唇周围，练习舌运动的灵活性；用压舌板抵抗舌根部，让患者练习舌根抬高等。以上舌部运动训练均可降低舌肌的肌张力，促进舌和咀嚼肌对食团的控制及向咽部输送的能力。

2）舌头向前伸出，并向左侧停住，然后向右侧停 3～5s，放松做 5 次，再后缩、侧方按摩颊。为改善舌的运动，可以用压舌板在舌上进行下压、拨动舌体等刺激或舌抵压舌板练习，反方向对抗动作。

3）舌头在牙齿外侧转动做清洁牙齿、卷动等主动活动。

2. 口腔周围肌肉的运动训练

口腔周围肌肉的运动训练即训练嘴唇和脸部咀嚼肌活动。

1）口唇闭锁练习：口唇肌肉有一定力量的患者，让其面对镜子独立进行紧闭口唇的练习。后患者衔住一个系线的大纽扣，闭拢口唇，向外牵拉系线，患者紧闭口唇进行对抗，尽量不使纽扣被拽出；其他练习包括口唇突出与旁拉（做噘嘴、抿嘴状）、嘴角上翘（做微笑状）、抗阻鼓腮等。

2）下颌关节开闭训练：尽可能张大嘴巴维持 3～5s，然后松弛下颌，向两侧运动练习，再闭合口唇，重复 5 次；对张口困难患者，为使咬肌放松，可对痉挛肌肉进行冷刺激或轻柔按摩，帮助患者被动张开下颌再闭合下颌，让患者体会开合下颌的感觉，训练咀嚼运动。

3）强化咬肌训练：让患者上下磨牙自行用力咬紧或咬住一压舌板进行练习，可增强咀嚼肌力量。

4）噘起嘴唇做吹口哨状，发"wu—yi—wu—yi"音。

5）两颊内缩，噘嘴作声。

6）口腔、颜面肌训练：进行皱眉、抬眉、闭眼、鼓腮、抿嘴、微笑、示齿等表情动作训练。可让患者面对镜子练习紧闭口唇；不能主动闭合者应先帮助患者被动闭唇，逐步过渡到主动闭唇、抗阻力闭唇，增加口腔、颜面肌肌力。

7）局部做口腔周围之按摩：由上唇及下唇中央处用手指各由左右两侧向脸颊处按摩，增加口腔周围肌肉力量及张力，减少唾液流出。

3. 吮动作

当嘴巴张开，接近刺激物后，就会产生吸吮反射即舌头后缩，嘴唇合上，可增加患者吞咽能力。还可让患者练习吸吮手指，模仿吸吮感觉，至产生一定吸吮力量。

4. 咽喉部运动

1）吞咽动作：让患者把手指放在训练者的喉结（甲状软骨）上缘，感觉吞咽时候喉部的上抬，再把手指放在自己喉结部，让患者学习如何提升自己喉部肌肉，重复此动作5次。

2）声带内转运动：紧紧闭气然后大声发"yi"音，或顺着音阶往上唱到高音，然后唱下来，反复练习5次，每日3次，持续1个月以上，音调训练可增加声带闭合力，有助于发音。

3）声带内收训练：也称为闭锁声门练习。让患者两手按住桌子或墙壁，也可两手在胸前对掌交叉用力推压，深吸气，用力推压，大声发"啊"或闭住口唇、保持憋气5min，使声带内收。通过训练，屏气时声带闭锁，防止食物误入气管，才能够正常发音。

5. 构音训练

因吞咽肌与构音肌解剖部位与功能有部分一致或协同，吞咽困难患者常伴有构音障碍，通过松弛训练、呼吸训练、发音训练、口面发音器官运动训练、发音训练、克服鼻音化的训练等构音相关训练，可以改善吞咽相关器官的功能。

6. 咳嗽训练

咳嗽是机体清除喉内异物的一种条件反射，而吞咽困难患者由于声带麻痹、肌力和体力下降，咳嗽无力甚至不会咳嗽。典型的咳嗽反射是气管、咽黏膜受刺激而做出的应激性咳嗽反应。深吸气，声门裂关闭，胸腔和腹腔压力急剧增加，所有呼气肌强烈收缩，在声门裂压力持续增加情况下，声门裂开放，完成咳嗽动作，以增加腹肌的肌力，强化声门闭锁，有利于排出吸入或误咽的食物和呼吸道分泌物。

7. 颈部屈肌的肌力强化以及颈部放松训练

身体朝前坐正，头部从正中分别向前后左右各方向做旋转、提肩、沉肩运动，各持续5s；也可将头紧靠在椅背上，颈部和后背要感觉紧张，头向前向下伸，颈前部肌肉感觉紧张，各保持2~3min，然后放松。颈部屈曲位容易引起咽下反射，改善颈部关节活动度，而且，在训练前和进食前放松颈部可以防止误咽。

另外，可以按照如下步骤完成每一部分肌肉放松的训练过程：集中注意—肌肉紧张—保持紧张—解除紧张—肌肉松弛。降低全身肌肉的痉挛也有利于吞咽困难的改善。

（二）间接吞咽训练

1. 改善吞咽反射的训练

冷刺激方法是：用蘸少许水的冰冻棉棒或者用耳鼻喉科用的小镜子浸在冷却水中 10s 后，轻轻地按压刺激舌根、软腭、腭弓及咽后壁，左右相同部位交替刺激，然后嘱咐患者做吞咽动作，连续反复 5～10 次。与本法相似，也可以利用小冰块或稀饭等小食物做练习，让患者咽下，进行吞咽动作的练习，反复训练可使咽反射变快。如出现呕吐反射即应终止刺激。冷刺激能有效提高软腭和咽部的敏感度，改善吞咽过程中神经肌肉的活动，能有效地强化吞咽反射。反复训练可使吞咽反射易于诱发且吞咽有力，减少唾液分泌。

若患者已经开始经口腔摄食，进食前以蘸水的冰冻棉棒进行冷刺激，进行口腔清洁，能提高口腔肌肉对食团知觉的敏感度。

2. 声门上吞咽训练

声门上吞咽训练又称"屏气吞咽"，也称"模拟吞咽训练"。

具体做法是：首先由鼻腔深吸一口气，然后完全屏住呼吸进行空吞咽，即吞咽唾液 1～2 次，吞咽后立即咳嗽，然后再吸气再次吞咽。即在吞咽前和吞咽时关闭真声带处的呼吸道，为防止误吸，在吞咽后立即咳嗽，以清除残留在声带处的唾液。

3. 促进吞咽反射训练

可点按沿胸骨柄与气管前方之间的颈前侧，以分别出现咽喉、舌根麻胀及吞咽动作为佳。也可用手指上下揉捋甲状软骨至下颌下方，可促进下颌的上下运动和舌部的前后运动，继而引发吞咽动作。此方法可用于有一定咀嚼食物能力却不能产生吞咽咽期运动的吞咽障碍患者。

4. 呼吸训练

腹式呼吸又称膈肌呼吸。患者采取仰卧位或半卧前倾位，治疗师将手置于患者腹部，嘱患者用鼻缓缓吸气，然后用嘴呼气。强化腹肌，增强声门闭锁，促进随意咳嗽。

5. 低、中频冲电治疗

通过皮肤进行低、中频脉冲电治疗刺激局部呼吸咳嗽运动相关肌肉及软组织，改善吞咽功能，维持或增强吞咽相关肌肉的肌力。

间接训练法由于不使用食物，仅刺激与吞咽动作相关的肌肉组织，误咽、窒息等危险性很小，可用于各种程度的吞咽障碍患者。

（三）进食训练

进食训练（直接训练）的适应证：一般在患者神志清楚，病情稳定，能产生吞咽反射、少量吸入或误咽能通过随意咳嗽咳出即可随意充分咳嗽后，就可练习进食。

1. 进食的体位及姿势

开始训练时，应选择既有代偿作用且又安全的体位，最好定时、定量，能坐起来不要躺着，能在餐桌上进食不要在床边。因为口腔及咽腔同时存在功能障碍的患者较多，因此不要在水平仰卧及侧卧位下进食，尽量在半卧位及坐位下以配合头颈部运动的方式进食。

对于完全不能坐的患者，一般至少取躯干 30°仰卧位、颈部前屈，颈部前屈可使颈前肌群放松，有利于吞咽，也是预防误咽的一种方法；可将患者偏瘫侧的肩部垫起，辅助者位于患者健侧，利用重力使食物易于摄入，不易从口中漏出，减少鼻腔逆流及呛咳误咽。需要注意的是适于患者的体位并非完全一致，实际操作中，应该根据患者的不同情况予以调整，因人而异。

2. 食团在口中位置

最好把食物放在健侧舌后部或健侧颊部。

3. 食物的准备

原则上避免稀薄液体、易碎开及易粘的食物；选择适合患者口部或吞咽功能的质地的食物，如糊状食物（米糊、麦糊、果泥）。

容易吞咽的食物要求具有下述特征：①易于咀嚼，通过咽及食管时容易变形；②有适当的黏性、不易松散；③柔软、密度及性状均一；④不容易在黏膜上滞留等。另外，脑卒中患者运动量小及胃肠道平滑肌轻瘫、蠕动缓慢，要注意根据患者的具体情况及饮食习惯进行食物选择调配，既兼顾食物的色、香、味及温度等，又要注意 5 大类食物的摄取均衡以及纤维素的摄取，预防便秘。

4. 进食速度及进食量

喂食时要注意缓慢，不要催促，指导患者调整进食速度，尽量避免和减少误咽，应注意一般每餐进食时间宜控制在 45min 左右，进食速度不宜过快，摄食、咀嚼和吞咽的速度要较常人缓慢。应确定患者已吞咽干净前一口后，再给下一口。

一口量：即摄食时最适于患者吞咽的每次入口量，正常人的每次入口量约为 20ml。一口进食量一般先从一小口的流质食物 3~5ml 小量试之，并让患者吞咽两次进行。然后酌情增加，每次送入患者口中的食物分量应刚好，逐渐摸索合适的量为宜。对患者进行训练时，如一口进食量过少，则会因食团过小，食物在口中咀嚼搅拌困难，刺激强度不够，难以诱发吞咽反射；反之，一口进食量过多，不是从口中漏出，就是食团残留在咽部有误吸误咽的危险。

5. 辅助吞咽动作咽部滞留食物的去除法

可训练患者通过以下方法去除滞留在咽部的食物残渣。

（1）空吞咽　指口中无食物时吞咽唾液。每次进食吞咽后，应反复做几次空吞咽，使残留累积的食物残渣全部咽下，然后再进食，以免误吸。

（2）交互吞咽　即让患者交替吞咽固体食物和流食，或每次吞咽后饮少许水（1~2ml）。

（3）侧方吞咽　让患者分别向两侧转动下颌或倾斜颈部做侧方吞咽，使该侧梨状窝变窄，挤出残留食物。

（4）点头样吞咽　当颈部后仰时，会厌上凹变得狭小，残留食物可被挤出，然后颈部尽量前屈、低头并做吞咽动作，反复数次，进行几次形似点头的动作，同时做低头空吞咽动作，便可清除并咽下滞留的食物。

（5）低头吞咽　指下颌与胸骨柄接触。低头吞咽使口咽解剖结构变窄，舌骨与喉之间的距离缩短。会厌软骨被推向咽后壁，会厌软骨和杓状软骨之间的距离也减少，从而使呼吸道入口变窄。低头吞咽适用于咽期吞咽启动延迟、舌根部后缩不足、呼吸道入口闭合不足的患者。

（6）转头或头旋转吞咽　转头时，吞咽通道的解剖结构在头偏向侧变得狭窄或关闭，只局限于舌骨水平的咽上方，而咽下方保持开放，转头吞咽主要应用于单侧吞咽功能减弱的患者，如偏瘫患者头应偏向患侧吞咽。头旋转吞咽可使咽食腔内的压力下降，增加咽和食管的开放，减少食团残留。咽部两侧的梨状隐窝是最容易残留食物的地方，如左侧梨状窦残留，可嘱患者向右侧转头吞咽或偏向左侧方吞咽。通过头部姿势调整促进吞咽动作的完成。仰头吞咽：能使口咽的解剖位置变宽，食团较容易进入口腔；增加食管内压力。

6. 进食时提醒

主要有以下五种方法，促进患者的吞咽，帮助患者减少吸入的危险。

（1）语言示意　如照顾者在患者进食时说鼓励患者咀嚼吞咽的话语，以提醒患者专注进食，使咀嚼肌、吞咽肌更加用力。

（2）手势示意　如辅助者用拇指与其余四指的开合示意患者上下颌的开合和上下排牙齿的研磨；指着自己的嘴唇以提醒患者在吞咽期保持嘴唇闭紧。

（3）身体姿势示意　如帮助患者支持下巴和头，以提醒患者保持正确的身体姿势。

（4）文字示意　照顾者利用写有较大文字的卡片，给患者不断提醒注意预防误吸误咽。

（5）食物的味道和温度示意　冰冷的食物产生的较低温度可刺激触发吞咽反射，而热的液体和食物可提醒患者慢慢吸吮摄食。

7. 进食环境

为促进吞咽和防止误吸，要求维持进食环境安静，避免分心，尽量将注意力集中在进食上。

8. 进食前后口腔清洁

正常人每 2min 左右会自然产生一次吞咽动作，把口腔中的唾液及咽部分泌物经食管吞入消化道处理。而吞咽障碍患者，唾液无法进入食管，通常从口中不自主流出，还容易流进呼吸道。严重者可导致吸入性肺炎。如患者分泌物异常增多，在进食前及进食过程中需随时清理分泌物方可进食，以保证进食过程顺利。

9. 注意事项

1）喂食时每次送入患者口中的食物分量应刚好，确定患者已吞干净前一口后，再给下一口，不要催促。当患者发生咳嗽甚至呛咳时，立即停止喂食，头向前倾，立刻以手挖出食物、拍背、从患者的背后抱住剑突下方（上腹部）向上压迫，促其呕吐将食物排出，休息半小时后再试。还可以应用海姆立克法：施救者站在患者身后，手臂环抱患者，双拳重叠放于患者剑突下方，用拳向内、向上方推压 6～10 次，重复上述推压步骤至异物清除为止。

2）训练期间，鼻饲管不要拔除，可以选择高营养食物以获取足够养分及补充不足的水分，可以静脉滴注方式予以补充体液及营养。

3）尽量消除和减少误吸、误咽，口腔摄取食物时，要充分了解患者的吞咽功能状况和全身状态并采取相应措施，摸索出最佳的吞咽及进食方法。

4）先要进食一段时间的软质食物，再逐渐尝试喂食液体食物。

5）进食后上抬头部，餐后切勿很快躺下，让患者继续维持直立坐姿 20～30min。防止食物从食管反流到喉咙导致误吸或打嗝噎呛，又可助消化和吸收。并用棉棒清洁口腔残留食物。

（四）摄食-吞咽障碍的综合训练

有摄食-吞咽障碍的脑卒中患者仅有吞咽相关肌肉训练、进食训练、吞咽训练是远远不够的，需要有序地进行肌力训练、排痰法的指导、食物的调配、进食前后口腔卫生的保持等，通力合作、综合训练，各相关专业医师、治疗师密切配合，凡是与摄食有关的细节都应考虑在内，才会取得满意的效果。吞咽与呼吸是一个巧妙的协调，咽部是气道和食物通道的交叉点，吞咽与呼吸具有非常紧密的关系。

1. 抗阻呼气训练

（1）缩唇呼吸　其要领是用鼻吸气，缩唇呼气。练习在嘴唇半闭缩唇时呈吹笛状轻柔地呼出，类似于吹口哨的嘴型，缓慢经鼻深吸气，缓慢呼出，呼气时必须被动放松，避免腹肌收缩。尽量将气完全呼出以延长呼气时间，一般吸气 2s，呼气 4～6s，以呼出气流能使距离口唇 15～20cm 处蜡烛火焰倾斜而不熄灭为度，每分钟 7～8 次。每次训练 10～15min，每日训练 2 次。此方法可增加气道阻力，减轻或防止小气道过早闭合，能够改善通气换气，减少肺内残气量。可在气管、支气管内产生压力差，防止细支气管由于失去放射牵引和胸内高压引起的塌陷。

（2）吹瓶呼吸　准备灭菌注射用水半瓶和一根输液皮条，指导患者用鼻深吸气至胸廓明显扩张，然后口吹输液皮条呼气，灭菌注射用水瓶内会起泡，慢慢吹尽气后再深吸气、吹气，如此循环。

（3）发音呼吸　将口腔自然打开，舌面放在最低点，呈元音"a"的一个发音状态，放松喉咙，使膈肌向上运动，形成的气息一下一下地冲击声带，一声一声地发音。

（4）吹蜡烛呼吸　深吸一口气后，用轻缓，均匀，又不能有力的气息去吹蜡烛上的小火苗，均匀缓慢地吹，尽可能时间长一点，达到 25～30s 为合格。

2. 腹式呼吸训练

腹式呼吸训练是指强调膈肌呼吸为主的方法，利用膈肌的运动，提高膈肌的收缩能力和收缩效率，改善异常呼吸模式，使患者的胸式呼吸变为腹式呼吸，减少呼吸辅助肌的使用，降低呼吸能耗，是呼吸训练的基础。

方法：仰卧位，髋膝轻度屈曲，腹式呼吸以膈肌运动为主，双手放置于前肋骨下方的腹直肌上，吸气时闭口经鼻深吸气，此时胸廓的上、下径增大，横膈肌会下降，腹压增加，上腹部徐徐隆起，对抗双手所加的压力，经口呼气缩唇，收缩腹肌，手随腹部下陷并轻压以增高腹压推动膈肌上抬。一般吸气与呼气比为 1：2，从每次练习 1～2min 逐渐增加至正常的腹式呼吸（一次 10～15min），能吸入约 500ml 空气。

总之，其要领是肩背放松，吸鼓呼瘪，吸气经鼻，呼经口，深吸细呼。注意把握患者的呼吸节律，刚开始不要进行深呼吸，放松呼吸辅助肌避免憋气、过分减慢呼吸，呼吸频率量力而行，不引起过度疲劳。

3. 深呼吸训练

目的：增加肺容量，使胸腔充分扩张。

方法：让患者经鼻深吸一口气，在吸气末，屏气保持几秒，注意避免过度耸肩以保证足够时间进行气体交换，并使部分塌陷的肺泡有机会重新扩张，然后经口将气体缓慢呼出，此时可配合缩唇呼吸技术，使气体充分排出。

4. 局部呼吸训练

方法：患者取坐位或屈膝仰卧位，治疗师或患者把手放于需加强呼吸训练的部位，如下方肋骨侧缘，嘱患者深呼吸，吸气时在胸部局部施加压力。

当患者呼气感到胸廓向下向内运动时，置于肋骨上的手掌向下施加阻力。当吸气前，快速地向下向内牵张胸廓，以诱发肋间外肌的收缩。患者吸气时，可给予下肋区轻微阻力以增强患者吸气时胸廓扩张的感觉。当患者再次呼气时，操作者用手轻柔地向下向内挤压胸腔来协助。教会患者独立使用这种方法。

六、吞咽困难的传统康复治疗——针灸治疗

（一）治法

调神导气，通关利窍。以手厥阴、手少阴经及督脉穴为主。

（二）处方

1. 真性球麻痹、进行性球麻痹

风池、供血、翳明、水沟、通里、治呛、提咽、头针运动区下 2/5。

1）伴面瘫、口唇麻痹者加翳风、牵正、迎香、夹承浆。

2）伴咀嚼不能者加下关、颧髎。

3）舌肌无力不会屈伸者加舌中、金津、玉液、廉泉，点刺出血。

4）发音不清者加发音。

5）食物反流者加治返流。

2. 假性球麻痹

风池、供血、翳明、完骨、治呛、廉泉、外金津玉液、咽后壁、头针运动区下 2/5。

1）舌体运动不灵、挛缩者加舌中、舌尖。

2）口唇麻痹者加地仓、夹承浆、迎香、颊车。

3）伴情感障碍者加神庭、头维。

（三）操作

一般每日 1～2 次，每次留针 30min，中间行针 2 次，每次 1～2min。廉泉、外金津玉液、舌中、治呛、发音、治返流穴，行针得气后，即刻出针；风池、翳明针向喉结，震颤徐徐入 0.5～1.2 寸，施以小幅度捻转补法，以咽喉部麻胀为佳，应持续捻转 1～3min；金津、玉液，三棱针点刺出血；还可用 3 寸长针，点刺咽后壁。

（四）注意事项

1）脑卒中急性期患者病情不稳定或有意识障碍者，需先鼻饲流食，补充必要的营养。如因病情较重不能维持半仰卧位，可用仰卧位，选择廉泉、外金津玉液、舌中、治呛等穴位针刺。

2）针刺治疗的同时，可以给患者进行雾化吸入，以减轻针刺后咽喉部的肿胀同时利于排痰。

3）如经治疗，在插胃管情况下可进食半流食，不要急于拔掉胃管，否则不能保证一定的进食饮水量，会导致营养不足、体力下降、脱水。直至吞咽困难基本消失时，可经口

顺利进食饮水，再拔除鼻饲管。

4）长期插鼻饲管可以影响由口腔迅速将食团移动到食管所需的动力，并影响咽部肌肉上举和引起环咽肌的松弛，所以必要时取出食管将会有利于吞咽动作的完成。

5）为防治卒中后肺炎与营养不良，应重视吞咽困难及营养状态的评估与处理，必要时记录出入量，以便进行处理。建议于患者进食前采用饮水试验进行吞咽功能评估，正常经口进食者无须额外补充营养，吞咽困难或不能进食者及短期内不能恢复者可早期鼻饲进食。

七、吞咽障碍的其他治疗

（一）电刺激治疗

临床上常用的神经肌肉电刺激治疗仪可以辅助强化肌力，帮助喉上抬，增加咽肌收缩的力量和速度，增加感觉反馈和时序性。在空吞咽和进食的同时进行电刺激，效果更佳。治疗仪的电极放置方法为沿正中线垂直排列所有电极；每一电极放置于舌骨上方，第二电极紧挨第一电极下放置，置于甲状软骨上切迹上方；第三和第四电极按前两个电极等距放置，最下方的电极不超过环状软骨之下。这种放置方法可刺激多数肌群，临床运用较多。肌电生物反馈技术是神经系统疾病导致的运动性和失协调性吞咽障碍患者的首选治疗方法。

（二）球囊扩张术

研究证明，导管球囊扩张术对神经源性病变所致的环咽肌功能障碍和环咽肌痉挛均有显著疗效，是采用普通双腔导管总的球囊进行环咽肌失弛缓症的分级多次扩张治疗。

扩张后，可给予地塞米松加糜蛋白酶和庆大霉素雾化吸入，防止黏膜水肿，减少黏液分泌。上述方法操作简单、安全可靠，每日 1～2 次，每周 5～6 次，每次约 30min；根据病情，每位患者需要经过 10～25 次球囊扩张；球囊容积每日增加 0.5～1ml 较为适合，最大不超过 9ml，由于脑卒中后患者的吞咽障碍改善困难，因此建议患者定期进行球囊扩张。

八、吞咽障碍的护理

（一）口腔护理

不能经口进食的，要给予每日 2 次的口腔护理；经口进食的餐前、餐后都要进行有效的口腔护理，要彻底清洁整个口腔黏膜、牙齿、舌、齿颊沟及咽喉部的痰液和残留物。

（二）饮食的管理

配制适宜形状的食物，原则先易后难，调整合适的量和进食速度，记载进食所需时间、摄食量、噎食情况。

一般经过 1 个月左右的训练，90%以上吞咽功能障碍者可经口进食，病情迁延者几乎均为真性球麻痹和重度的球麻痹及全身状态差的患者。肺感染和窒息是其常见的死亡原因。

九、吞咽障碍导致的肺炎

（一）误咽性肺炎

吞咽障碍在脑卒中后的发生率为22%～65%，是脑卒中患者的常见并发症，吞咽功能减退患者多伴有不同程度的误吸、支气管痉挛、气道阻塞、窒息、脱水和营养不良等，且因进食质量及数量有限，体能和抵抗疾病能力较差，易反复出现误咽性肺炎。吞咽障碍导致的肺炎，一般为吸入性肺炎和坠积性肺炎。

防治方法：吸入性肺炎：治疗原发病、吞咽功能训练。坠积性肺炎：呼吸功能训练、主动咳嗽、体位排痰。

（二）排痰技术

若在呼吸训练或有氧训练前进行排痰，会提高训练效果。排痰技术包括体位引流、叩击与震颤、有效咳嗽。

临床病情不稳定，呼吸衰竭，训练时可导致病情恶化的其他临床情况，严重认知障碍的患者不宜进行排痰训练。

1. 体位引流

使各个肺段内积聚的分泌物因重力作用排出体外，从而改善通气功能，促进肺膨胀，增加肺活量，预防肺部并发症的发生。对于循环系统疾病，如肺水肿、充血性心力衰竭、高血压，呼吸系统疾病，如严重的呼吸困难、咯血、脓胸积液等，其他如裂孔疝、腹部膨胀、疼痛明显者等应禁忌使用。具体实施办法如下：

（1）确定引流部位　可通过听诊、触诊或叩诊判断其病变部位。

（2）设计引流体位　根据肺叶的不同位置设计不同的体位进行排痰。

（3）应用辅助技术　体位排痰过程中可结合有效咳嗽、叩击与震颤等技术，以利于痰液松动，最终排出体外。

2. 胸部叩击与震颤

叩击是指操作者手呈杯状、虚掌，运用腕部力量有节奏地快速叩击患者胸壁，以利于痰液松动，有助于黏稠、浓痰脱离支气管壁，排出体外。叩击时按支气管走向由外周向中央叩击，背部从第10肋间隙、前胸从第6肋间隙开始，感染部位着重叩击。治疗者手指并拢，掌心成杯状，运用腕关节摆动在引流部位的胸壁上轮流轻扣30～45s，患者可自由呼吸。叩击拍打后治疗者用手按在病变部位，嘱患者做深呼吸，在深呼气时做胸壁颤摩震动，连续3～5次，再做叩击，叩击的时间一般持续2～3min，如此重复2～3次，再嘱患者咳嗽以排痰。该技术常与体位引流相结合应用，以利于排痰更具有方向性，提高排痰效果。由于叩击力量直接作用于胸壁，因此患者若存在凝血障碍、肋骨骨折、脊柱不稳、骨质疏松、近期咯血和急性心肌梗死等情况时禁用此法。

震颤是操作者的双手交叉重叠，置于患者的胸壁（病灶相应的体表部位），嘱患者做深呼吸，于深呼气时对胸廓进行快速、细小的震动和弹性压迫，3～5 次为一个周期，可重复 2～3 个周期，以利于痰液排出。震动比叩击冲击力量小，相对较安全，其禁忌证同叩击法。

3. 咳嗽训练

有效咳嗽是清除气道内分泌物最常用的方法，是呼吸疾病治疗的一个组成部分。运用时可指导患者尽可能取坐位，双足着地，身体稍前倾，嘱患者做几次腹式呼吸，迅速收腹深吸气后用力快速发出"哈、哈、哈"的呼气声音，借助于有力的呼气所产生的快速气流将分泌物排出体外。正确的咳嗽方式应在深吸气达到吸气容量后短暂闭气，使气体在肺内最大分布。

对于腹肌无力者（如脊髓损伤的患者），可运用手法协助的方式帮助咳嗽，指导患者取仰卧位或坐位，在尽可能深吸气后，要咳嗽时给予自我或他人的手法协助，通过双手向内、向上压腹部，将膈肌向上推，可产生较大的腹内压，有助于产生强有力的咳嗽。

（三）注意事项

1）脑干梗死或双侧脑梗死容易出现吞咽困难，脑梗死后由于呕吐或不能进食者容易引起脱水及营养不良，可导致病情加重，神经功能恢复减慢。

2）体位引流可选择一天中对患者最有利的时机，如夜间睡前进行体位引流，由于夜间肺部分泌物较多，因此可在睡前做体位引流，使肺部分泌物排出较完全，有利于患者的睡眠。

3）胸部叩击和震颤治疗叩击时，应垫上保护患者皮肤的毛巾，防止损伤皮肤，减轻患者疼痛。若行胸部叩击时应注意避开乳房、心脏等部位。

》》 第三节　脑卒中患者的语言康复 》》

脑卒中后语言障碍多是由于脑血管病变损伤大脑优势半球语言中枢而引起患者语言理解和（或）语言表达障碍，影响患者与外界交流，且可使患者智力及记忆力有所减退的脑卒中常见并发症。其恢复难度较大，患者不能表达易致心情抑郁，对肢体康复产生负面影响，因而语言康复治疗尤其重要。在我国医学界，语言障碍，有时又可称为言语障碍，其中言语和语言又稍有区分。言语是指口语形成的机械过程，其形成过程需要有关神经和肌肉的配合，若相关神经和肌肉发生病变，就会发生言语障碍，包括构音障碍、嗓音障碍、语流障碍（口吃）。语言除包括口语外，还包括应用和接受符号和姿势语言达到交流的能力，代表性语言障碍为失语症和儿童语言发育迟缓。脑卒中患者的语言障碍还包括运动障碍和书写困难等方面。

一、脑卒中后语言障碍的类型及性质

为完成合理有效的康复治疗，正确了解语言障碍的形成过程、性质及类型为必不可少的部分。

（一）脑卒中后语言障碍的形成过程

我们可以把语言的形成过程分为输入、综合、输出三个阶段。

1. 输入　所谓输入即语言感受阶段，将外界刺激等传入大脑皮质，经优势半球把语言有关的信息输入颞上回后部的感觉性语言中枢。

2. 综合　所谓综合即脑内语言阶段，将语言进行比较、编排、整理，形成文字符号和概念。

3. 输出　所谓输出即语言表达阶段，对信息做出反应后表达，通过发音器官和肌肉收缩或松弛等辅助而构成语言、手势等以表达情绪、意见和思想。

以上语言形成过程中的任一阶段受损，均可发生语言障碍。

（二）语言障碍的性质判定

根据语言行为的心理学结构和解剖生理学基础来分析语言障碍的性质，大体可包括以下内容。

1）大脑半球发生器质性损伤，影响了语言表达过程中的感知辨识、理解接收和组织运用中一个或多个方面，从而形成失语症。

2）意识、记忆、思维等重要心理过程失调的心理异常造成的语言障碍和精神异常造成的语言障碍，包括：①某些大脑器质性疾病的意识、思维、记忆失调后表现的不符合实情，逻辑混乱的语言；②智能障碍：先天性智能缺陷及脑性发育不全常会阻碍个体语言能力的习得，后天的器质性脑病的智能障碍则常使已经获得的言语能力遭到破坏；③精神病的言语异常；④癔病性失音和失语；⑤口吃。

3）外周和脑干中枢支配言语运动肌肉的运动神经的损伤，发音器官损伤，听、视觉器官损伤等引起语音失常而影响书写口语交流，手部运动肌肉和神经的病变则因影响书写而造成书面语言的表达障碍。

（三）脑卒中后语言障碍的分类

以上三种性质的语言障碍，脑卒中后语言障碍均可涉及，可概括为失语症、构音障碍、言语失用症。但以大脑半球语言中枢器质性损伤导致的失语和延髓损伤导致的构音障碍多见。

（1）失语症　是脑卒中后的主要语言障碍。它通常是由于大脑损害而使理解和运用语言符号系统表达的能力受损，包括对口语表达和理解、对文字阅读和书写的困难，对高级信号活动等的障碍。表现为意识清晰、无精神障碍，无发音器官肌肉瘫痪及共济运动障碍，却无法表达自己的意思或听不懂他人说话。

（2）构音障碍　是由于神经-肌肉系统损害导致肌肉麻痹、运动不协调等所致的语言障碍，表现为患者听觉理解正常能够正确选择词汇和按语法排列。但无法精确地控制音量、重音、音调。

（3）言语失用症　不伴有与发音器官有关的肌肉麻痹、肌张力降低、失调、不随意运动等症，而表现为无意识反应性说话较有意识、有目的说话要好的言语运动性疾患。

二、脑卒中后语言障碍的康复治疗

（一）语言治疗的原则和目的

1. 语言治疗的原则

（1）综合性原则　治疗前应该对存在交流障碍的脑卒中患者进行全面的细致的言语功能评测来判定障碍程度及病变范围，包括听、说、读、写、复述等几个方面。对语音和语义障碍等进行治疗。集中强制性综合语言训练才能最大限度发挥语言训练的效果，有助于以运动性失语为主的患者恢复语言功能。

（2）循序渐进　评估确定患者的语言基线水平，了解患者残存语言功能，根据患者文化水平和兴趣爱好制订适宜训练计划，先难后易、由浅入深。口语是我们最基本的主要的交际方式，口语恢复程度决定了患者能否正常参与社会活动；口语的发展较书面语要早并对书面语有支持作用，书面语是在口语的基础上发展而来的。

（3）形式多样　在口语训练同时，还应有朗读和书写的训练，坚持"听、说、读、写"并重，训练形式应多样化、趣味化，如利用多媒体训练、讲故事、接句子、绕口令等，反复刺激大脑，出现信号反应，激发原有记忆和说话能力。

（4）充分训练　治疗室 30min 的言语训练远远不够，应进行包括自我训练、家庭训练等充分的训练。坚持每天训练、反复刺激，但也不能操之过急。

（5）及时反馈　治疗者、患者、家属三者的交流，根据患者对治疗的反应，强化正确的反应，纠正错误的反应，并掌握患者的情绪变化，合理安排治疗时间。当患者情绪低落时应缩短治疗时间或间断治疗，并给予适当安慰。

2. 语言治疗的目的

1）语言治疗的主要目的是使患者的语言表达、阅读理解、语言书写等能力得到提高，最后使患者的言语能力得到恢复。

2）当患者语言恢复到最大程度后，语言治疗有助于维持取得疗效。

3）语言治疗可以消除患者对治疗效果的错误预期，使患者的心理和感情得到调整。

（二）语言治疗的常用方式与方法

1. 语言治疗的常用方式

（1）个别治疗　是语言治疗的最基础方式，通常由治疗师与患者进行一对一语音训练，发音器官及用语练习等，对患者进行针对性训练。

（2）集体治疗　选择病情基本相同的患者，以一个小组为单位（5～10 人），由治疗师进行治疗，多为谈话练习，治疗师提出一些简单问题，让患者轮流回答，当某个患者回答出现阻碍时，可由其他患者进行补充回答，患者之间相互鼓励，氛围较为轻松，对语言表达、记忆力、心理康复均有帮助。

（3）家庭治疗　是指由家属帮助患者在家庭中自行进行治疗，或者由语言治疗师到家里辅导，基于家属对患者的了解，从患者的兴趣入手，激发患者积极性。

语言练习应该先易后难，对于不能发声的严重失音患者，可先用肢体语言来代替言语表达，再进行单音节的训练，遵循循序渐进原则，再进行词语和句子的训练，逐渐提高患者言语表达能力。

2. 语言治疗的常用方法

（1）发音器官锻炼　主要是唇、舌、腭的训练，如伸舌训练、卷舌训练、鼓腮、舌上举下压、腭和声带的震动发音练习等，以改善舌尖、舌根运动不灵活。

（2）语言训练　包括复述训练、命名训练、实用化训练、自发口语训练、对话训练等。治疗师为患者做示范，发出正确语音令患者模仿，从而发现患者的错误的语音，通过练习耐心纠正。

（3）命名训练　选择患者较熟悉的日常用品或图片，让患者回答，患者不懂得回答时，可以给予视觉和听觉上诸如口型文字的提示和指导。

（4）会话练习　为患者创造良好语言环境，可模拟购物、订餐等场景，进行简单自我介绍和互相问候等日常生活简短对话。

（5）阅读练习　若患者理解能力较好，要充分利用其视觉能力，可以训练其读一些精简的短文，注意纠正错误语音，改善流畅度。

三、脑卒中后语言障碍的具体康复疗法

脑卒中后语言障碍的康复，是一项长期而系统的工作，应正确判断语言障碍的类型及程度，改善患者的日常沟通交流能力，因人制宜，早期进行，坚持不懈，进一步促进交流能力的提高，尽可能回归家庭和社会。

（一）失语症的康复治疗

1. 失语症的治疗原则

（1）早期开始　意识障碍神志改善后，生命体征稳定者，早期即可进行语言康复训练。

（2）及时评定　言语功能评定应在具体治疗之前进行，了解失语症的类型及其严重程度，制定相适合的治疗方案，定期进行调整，力求达到治疗的最合理化。

（3）循序渐进　不应急于求成，应根据患者的具体情况稳步进行，先易后难，合理安排治疗内容及强度。

（4）及时反馈　患者对治疗刺激给予的反应及时反馈和修正，对于正确反应加以强化，错误反应进行淡化。

（5）患者主动参与　失语症的治疗应该是治疗者与患者之间的双向交流，患者的主动参与是治疗合理进行的关键部分。

2. 治疗前判定严重程度并制定治疗目标

（1）失语症言语功能评定（BDAE 失语症严重程度分级）

1）0级：无有意义的语言，即不能用言语进行实用性交流，或具有听觉理解障碍，其自发言语亦无法令人理解。

2）1级：言语交流中有不连续的极少数的单词或片断词组等语言表达，大部分的言语表达内容需听者多次询问、推测，单词和短句也需多次重复方能理解。

3）2级：在听者帮助的情况下，可以通过熟悉话题的交流来表达自己的想法，对陌生

话题的交流比较困难。

4）3级：在日常生活中能有沟通意愿，仅需要少量帮助或无须帮助，但在非日常生活、陌生话题或不习惯场合下则很困难。

5）4级：语言较流利，在大多数场合下几乎无障碍，思想和语言表达尚无明显限制，但对复杂的谈话理解上时有轻度障碍。

6）5级：仍遗留极少可分辨得出的轻度语言障碍，患者主观上虽常感到困难，但听者不一定能明显察觉到。

（2）根据严重程度设定目标

1）轻度（严重程度4～5级）：改善语言功能，力争恢复就业。

2）中度（严重程度2～3级）：充分利用残存功能，基本自如地适应日常交流。

3）重度（严重程度0～1级）：利用残存功能和代偿方法，进行简单的日常交流。

3. 判定主要障碍及其病变部位

（1）运动性失语　其病灶部位累及左额-顶岛盖皮质-皮质下广泛结构（Broca区）豆状核和岛叶，患者主要表现为明显的口语表达障碍但听理解正常，可以理解别人的语言及阅读的内容，但不能用语言正常与他人交流。其病情与病灶大小相关，但大多都预后良好，若不能完全恢复，遗留症状多局限于口语表达。

（2）感觉性失语　其病灶部位累及左颞上回后部（Wernicke区）在内的左颞顶区，患者主要表现为有大量的错语，不能理解他人的话和阅读内容，也不能发现自己语句中的错误。

（3）传导性失语　其病灶部位累及左中央沟后连接Broca区和Wernicke区的弓状束或外囊，左缘上回皮质，患者主要表现为重复他人说话时出现困难。

（4）命名性失语　其病灶部位累及左半球（角回受损居多），患者主要表现为语言流利但内容空洞，在命名时出现障碍，在口语表达中出现找词困难、缺实质词，多以描述物品功能代替说不出的词。

（5）经皮质运动性失语　其病灶部位累及左额叶Broca区邻近或前内囊-壳核区，患者主要表现为自发谈话严重受损。

（6）经皮质感觉性失语　其病灶部位累及左侧下顶-颞-枕区相当于大脑后动脉供血区或大脑后动脉和大脑中动脉供血的分水岭区，患者主要表现为自发谈话流利但语言错乱，易出现模仿语及听理解的严重障碍。

（7）皮质下失语　其病灶部位累及丘脑或基底核区，累及基底核时患者主要表现为自发谈话介于流利与非流利之间。累及丘脑时患者主要表现为自发谈话声音低、音量小，可简单回答问题及简单叙事，但不能详细描述。

（8）完全性失语　其病灶部位累及左半球广泛结构（Broca区和Wernicke区），内囊-纹状体皮质下，患者所有语言功能均严重受损，口语刻板。

4. 失语症治疗的三个时期

（1）开始期　病情稳定不再进展，生命体征稳定。此时期应尽早开始训练。

（2）进行期　是发现和纠正最初制订计划可能出现问题的时期，此时期需要家人的帮助，在病房和家庭中协助患者治疗，打破训练师治疗时间和场地的限制。

（3）结束期　经过开始期及进行期的训练后，改善程度会出现不再进展或进展很缓慢的情况，这时就要把以前学到的内容或重获得的能力进行适应性训练。

5. 代表性治疗方法

（1）刺激促进法（Schuell 刺激法）　由治疗人员提供强有力的、控制下的听觉刺激以刺激患者的特殊反应，促进患者的理解和表达能力，其刺激原则为：

1）采用较强的听觉刺激是刺激法的基础，因为听觉模式在语言过程中居于首位，而且听觉模式的障碍在失语症中也很突出。只有听理解改善，其他刺激才能产生反应。

2）适当的语言刺激：选用患者熟悉的易于接受的适当控制下的刺激，且以有一些难度但尚能完成为宜。

3）多途径的语言刺激：即给予听刺激的同时给予视、触、嗅等多途径刺激的刺激输入（实物或仿制品），可以相互促进，提高疗效。

4）反复利用感觉刺激：可能会提高其反应性。

（2）交流促进法（PACE）　是指治疗师与患者之间平等分担会话责任的双向交流模式，选用接近现实生活的训练材料，通过日常熟悉的对话方式来促进患者的交流能力，具体做法为将一叠图片反面置于桌面上，治疗师与患者交替抽取，不让对方看见自己手中图片的内容，运用各种表达方式（描述、手势、书写等）将图片上的内容传递给对方，经过反复的猜测、质问、确认等方式来进行反馈。

（3）音乐音调治疗法（MIT）　运用患者残存的语言能力，使患者聆听熟悉的旋律，使患者把日常熟悉的词语、短句哼唱出来，促进患者自主、积极地讲话，提高患者的理解力，促进患者语言功能的恢复。操作步骤：①治疗师与患者同唱一首歌，使患者能逐渐通过唱歌来回答简单的提问；②逐渐从有旋律的歌唱过渡到语音语调接近"吟咏"的方式；③最终过渡到正常说话的语调。

（4）计算机辅助治疗　根据不同患者的具体病情，在计算机技术的支持下通过相应的理解障碍和听力理解障碍治疗软件，设定不同的程序，进行个体化治疗，经过一段时间的熟悉后，患者可以自行在家治疗。计算机功能性较强，可以利用语音识别软件纠正患者的错误发音，辅助患者交流。

（5）强制性诱导言语治疗　是指为了促进口语表达而抑制非口语表达方式的一种治疗方法，治疗重点是在治疗过程中，通过限制患者表情、手势等方式来进行交流，必须用言语交流来进行治疗，这种方法通过间接诱导患者多说话，尽可能多地用语言与外界进行交流，有利于语言功能的提高和修复。

6. 不同类型失语症的康复治疗

失语是脑卒中后常见的症状。目前尚无特效药物可以用于语言中枢。除了随着病情的好转而逐渐恢复外，语言障碍的康复主要依靠特殊的功能训练。语言康复训练也应尽早开始，要根据不同的失语类型采用不同的训练方法。对不同类型、不同病例由专业人员进行一对一的康复治疗：

（1）运动性失语　是指患者的构音器官无障碍，也能理解他人的语言，但不能用语言表达自己的意思。完全性失语（即患者完全不能讲话）在训练时应先从学发音开始，如让患者发"啊"、"衣"、"乌"等音，然后学熟悉的单字，如"吃"、"喝"、"好"、"不"等，再过渡到学双音词如"吃饭"、"喝水"、"不行"等。然后依次学简单的语句，也可由他人说上半句，患者接下半句，再过渡到说整句话。最后可让患者读简单文章。训练方法可以灵活多变，如看图说话、指物说字、指字片识字等。对不完全性失语患者，依其说话程度可依次说出一些词组、句子。有的说话不流利、词汇贫乏、讲话缓慢，此类患者应教其学会更多的词汇，锻炼语言技巧，练习舌的灵活性，反复复述和训练阅读能力。最重要的是发音训练，同时进行文字表达练习，指导患者面对镜子做一些简单的口型模仿，从张口、伸舌、鼓腮等动作开始，逐渐加大难度。

（2）感觉性失语　是指患者有说话能力，但不能理解别人的语意。可以在训练中反复使语言与视觉相结合，如给患者盛好饭，告诉他"吃饭"。有的可反复将手势与语言相结合，如让患者洗脸，同时用手做洗脸的动作。这样逐渐地患者就会把语言与表达的意思联系起来。可用视觉刺激法和运用手势法来训练，留意患者的习惯和偏好，通过其惯用的手势、面部表情等了解患者的情绪表达，利用文字、绘画等方法，帮助其表达。

（3）传导性失语　复述训练及书写、朗读训练等。

（4）命名性失语　是指看到实物叫不出名字。可用生活中常用的物品给患者看，并说出名称和用途，从常见的"碗"、"杯子"、"笔"、"书"开始，到一些较少用的物品。要反复强化已掌握的名词，以称呼训练为重点。

（5）经皮质感觉性失语　听理解训练（以感觉性失语作为基础）。

（6）经皮质运动性失语　以运动性失语训练内容作为基础。

（7）混合性失语　是指患者既听不懂又不会说，训练时应将说、视、听结合起来，例如，让患者吃饭，既要说"吃饭"让患者听，又要指着准备好的饭，并做出吃饭手势示意让患者看，如此反复讲述演练。

7. 失语康复训练应注意的事项

（1）语言训练同样应越早越好　一般说，病后 3 个月内恢复较快，病程 1 年以上者预后较差。所以康复训练应及早开始。文化程度低者及缺乏错误自识力与纠正力者预后较差。年轻者比老年人恢复要快、较好。

（2）要与患者面对面交谈，不断地与其讲话　可以给患者念报纸或朗读书刊，尽量让患者模仿复述。鼓励患者多练习开口说话。

（3）教导人员要耐心，让患者有亲切感　切忌急躁、不耐烦或冷落患者。与患者交谈时气氛要缓和、安静，使患者精神松弛。说话要慢，句子要短，内容要简单，让患者有一个听、理解并做出应答的时间，必要时还须重复几遍。不宜连续发问，以免使患者无能力应答。

（4）具体治疗举例

1）复述训练：是指出患者模仿治疗师的发音示范，若患者病情较轻，能较轻松完成复述，若患者病情较重，可用图片和文字提示。

2）称呼训练：是指用图片引出称呼的训练，逐张向患者出示图片，询问患者图片上的内容是什么，若患者不能回答或答错时，用图中内容的用途来提示。

3）听理解训练：治疗师在桌子上摆放好多张不同图片后指定一个名称，患者从图片中选出与名称相匹配的物品。

（二）构音障碍的康复治疗

1. 构音障碍的治疗原则

（1）针对语言表现进行治疗　构音障碍的治疗应该从异常的语言表现入手，因为言语的产生需要神经的支配、肌肉的配合，若肌力、肌张力等出现问题，就会影响语言的产生，因而语言治疗应纠正这些异常，从而使语言状态恢复。

（2）看评定结果选择治疗顺序　进行构音器官评定后，应根据损伤的异常部位进行相对训练，包括呼吸训练、舌体训练、下颌运动训练等，若多个部位受损，则应同时进行几个部位的训练。

（3）控制治疗强度及选择正确治疗方法　一般情况下，治疗的时间和次数越多对患者的治疗效果越好，但应重视患者自身身体状况，若超过身体接受强度，则会引起疲劳而影响效果，治疗时间在半小时左右较适宜；对于治疗方法的选择要慎重，错误的治疗方法会降低患者的训练欲望，形成错误的构音运动模式。

2. 治疗前按表现分类并进行评定

按其特征分类：

1）弛缓型构音障碍：表现为说话费力，吐字不清晰，呼吸音、鼻音过重，语言短促。

2）痉挛型构音障碍：表现为刺耳音、紧张窒息样声音、鼻音过重，音量音调变化急剧。

3）运动失调型构音障碍：表现为语音语调的失常，不规则中断语言表达，出现刺耳音、音节与字之间的间隔延长。

4）运动过少型构音障碍：单音调、重音减弱，不恰当的沉默，刺耳音，语音短促，速率减慢。

5）运动过多型构音障碍：表现为语音不准确，异常拖长，不适宜的停顿，说话时快时慢，刺耳音。

6）混合型构音障碍。

3. 构音障碍的评定

应用 Frenchay 构音障碍评定法，通过对存在的客观症状、体征的识别与器械检查，了解言语产生过程中呼吸、声带、腭咽机制、口腔发音动作受损情况。

（1）反射　包括咳嗽、吞咽、流涎，可以通过询问家属或观察，判定其是否具有障碍。

（2）呼吸　包括静止状态时呼吸控制和患者与人交流时呼吸状态。

（3）唇　观察唇的位置、双唇抬高与收缩运动、言语时唇的运动、闭唇鼓腮、交替动作的完成度。

（4）颌　观察静止状态及与人交流时颌的位置。

（5）软腭　软腭抬高运动，言语时是否存在鼻漏音，询问患者吃饭或喝水是否进入鼻腔。

（6）喉　观察患者的言语音量及音高是否适宜。

（7）舌　观察舌静止状态的位置，以及伸舌、抬舌、向两侧运动的能力。

4. 康复治疗方法

对于不同部位受损，选择合适的治疗方法，具体包括：

（1）放松训练　痉挛型构音障碍的患者，多会出现咽喉肌紧张性损害和肢体肌张力增高的体征。

1）脚和下肢的放松：嘱患者旋转踝关节后松弛，再嘱患者膝关节伸直后再松弛，提示患者感受下肢张力的松弛。

2）腹、胸和背部的放松：要求患者收腹，使腹肌紧张后再放松，嘱其深呼吸。

3）手和上肢的放松：紧握拳后松弛，双上肢向前平举至肩水平，然后放置到双膝上。

4）双肩、头部、颈部的放松：耸肩然后放松，治疗师帮助患者旋转头部，挑眉然后放松，紧闭下颌和双唇，用舌用力顶住硬腭后放松，再使颌下垂，唇张开，多次重复。

（2）呼吸训练

1）仰卧位平静呼吸：患者取仰卧位，嘱其自然呼吸，治疗师站在患者的一侧，患者呼气末按压腹部，帮助膈肌运动，挤压出残留气体。同时患者上肢上举、摇摆，可改善呼吸功能。

2）过渡状态平静呼吸。

3）坐位平静呼吸：治疗师站在患者身后，方法基本同1）。

4）站立位平静呼吸训练。

5）进行吸气—屏气—呼气训练：可使用吸管在水杯中吹泡，吹气球、蜡烛、纸张等，尽量延长呼气时间。

6）双上肢伸展吸气，放松呼气，可改善呼吸协调动作。

（3）构音器官训练

1）下颌训练：进行下颌的下沉、前伸、左右移动等训练。

2）唇的训练：进行"u"音和"i"音唇部交替运动，进行双侧嘴角的交替运动，进行鼓腮后吹起运动。

3）舌的训练：进行伸舌、卷舌运动，进行舌体抵抗压舌板运动，进行舌尖上抬运动。

4）软腭的训练：用力叹气可促进软腭抬高，吹蜡烛、吹纸片可促进气流通过口腔。构音运动治疗：①单一运动模式：提高构音过程中下颌、唇、舌位置的准确性，对应单韵母的功能运动训练。②转换运动模式：提高两种构音运动模式之间的过渡和切换能力。

（4）构音语言训练

1）发音训练：从元音开始训练，再练习辅音，逐渐过渡到单词和句子。

2）语调训练：让患者模仿不同的语调，表达不同的情感。

3）语言速度训练：可以通过节拍器辅助治疗。

（5）韵律训练　构音障碍患者多表现为音调音量单一和节律异常，音律的变化可以纠正患者的言语缺乏及语调和重音变化的问题，且音乐可以放松患者心情，有利于患者积极性的调动。

（6）语言改良训练

1）增加音量：治疗师为患者示范，使患者通过大声说话模仿来掩盖鼻音共鸣过重的问题，提高言语清晰度。

2）张口姿势：提高患者鼻音化语言的感知。让患者对着镜子，做张大下颌动作，朗读句子。

3）减低语速：治疗师用手指或手轻拍来设定适宜的言语速率，或者使用节拍器，让患者跟着节拍说字或音节。

（三）言语失用症的治疗

言语失用症是一种言语运动性疾病，但是不具有与发音器官相关的肌肉麻痹、肌张力异常等症状，患者失去自主随意说话的能力，表现为能意识到自身的错误并试图纠正，不断地摸索正确的语序。

1. 言语失用症的评定

对于没有明显肌肉麻痹但不能随意发声或发音费力的患者，通过复述自动语序、观察行为等来评定其是否存在言语失用症及其严重程度。当发现患者具有如下表现时，可初步判断为言语失用症：

1）自发性语言和反应性语言等的错误较少，主动性、有目的的语言错误较多。

2）音的错误缺少一贯性，相同词语重复多次时会出现不同错误。

3）辅音的错误率是错音种类里最多的，且其位置位于词头时更易出错。

4）一般情况下，患者非常在意自己的发音错误。

5）发音错误随词句的难度和长度而增多。

2. 言语失用症的治疗

因为言语失用症的患者非常在意自己的发音错误，对周围人员的反应和表现较为敏感，因此治疗师的训练不应过于着急，应选择适宜患者的刺激强度，将其治疗集中在异常发音上，可以采纳 Rosenbeke 八步治疗法训练：第一步：视听联合刺激，即"看着我"，"听我说"，患者与治疗师同时发音，嘱患者认真看治疗师的口型，听治疗师的正确发音。第二步：视听综合刺激及延迟发音，即治疗师先发音，让患者模仿，然后治疗师再做发音的动作而不出声，嘱患者大声发音，此步骤意在保留视觉暗示而减少听觉暗示。第三步：视听综合刺激和推迟发音无视觉暗示，即治疗师先发音，嘱患者进行模仿。第四步：视听综合刺激后连续发音无干预刺激，即治疗师先发音，嘱患者重复模仿而无任何提示。第五步：文字刺激和同步发音，嘱患者书写的同时发出这个词或音。第六步：文字刺激和推迟发育，嘱患者先书写内容，然后再读出书写的内容。第七步：由提问激发恰当的发音，患者放弃模仿，而回答问题。如治疗问："你早饭吃了什么？"，患者回答："我吃了……"。第八步：角色扮演情景中的恰当反应，治疗师与家属承担与发音相关的角色，患者做出合适的反应。在进行治疗时，治疗师应具有一定程度的表演性、夸张性，提高治疗过程中视觉刺激与听觉刺激。

四、脑卒中后语言障碍的传统康复治疗

（一）针灸治疗

腧穴的直接治疗作用是局部治疗作用，本病病位在脑，故可取具有输布气血、调神导气、通关利窍的头针。本病的主要症状为语言功能障碍，涉及舌咽部肌肉功能失调，根据腧穴的局部穴位来对肌肉进行调节。

治法：通关利窍，利咽开音。以头项针结合舌针治疗。

处方：头部取穴，百会、左右神聪、翳风、风池；舌咽部取穴，金津、玉液、聚泉、廉泉、咽后壁。

操作方法：用舌钳或无菌纱布将患者舌体包绕拉起，用三棱针点刺舌下两支静脉，以出血 1～3ml 为度。令患者张口，用压舌板将舌体压下使咽后壁充分暴露，用 3 寸粗针在

患者咽后壁两侧点刺。舌根部廉泉穴斜刺，提插泻法进针，以舌根部麻胀感为度。取前顶透百会，左右神聪向后透刺 1 寸，得气后捻转 3～5min，双侧风池、翳风穴，捻转得气后留针。

（二）中药治疗

中医学认为语言是神明的体现，若想语言功能正常进行，需要依赖于精微物质的充盛和脏腑功能的协调，以及经络的通畅。中风后失语多为痰瘀等阻塞舌根，心血瘀阻不畅，治疗上多采用化痰开窍法，处方可予解语丹加减，但仍应根据患者情况进行辨证论治。

五、脑卒中后语言障碍的康复护理

语言康复时间一般较长，但目前语言障碍治疗多局限于医院内治疗，为了能更好地恢复患者的语言能力或维持患者已习得的语言能力，家庭康复护理尤为重要。家属应积极参加培训，根据患者病情程度给予帮助，对于重度患者从单音节开始训练，比如从说数字开始练习。对于中度患者，则从词语及简短的句子开始练习。轻度患者，则主要进行熟悉用语的重复训练。还可以从患者感兴趣的活动来调动患者的积极性，比如听戏曲、下棋等，患者的主动参与是康复的关键。因为脑卒中患者出现失语后，与外界交流受阻，加上病灶的影响，患者极易出现烦躁、易怒等表现，因而患者的心理护理也是重要的，家属应该关心和理解患者，帮助患者康复，争取早日回归社会。

六、脑卒中后语言障碍的预后

1）在患者病情稳定后，训练开始的时间越早预后越好。
2）患者的发病年龄越小预后越好。
3）病灶范围越小预后越好，出血性病变比缺血性病变预后好。
4）无合并症患者较有合并症患者预后好。
5）左利手或双利手较右利手患者预后好。
6）失语症类型以表达障碍为主者较以理解障碍为主者预后好。

》 第四节　脑卒中患者的认知和心理康复 》

认知障碍和心理障碍都是脑卒中的常见并发症，对肢体康复影响较大，且恢复困难，认知障碍患者常出现负面心理行为而进行心理治疗，心理障碍患者也常有记忆减退等认知行为而进行认知治疗。认知治疗和心理治疗常贯穿疾病治疗的整个阶段，二者相互影响且治疗方法有重合部分，因此本章将脑卒中后认知障碍与脑卒中后心理障碍的治疗一同论述。

一、脑卒中后认知障碍

认知是基于大脑皮质及皮质下结构和边缘系统的整合性而体现的个体认识和理解事

物的过程，是大脑的高级功能之一，包括自己对环境的确认、感知等简单功能和执行活动等复杂功能。认知功能由记忆、计算、执行能力、语言理解、空间定向等多个认知域组成。如果其中某一个认知域发生障碍，就称为该认知域的障碍，若多个认知域发生障碍，则称为认知功能障碍。脑卒中后认知障碍是指脑卒中后 6 个月内患者出现注意、记忆、执行等方面的障碍，达到认知障碍诊断标准的一系列综合征，包括了从卒中后认知障碍非痴呆至卒中后痴呆的不同程度的认知障碍。

（一）认知障碍的表现

1. 认知障碍的常见症状

（1）注意障碍　①注意广度缩小：主动注意减弱，不能注意较多的信息。②注意选择障碍：患者不能剔除无关刺激进行有目的的注意。③注意维持障碍：患者不能进行长时间的注意活动，容易中断。④注意转移障碍：患者不能根据自身需要及时地从当前的注意对象转向需要的目标对象上。⑤注意分配障碍：患者在同一时间做两件事。

（2）记忆障碍　①记忆增强：表现为病前不能够记起或不重要的事情都能想起来。②记忆减退：记忆保存、识记、回忆等能力普遍降低。③记忆缺损：局限于某一事情或某一时期的经历遗忘。④记忆错误：在一个真实事件的追忆中添加错误的细节，或将未发生的想象事件说成真实事件，或把他人发生的事情记成是自己的事情。

（3）知觉障碍

1）失认证：①触觉失认：患者触觉、体温觉、本体感觉等基本存在，但闭上双目后无法通过触觉辨别物品。②视觉失认：是指在视觉及推理能力正常的情况下，患者对认识的物体及场景识别困难或不能识别。③听觉失认：指患者不能再依靠听觉辨别以前熟悉的事物。

2）失用证：①结构性失用：指患者可以完成单一动作却无法完成复杂形势的结构活动。②运动性失用：指患者肢体的特异性运动障碍，常表现为肢体运动缓慢笨拙，难以完成手部精细动作和小物体的操纵。③意念运动性失用：指语言理解正常且能描述想要完成的动作，却不能正常执行。④穿衣失用：患者无法在无人指导情况下完成穿衣动作，严重者甚至出现衣物与身体部位匹配障碍。

3）躯体构图障碍：①单侧忽略：表现为患者行走时常常碰撞患侧物体，或者在饮食时不吃盘中位于患侧的食物。②疾病失认：患者不能察觉或否认疾病的存在。③躯体失认：患者不能按照指令指出其身体的部分，也不能说出别人触及身体部位的名称。④手指失认：是躯体失认的一部分，患者不能说出触及的是哪根手指。⑤左右辨别困难：患者不能辨别自己与检查者的各器官的左右关系。

（4）思维与执行功能障碍　问题解决能力丧失或下降，无法安排复杂的任务。

（5）失算症　数字加工和计算能力下降或丧失。

1）原发性失算：基本计算能力原发受损，数字概念丧失、计算符号理解障碍。

2）继发性失算：①失语型失算：数字加工和计算困难。②失读型失算：不能阅读书面数字，笔算能力较差。③失写型失算：不能书写数量词，计算受阻。④额叶型失算：计划安排计算过程的顺序错误。⑤空间型失算：阅读数字时遗漏数字，颠倒数字。

2. 脑卒中后认知障碍的危害

1）脑卒中伴发认知障碍的患者病死率较未伴发认知障碍的患者病死率高。

2）脑卒中伴发认知障碍严重影响患者的日常生活能力和社会适应能力。

3）脑卒中伴发认知障碍将加重患者的残疾状况，并影响其他功能障碍的康复效果。

4）脑卒中患者伴发认知障碍，其心理健康亦会严重受损。

（二）认知障碍的筛查与诊断

1. 脑卒中患者的早期筛查

脑卒中后伴有认知障碍对患者生活影响较大，且有不同的演变形式，因而认知障碍的早期筛查显得尤为重要，但脑卒中急性期的患者易受到言语及运动功能障碍的影响，故评估的准确性要求治疗师拥有专业的知识能力及对筛查表的选择能力，目前，尚不推荐任何一个评估量表作为通用的评测标准，应该根据患者的自身情况选择合适的量表，例如：

（1）MMSE 量表　是目前国内外应用最广的认知筛查表，适用于大型筛查，简单易行，但缺乏对执行功能的评估。

（2）简易认知评估表　是极简短认知筛查工具，包括画钟试验、不相关词语的记忆。

（3）蒙特利尔认知评估表　制定了包括记忆功能、视空间功能、执行功能、注意力、计算力、语言功能、时间定向力、地点定向力 8 个认知领域的评定标准。

（4）其他相关评估日常生活能力表　包括了进食、穿衣、上厕所、梳洗、洗澡、行走 6 项躯体生活自理能力评估，和打电话、做家务、洗衣、购物、备餐、服药、使用交通工具、自理经济 8 项工具性日常生活能力评估。

2. 脑卒中后认知障碍的诊断

（1）脑卒中后认知障碍的诊断要点

1）既往有脑卒中发病病史，引起神经系统局灶性定位体征，有相应的影像学改变。

2）有注意障碍、知觉障碍、记忆障碍等认知障碍的表现，且认知障碍发生在脑卒中后 6 个月内。

3）排除脑卒中发生前认知障碍病史、其他脑部疾病史。

（2）脑卒中后认知障碍的诊断标准

脑卒中后认知障碍的具体诊断标准，包括了从卒中后认知障碍非痴呆至卒中后痴呆的不同程度的认知障碍，两种类型的诊断须完全满足以下要求：

1）卒中后认知障碍非痴呆的诊断标准：①必须依据基于基线的认知功能减退的假设；②至少 1 个认知域受损；③工具性日常生活能力可正常或轻度受损。

2）卒中后认知障碍痴呆的诊断标准：①建立在基于基线的认知功能减退；②至少 1 个认知域受损；③严重程度影响到日常生活能力。

日常生活能力受损应独立于继发血管事件的运动或感觉功能缺损，除此以外还应至少评估 4 项认知域是否出现障碍。

（三）脑卒中后认知障碍的康复治疗

1. 认知障碍康复治疗原则

1）治疗前治疗师应充分了解患者的认知能力水平。

2）治疗师应选择简单易懂的指令来指导患者进行训练。

3）治疗时对患者要有充分的耐心，对治疗项目反复练习，直到患者完全掌握为止。

4）进行常规训练的应有使患者适应的时间，不应轻易改变。

5）训练内容应贴近患者日常生活，尽量选择患者熟悉的场景。

2. 认知障碍康复治疗方式

1）功能的强化与巩固训练相结合。

2）功能强化与能力的提高训练相结合。

3）认知功能训练与肢体功能训练相结合。

4）强化训练与代偿训练相结合。

5）综合治理。

3. 认知障碍的康复治疗内容

（1）注意训练

1）时间感训练：通过秒表计时，让患者心算不同的时间，来增强时间感。

2）猜测游戏：例如，从不同的倒扣着的扑克牌中找到指定的那一张。

3）数目顺序：让患者从易到难说出指定序列的数字。

4）删除作业：在无序排列的数字、字母或汉字中删去指定内容。

（2）记忆训练

1）叙述法：将患者需要记住的信息融入一个场景或故事中，使患者在表达场景或故事时，能够自然地将需要记住的信息表达出来。

2）印象法：将需要记住的信息给予相应的视觉刺激来形成相应形象帮助记忆。

3）朗读法：将需要记住的信息反复大声朗读，朗读后在脑海中形成与朗读时相一致的信息来帮助记忆。

4）辅助法：让患者通过表格或日记等来进行规划和记忆。

5）提示法：在患者记忆出现困难时，通过首字母或第一个词来提醒患者。

6）建立常规的日常生活活动程序：是指指导患者在每天相同的时间段完成同样的事情。

7）无错学习法：在患者的训练过程中，从简单的项目开始逐渐增加难度，或者直接给予患者正确答案，使其不容易出现错误，以此来抑制错误反应的激活。

（3）知觉训练

1）失认症训练：①触觉失认：指导患者先确定要取出的物品，然后闭眼从物品袋中取出，直至正确取出物品。②听觉失认：反复进行听声指物训练。③视觉失认：将相似物品放置于患者面前，让患者进行辨认，并描述二者的区别。

2）失用症训练：①结构性失用：指导患者对简单的图形进行临摹，或指导患者使用积木等搭建模型。②运动性失用：治疗师先同患者讨论好治疗的步骤，治疗师进行示范后，患者进行模仿，治疗师可以在旁给予语言提示。③意念运动性失用：治疗师用简单的指令指导患者模仿各种姿势并重复训练，并且注意在重复时每一次都要按照同样的顺序进行。④穿衣失用：指导患者对各类衣服进行辨别，按照从患侧到健侧穿衣，从健侧到患侧脱衣的顺序每天多次练习。

3）躯体构图障碍：①单侧忽略：治疗师用冰刺激患者患侧，让患者说出所刺激的部位，感受患肢的存在。②疾病失认：通过言语和动作加强训练，不断向患者耐心说明疾病的客观存在。③躯体失认：指导患者触碰身体各个部位，让患者说出所触及部位的名称。④手指失认：指导患者做手指运动，用冰刺激患者各手指，让患者说出名称和感觉。⑤左右辨别困难：训练最初时避免使用左右的概念，治疗师不时改变患者两侧的物品指导患者进行识别。

（4）思维与执行功能训练　治疗师可以提出一些难题，让患者回答如何解决，或讲一段小故事，让患者来设想几种不同的结局。

（5）失算症的训练　①原发性失算：即基本的计算能力原发性受损，患者需要再重新学习数字系统的概念。②继发性失算：指源于其他认知功能障碍的数字加工和计算能力受损，对于额叶型失算，可以通过对完成任务的步骤分析来改善注意力障碍，对于空间型失算可以通过图形复制、画钟任务、划消任务等来帮助改善。

（四）脑卒中后认知障碍的康复护理

脑卒中后认知障碍患者不宜长期住院，应使之与家庭和社会保持联系，所以应安排在家中或养老院生活。此类患者的康复目的是在增强患者体质的前提下，促进大脑功能的代偿能力，在一定程度上改善患者的生活自理能力。

1. 指导患者进行自我调节

患者逐渐适应病情后能清楚地意识到自身存在认知问题，家属应该理解患者需要他人认可的心情，鼓励患者用文字记录改变，使患者意识到自己调节的重要性，接受问题并且努力解决。居室环境宜舒适、安静，空气流通，床铺整洁。作息时间最好固定，午睡 1 小时以内即可。晚上减少饮水量，睡前应避免看紧张电视节目。对经常入睡困难者可在医生指导下适当服用镇静催眠药，保持良好睡眠。

2. 生活方式指导

指导患者建立良好的生活和饮食习惯，注意饮食卫生和营养，保证患者能摄入足够的营养和水分，夏日尤宜多饮水。重视进餐的数量和质量，少吃多餐，多食富营养、易消化的食品，适量增加水果、蔬菜、海鲜、蛋白质食物（包括鱼、碎肉、豆制品）的摄入量，禁烟酒。禁食浓茶和咖啡，适量增加运动量；应十分重视饮食卫生。

3. 加强护理及安全管理

根据患者的特点做好护理工作。要注意观察患者心理变化，尊重其人格。平时尽量满足其合理要求。由于患者的自我保护能力较差，在情绪激动时，容易发生意外伤害，如自伤、伤人、毁物、纵火等，故应注意加强防范，居室内禁放刀剪利器、玻璃器皿及热水瓶、打火机等物品。确保患者安全服药，避免误服或漏服：脑卒中后认知障碍的患者的记忆力减退，对于是否服药情况辨识不清，护理人员应该关注患者的服药情况，避免误服或漏服，影响病情。

4. 加强患者管理，避免患者迷路走失

脑卒中后认知障碍的患者会出现定向力和记忆力功能的减退，患者在陌生环境无法辨别方向，单独外出时，非常容易出现迷路走失的情况，护理人员及家属需要注意防范，以防万一可以在患者口袋中放置有联系方式和家庭地址的卡片，将情况向家属讲清楚，让家属知晓问题的重要性。

5. 进行日常生活活动训练及提高认知功能

痴呆患者常有不同程度的日常生活自理困难，并有定向、记忆、判断等方面的障碍，故饮食、穿衣、梳洗、大小便等均需协助料理，要采取反复示范，手把手的教导，训练其定向、记忆、辨认及日常事务操作等简单功能，以使保存基本的生活能力。

6. 记忆的康复自我训练

有一定文化水平的患者，可鼓励其写日记，有助于扩大思维和加强记忆；平日在居室内可贴一些有关日常生活的字条，如"起床"、"洗脸"、"刷牙"、"铺床"等，有助于唤醒记忆，让患者按部就班地做起床后的各件事情；还可以让患者看过去的照片，激起他对往事的回忆；也可以让患者练习记电话号码；有些事情可以编成顺口溜来帮助患者记忆。只要能坚持持久训练，就一定能收到较好的成效。

7. 参加适当的文体活动

根据患者的具体情况，可以开展一些能吸引其注意力的文娱活动，如看电视、听音乐、阅览画报或做集体游戏等，以消除其孤独感，增加社交能力，防止脑功能的进一步衰退。也可安排一些户外活动，包括散步、做体操等保健活动，以增强体质。

8. 心理护理干预

脑卒中后认知障碍患者多数会出现焦虑、抑郁等性格变化的表现，这会加剧对认知功能的损害，而对患者出现的心理问题进行有效的护理干预，有助于其认知功能的改善和生活质量的提高。

（五）脑卒中后认知障碍的传统治疗

1. 针灸治疗

治法：调神通络，益气固本，以督脉穴为主。

主穴：百会、四神聪、神庭、风府、内关、神门、阳陵泉、风池。

配穴：肝肾亏虚，配肝俞、肾俞；心脾两虚，配心俞、脾俞；痰浊蒙窍，配丰隆、中脘；瘀血阻络，配膈俞。

方义：督脉为脑脉之海，与脑相通，百会、风府、神庭为督脉穴，可醒脑开窍，调神定志，心包经穴内关、心经穴神门与四神聪相配，能醒脑调神，风池、阳陵泉调畅气血。

操作：先针刺百会、四神聪、神庭，斜刺或平刺，进针深度为 0.5 寸，在风池穴向鼻尖方向斜刺 0.8～1.2 寸，风府穴向下颌方向刺入 0.5 寸，再针刺神门、内关、阳陵泉，进针深度为 0.3～0.5 寸，采取提插捻转手法，以得气为度，留针 30～40min。

耳针法：取皮质下、枕、心、神门，采用压丸法或埋针法。

头针法：取顶中线、额中线，行强刺激捻转治疗。

2. 中药治疗

中医文献中并无"认知障碍"一词，但是存在"善忘"、"痴呆"等符合其表现的概念。从病机上分析，认为脑卒中后认知障碍的病性属本虚标实，以脑、心、肾之亏虚为本，痰、气、郁、瘀为标，患者脑髓失养，气血失衡、痰瘀上蒙清窍所致神明失用是其主要病机。治疗上以化痰祛瘀、补肾填精等为治则进行治疗，可选用加减大补阴丸等来进行治疗。

参考何迎春按照《中医临床诊疗术语 证候部分》的轻度认知障碍辨证，可将认知障碍分为 5 型，除共有的记忆减退等症状外，脾肾两虚型伴有腹胀便溏、腰酸耳鸣等症状；

湿热壅滞型伴有胸闷呕恶、头身沉重等症状；痰湿阻络型伴有疲乏嗜睡、肌肤肿硬等症状；气阴两虚型伴有神疲乏力、午后颧红等症状；肝肾阴虚型伴有眩晕耳鸣、急躁易怒等症状。

临床常见的可以改善认知障碍的单味中药有远志、五味子、杜仲、三七、山药、人参、当归、黄芪、淫羊藿、灵芝、枸杞子、白芍、藏红花、女贞子、银杏叶、鹿茸、石菖蒲、何首乌、冬虫夏草、益智仁、菟丝子、茯苓等，这些药物可以促进神经细胞代谢、改善脑循环，从而改善认知功能。临床常用的中成药有养血清脑颗粒、益智康脑丸、银杏叶片等，都对脑卒中后认知障碍有效。

二、脑卒中后心理障碍

脑卒中后心理障碍是指由于脑卒中的发生患者的心理功能受到影响不能发挥正常作用，影响病情恢复甚至复发，从而使患者的日常生活和工作不能正常进行的一系列表现，是脑卒中的常见并发症。

（一）脑卒中后心理障碍的表现

1. 心理障碍的表现

1）自我适应不良：①自我意识和自控能力差；②不能有效地调节自身情绪；③情绪表达障碍，对自我认知能力较差，无法找到生活的价值和意义；④应对困难的方法刻板单一，不能变通。

2）社会适应不良：①不能形成良好的人际关系；②不能有效地完成曾经可以胜任的工作；③生活质量明显降低；④不能承担自己角色应承担的义务。

3）幻觉、妄想或焦虑。

4）否认心理：由于卒中事件的突发而无法接受事实，拒绝承认疾病带来的后果。

5）敏感：常常表现为过度在意家人及朋友的言行，一件小事即可引起强烈的情绪波动，行为变得惰性被动。

6）抑郁：是患者的主要情绪，心情低落，康复欲望降低甚至有自杀的念头。

2. 脑卒中患者心理障碍形成的原因

（1）情绪的影响　脑卒中患者易出现生气后情绪低落、恐惧、抑郁等不健康心理因素。且有时间紧迫感、竞争性强、敌意强等的 A 型行为的老年人脑卒中的发病率较高。

（2）认知活动的影响　患者出现脑卒中后易出现：①存在侥幸心理，求诊不及时，否认疾病；②自我意识强，有偏执情绪，干预治疗师的治疗方案；③过分强调自己的患者身份，不重视自我调节。

（3）社会因素的影响　患者入院后陌生的环境及家庭成员的重视度等容易影响患者康复；且社会内存在对残疾人的怜悯态度容易刺激敏感的脑卒中患者而引起心理障碍。

（4）医源性因素的影响　患者可以通过医务人员产生怀疑、悲观、焦虑等情绪而影响康复。

（5）躯体神经功能缺损的影响　脑卒中患者躯体神经功能缺损明显，产生继发性心理压力。

3. 脑卒中后心理障碍分期及特点

脑卒中患者临床上常经历 5 个时期，包括休克期、否定期、抑制期或焦虑期、依赖期、适应期，见表 7-3。

（1）休克期 指患者在发病后语言肢体等发生障碍时立即产生的精神的麻木休克阶段，患者表现为惊吓和不知所措，是患者对疾病突发来不及接受的阶段。

（2）否定期 患者对疾病的发生产生心理防备，不接受疾病的严重程度，对恢复程度期望过高，认为自身能够完全恢复。

（3）抑郁期或焦虑期 患者逐渐开始正视疾病给自身生活带来的不便，但对治疗前景失去希望，认为自己成为了家庭的负担，心情苦闷，意志消沉。

（4）依赖期 患者主动性降低，对家属或治疗师依赖，自身能够完成的事情也需要他人帮助或陪伴。

（5）适应期 患者开始逐渐正确认识疾病，开始积极配合治疗，情绪好转，努力争取脑卒中后遗症的好转来达到生活的自理。

表 7-3 脑卒中后心理障碍分期及特点

分期	产生阶段	持续阶段	临床表现	主要康复策略
休克期	发病后即刻	几小时、数天	恐惧、麻木或情况不明、认识不足、盲目性等	疏导患者，进行支持性心理治疗
否定期	急性期	几天、数周	采取心理防卫，拒绝接受疾病现状	支持性心理治疗，认知疗法
抑郁期或焦虑期	急性期后	数周、数月	情绪消沉，悲观厌世或焦躁不安	认知疗法，必要时辅以药物治疗
依赖期	恢复期	数周	人格退缩，依赖照顾者或治疗师	行为疗法，中医情志调摄
适应期	恢复后期	数周、数月	积极参与康复训练，努力争取生活自理	社会技能训练，促进患者重返家庭和社会

（二）脑卒中后心理障碍的康复治疗

1. 心理康复治疗的必然性

1）心理障碍持续存在发展，会使患者抑郁、焦虑等情况加重，从而导致脑卒中的再次发生。

2）心理障碍的存在影响患者的积极性，使各种功能康复时间延长。

3）心理障碍不能消除，患者的适应能力受到明显影响，不能回归社会，患者及家属的生存质量会受到影响。

4）患者可以因为心理障碍而反复前往医院治疗，增加了资源的消耗和就医费用的开销。

5）心理康复是躯体康复和语言康复的基础。

2. 心理康复治疗的目的

1）预防和治疗卒中后抑郁，提高患者的积极性，纠正错误的思维方式。

2）向患者提供心理支持，使患者具有战胜疾病的勇气，改善不良情绪，积极配合治疗。

3）重塑患者健康人格，有利于肢体康复的进行，预防脑卒中复发。

3. 心理康复治疗的原则

1）治疗师必须有丰富的心理学专业知识和技能，能够有针对性地根据患者的病情提供合理有效的治疗方案。

2）心理治疗应从早起开始，并始终贯彻于患者的整个治疗过程。

3）建立良好的医患关系，要求患者家属积极创造良好的治疗环境，医患间彼此尊重，及时沟通。

4）心理治疗应与肢体治疗有机结合，提高疗效，有利于康复的进行。

4. 心理康复治疗的方式

（1）个别心理治疗　采用认知疗法、精神分析法、支持疗法等进行治疗，通过耐心的检查和病史的采集，建立良好的医患关系，进行系统的心理治疗，首先帮助患者分析产生焦虑和抑郁的原因，使患者对症状有一定的认识后充分调动患者的积极性，使患者主动配合治疗，争取早日完成病情的恢复。

（2）集体心理治疗　针对患者的共性问题，进行病友之间的交流，为患者创造一个自由表达自己看法的环境，患者不仅可以从治疗者和病友得到鼓励的支持，同时还可以帮助病友，得到心理的满足，有利于回归社会。集体治疗之前，治疗师需要单独会见每位患者，为患者解释抑郁是由于疾病产生的而不是患者的自身错误，使患者了解集体治疗有利于病情的康复，经患者同意后，促进患者间会面交流，逐渐了解后组织心理游戏等促进康复的活动。

（3）家庭治疗　脑卒中患者康复需要漫长的过程，而多数留有不同程度的功能障碍，需要家人的支持和关怀。对患者家属进行康复知识教育，解决可能引起患者出现心理障碍的家庭因素，并且在治疗师的帮助和指导下直接参与患者的康复训练，给予患者鼓励和关心，增加与患者的相处时间，帮助患者康复。

（4）不同时期的侧重治疗　对脑卒中患者心理障碍的治疗，不同时期应有不同的侧重，在急性期应使患者的情感得到充分宣泄，待病情稳定后，根据患者病情给予针对性的心理疏导，在康复期应加强对家属的指导，为患者构建良好的家庭康复环境和社会环境。

1）休克期的治疗：医护人员和家属应密切关注患者病情及情绪变化，及时采取急救措施是主要的，但是仍应注意给予患者鼓励，为患者康复打下基础，一般采用解释、安慰为主的支持疗法，同时为患者建立良好环境来缓解患者的恐惧。

2）否认期的治疗：根据患者具体情况，在心理支持疗法的基础上给予行为治疗和认知治疗，此期应注意对患者积极性的调动，不应将不良预后告知患者，给患者讲解有利一面，使患者心理向正面、积极、良好的方面发展。

3）抑郁期与焦虑期的治疗：充分调动患者的主观能动性，减少焦虑紧张，多选用心理支持疗法、认知疗法，指导患者家属帮助患者稳定情绪，对过度焦虑的患者采取脱敏治疗、放松疗法。

4）依赖期的治疗：可以通过认知行为疗法和社会学习方法，通过与病友接触，使患者了解康复治疗对脑卒中的重要性，鼓励患者积极参与。

5）适应期的治疗：患者进入适应期后认知功能虽有改善，但较正常人仍有明显差别，心理治疗方法仍以心理支持疗法、认知疗法为主。

5. 心理康复治疗的方法

（1）支持性心理治疗　治疗师给予患者鼓励、安慰等，为患者提供情感支持，帮助患者树立康复的信心，缓解患者心理疲惫，促进患者建立良好的人际关系。

1）鼓励：使患者了解治疗师愿意指导和支持患者解决各种困难，帮助患者康复。

2）解释：治疗师充分了解患者的关键问题，对患者的问题进行分析后提出问题的解决方法。

3）指导：为患者提供正确的知识，使患者获得正确处理问题的能力。

4）倾听：治疗师认真对待患者的倾诉，树立患者战胜疾病的信心。

5）保证：治疗师以充分的事实为依据，向患者做出治疗效果的保证，建立患者的信心。

（2）精神分析治疗　与患者进行沟通交流，了解患者的情绪，对患者的表达进行倾听和疏导，为患者提供情感支持。

（3）行为性心理治疗　从简单动作如翻身开始指导患者，逐渐加大动作难度，养成良好的行为习惯，使患者了解到坚持训练就会取得良好的康复效果。

1）放松疗法：指通过各种固定的训练程序帮助患者有意识地控制和调节自身心理，让患者平躺或取一舒服坐姿，让患者握紧拳头然后放松，紧闭牙关然后放松，多次重复，让患者充分感受，有助于缓解患者的焦虑和紧张。

2）自信心训练：使患者学会如何正确地与他人在社会中交往，正常地表达自己的观点和想法。

3）社会技巧训练：应用学习原理进行社会技能方面的训练。

4）系统脱敏疗法：在患者松弛状态下，多次实施能引起患者微弱焦虑的刺激来使患者适应，再逐渐增强刺激，直至最强刺激也不引起患者焦虑。

5）矛盾意向法：对于存在心理障碍长期失眠的患者，使患者长时间保持清醒，不去担心能否入睡的问题，卸下患者的心理压力，减少因过度担心而产生的焦虑。

（4）认知性心理治疗　治疗师通过与患者的交流，了解并纠正患者的错误想法，缓解患者的恐惧和不安心理。

（三）脑卒中后心理障碍的传统治疗

1. 针灸治疗

治法：通畅气机，安神解郁。取督脉穴及手足厥阴、手少阴经穴为主。

主穴：印堂、百会、水沟、太冲、内关、神门、阳陵泉、三阴交。

配穴：肝气郁结，配膻中、期门；气郁化火，配行间、侠溪；心脾两虚，配心俞、脾俞、足三里；失眠健忘，配四神聪；精神恍惚，配中冲；心神惑乱，配通里、心俞；痰气郁结，配丰隆、阴陵泉；神疲乏力，配足三里。

方义：督脉为阳脉之海，与脑相通，印堂、百会、水沟可安神解郁，心包经穴内关、心经穴神门，可以调神醒脑，太冲为肝经原穴，可以疏肝解郁；阳陵泉、三阴交调畅气机。

操作：先针刺水沟，采用雀啄法，以眼球湿润为度，再针刺百会、印堂，斜刺或平刺，进针深度为 0.5 寸，再针刺神门、内关、太冲、阳陵泉、三阴交，进针深度为 0.3～0.5 寸，采取提插捻转手法，以得气为度，留针 30～40min。

耳针法：取肝、心、神门、交感，压丸法或埋针法。

电针法：取百会、印堂、内关、神门、太冲，采用连续波。

2. 中药治疗

脑卒中后的心理障碍与中医"情志"类疾病相似，可按"郁证"论治，其多是由于气机郁滞、气血阴阳失调，脏腑功能失常，从而引起精神异常。治疗应以祛瘀化痰、行气通络为法，调治在肝、脾。应根据患者情况论治，处方多见柴胡疏肝散、养心汤等加减。

（四）中医心理康复

中医心理康复，是指疾病过程中和疾病恢复期病残者的自我心理调摄，以及医生以某种言行控制其病态心理而达身心康复的一类方法。心理康复属自疗与医疗相结合的康复方法，既适于形体病残而引起的精神心理异常，也适于某些情志病。中医心理康复的具体做法有：

1. 保持乐观

病残者在疾病过程中及疾病恢复期必须保持恬愉乐观的精神状态，树立战胜病残的信心，对病残不过于忧虑担心，既来之，则安之，谨遵医嘱，安心调治。诚如苏东坡诗中所写的那样："因病得闲殊不恶，安心是药更无方"。

中风后伴有不同程度、不同形式的精神情志心理变化。初期不了解病情，产生紧张、忧愁、消沉、烦躁、焦虑、易怒、恐惧等心理，于是有的患者爱哭，有的患者易激动。病情变化时，情绪波动大。当患者自认为因病残而成为社会、家庭负担时，往往产生绝望、厌世心理。这些不良情绪，又极易加重病情，影响病残的康复治疗。因此，病残者必须在医生的指导下，培养乐观欢愉的情绪，以利病残早日康复。

乐观情绪能安定神气，促进健康，心情愉快，则气血流畅。"喜则气和志达，营卫通利"，说明欢愉喜悦的情绪，能使气血营卫畅通无滞。"血者，神气也"，气血畅达，则能资养神气，以致神气和调，志意舒畅，保持精神内守的状态。精神内守，自能摒除杂念，避免消极悲观的情志活动。实际上，欢愉乐观对心理活动的影响是很大的，它能调整人的心理活动，驱散各种愁闷忧虑的情绪，克服孤独寂寞的抑郁心理，纠正个性中孤僻内向的倾向，使其变得达观快乐，精神振作。古人云"乐而忘忧"就是这个意思。另一方面，欢愉乐观的情绪还可使针灸、药物治疗发挥最佳疗效。"精神进，志意治，故病可愈。"若精神萎靡不振，对病残的康复失去了信心，药物、针灸等各种康复治疗方法则难以发挥其应有的治疗效应。服药千种，难见一效。所以古人告诫说："心不快活空服药。"

总之，乐观欢愉的心理状态对病残的康复确有裨益。但患者常因病魔缠身而情绪消极低落，怎样使中风后患者在疾病过程中和疾病恢复期保持乐观欢愉的精神状态呢？除了对病残进行积极有效的治疗外，主要是使患者正确认识自己的病残，加强思想道德修养，通过养神来培养乐观情绪。具体方法有：

（1）泰然处事　即对病残要泰然处之。在疾病过程中，凡事要从容以待，冷静思考，养成理智与冷静的德性，正确对待各种突然打击，做到"神安而不惧"。

（2）排解逆境　即遇到忧患或逆境，要善于自我解脱，以使心神安定。对病残，要认识到疾病是可以治好的，要充满战胜病残的希望和信心，不必过于担心焦虑。

（3）舒畅情志　即采用各种方法以使病残者情志怡畅。如读书吟诗，弹琴作画，漫游山林，浇花种竹，会友清谈，弈棋小酌等，皆能使病残者心情舒畅，可根据病残者的具体情况选择用之。实践证明，这些方法不仅能舒畅病残者的情感，还能解除忧郁。如欧阳公曾说："予尝有幽忧之疾，退而闲居不能治也。既而学琴于友人……久而乐之，不知病之在其体也。"心理学者认为，人的各种情绪的生理基础是条件反射的形成和改造过程，适宜的内外环境，条件反射的建立比较容易，情绪常常是积极乐观的。

2. 避免情志刺激

中风后患者在疾病过程中及疾病恢复期应尽量避免各种不良的情志刺激。因此，应正确处理与医务人员、家庭成员及同事邻里之间的关系，安心养病，安心治疗，以利病残之体的康复。所谓"七情不炽，百骸之病自消矣"。

情志刺激常可使病情加重或恶化。《素问·玉机真脏论》说："忧恐悲喜怒，令不得以其次，故令人有大病矣。""不得以其次"，是说疾病不遵循一般传变规律，而是向恶化方面发展，故说"令人有大病矣"。临床上因忧思抑郁，或悲伤太过，或忿怒气逆而使病情加重，甚至夺去性命者，屡见不鲜。尤其是素有痼疾的病人、风烛残年的老人，更经不起强烈的情志刺激，有的竟在一怒之下诱发真心痛，中风，厥道吐血而亡，有的因晕受惊恐冷汗淋漓，二便失禁，神气散失，虚脱而死。不仅如此，病残者长期遭受强烈的情志刺激，还可引致并发症，或使即将痊愈的疾病复发。因此，病残者必须有效地避免过度的情志刺激。避免情志刺激必须从以下两方面入手：

（1）增强病残者的自控能力　中风后患者对情志自控能力的强弱，与其本身的生理机能是否健全以及对疾病伤残的认识是否正确有关。善自控者，心胸宽广，性格开朗，善于适应社会环境，心静而神安，其自控能力较强，感情不易冲动。《灵枢·本脏》说："志意者，所以御精神，收魂魄，适寒温，和喜怒者也。"志意，指人的自我调节的精神活动，属人的自控能力，类似"理智"。有理智、自控能力强的人，能统摄精神，使之专一，能发挥自己的主观能动作用，不为各种情志刺激所干扰。在理智与感情的冲突中，总是理智战胜感情。为增强病残者对感情的自控能力，医生应根据患者的客观表现，向其详细述说病因，分析病情，使其对病残有一正确的认识，以改变其不良的心理状况，并劝慰开导患者，"告之以其败，语之以其善，导之以其所便，开之以其所苦"，以启发其自知力，增强其自控能力。

（2）尽量减少各种情志刺激因素　避免对中风后患者康复不利的各种情志刺激，是防止情志刺激加重病情、变生他病的最佳措施。医务人员、家庭成员、同事邻里、亲朋好友对病残者的精神安慰、体贴照顾是非常重要的。这种精神支持不仅避免了社会、家庭对病残者的不利情志刺激，而且能使病残者在整个康复过程中处于良好的精神状态。舒适和谐的养病环境，能使病残者克服恐惧消极心理，从而振作精神去战胜病残。

3. 建立新型的医患关系

医患关系指的是在医疗过程中，医生与患者之间特定的医治关系。新型的医患关系要求医务人员不仅有高超的医疗技术，而且要有同情心，能亲切而热情地对待患者，为患者保守秘密，把患者的利益放在首位，具有为救死扶伤而献身的精神。在治疗上能征求病残者的意见，发挥患者的主动性，医生与患者共同参与医疗的决定和实施。由于医务人员的同情与关心，患者有了自己发言的权利，就能主动地遵守医嘱，与医务人员密切配合去战胜病残。需要指出，医患关系历来对医疗效果有着巨大的作用。亲切、耐心、体贴、医德高尚的医务人员形象本身，对于病残者就有很大的心理治疗作用，可给患者以信心、希望和积极的暗示作用，可改善患者对病残的消极心理，增强患者同病残作斗争的主观能动性，并指导患者在康复治疗过程中做到完美的配合。尤其在现代，心理、社会因素在疾病的发生发展中所起的作用越来越大，医学转向"生物-心理-社会"模式的时代，病残者能向医生陈述自己的隐私，对医生尊重、信任，医生能耐心地听取病残者的种种诉说，能在更广泛的心理、社会方面给患者以帮助，显得更为重要。

4. 以情胜情

以情胜情，是指医者以言行、事物为手段，激起病者的某种情志变化，以控制其病态情绪的一类方法。中医认为，七情之间具有相互制约关系，运用这种关系，可以克制有害的情志活动。即《素问·阴阳应象大论》所谓：悲胜怒，喜胜悲，恐胜喜，思胜恐，怒胜思。后世医家结合临床实践，对此进行了阐发和应用。如《医方考》指出："情志过极，非药可愈，须以情胜。"朱丹溪认为情志为病，"宜以人事制之，非药石所能疗也，须诊察其由以平之。怒伤于肝者，为狂为痫，以忧胜之，以恐解之"。古代文献中常有以情胜情治愈疾病的例子。如《吕氏春秋》记载：战国时名医文挚设法激怒齐闵王，治愈了他的忧思之疾。即属以怒胜思之例。

现代医学认为，情绪反应属于神经系统的暂时性联系，它可以被新的暂时性联系所取代。中医所谓以情胜情的方法，就是根据体内存在着的由于某种情绪激动过甚而形成的不平衡，激发另一种可以战胜它的情绪，使之复归于平衡，也就是以新的神经系统的暂时性联系取代原先的暂时性联系。

根据情志相胜之理，医生在详细了解患者情志变化的基础上，在患者家属及社会的密切配合下，可运用以情胜情之法矫正患者的病理性精神状态。

（1）以喜胜悲　即以喜乐的言行、事物对悲忧者进行开导，使其心中欢快，重新振作精神。《儒门事亲》说："喜可以治悲，以谑浪亵狎之言娱之。"即对悲忧者，用妙趣横生的语言，结合滑稽可笑的表情、动作，引起患者心中欢快，甚至哈哈大笑。如讲故事、说笑话、听相声、看滑稽戏等，皆能起到这种作用。若能结合患者的文化程度、专业知识进行，则可起到更好的效果。对一些隐性非忧患者，如自卑感很强、悲忧于内而不显的患者，可采用《素问·移精变气论》所说的"闭户塞牖，系之病者，数问其情，以从其意"的谈心方法来矫治。医生须怀高度的同情心与患者进行较长时间的交谈，关心体贴患者，取得患者的信任，使患者倾吐心中隐讳难言之情，然后用大量事例开导患者，让患者从苦闷的精神重压下解脱出来，转悲为喜。

《黄帝内经》指出："心在志为喜。"而心神为人体一切精神情志活动之主宰，各种情志所伤，无不先伤心神而次及有关脏腑，引起各种情志病证。因此，喜不仅能胜悲忧，而且对恐、思、怒等不良情绪，皆有制约作用。且喜一般为良性情绪反应，能使气血通畅，生机活泼，故对精神情志伤害而表现为抑郁、低沉的种种病症，都可以喜疗之。

（2）以悲胜怒　即以悲哀苦楚之言行对怒盛者进行感化，使其气消而怒息。《儒门事亲》说："悲可以治怒，以怆恻苦楚之言感之。"对忿怒气郁，情志亢奋的患者，以苦楚之言"告之以其败"，指出忿怒的不良后果。当患者始悲时，鼓励他痛哭一场，以发泄胸中郁怒之气。中医认为，怒则气逆，悲则气消，以悲胜怒，则郁怒之气消散而不复作怒，胸中畅快，故病可愈。

（3）以怒胜思 即以侮辱欺罔的言行激惹思虑患者发怒，以疏达气机，使患者心境畅快而思虑得解。如《儒门事亲》说："怒可以治思，以侮辱欺罔之言触之。"对长期忧思不解、气结成疾的患者，以污蔑、蛮横或欺骗性的语言（包括书面语言）激怒患者，使之大动肝火。肝主升发，怒则郁结之气得以宣泄，故思虑得解，因思虑气结所引起的病例随之得除。施得此术，必须在家属的密切配合下，找出患者最易被触怒之点，并应在恰当的场合下进行，方能起到较好的效果，其次，注意尽量不要伤害患者的自尊心，以免引起误会，难以善后，对女性及位尊患者更应如此。文挚虽以激怒之法治好了齐闵王的忧思病，但却引来杀身之祸。前车之鉴，为医者不可不思。

（4）以思胜恐 即引导患者进行思考，以解脱恐惧之法。如《儒门事亲》所说："思可以治恐，以虑彼志此之言夺之"。对恐惧患者，可通过与之交谈，启发其对问题的思考和认识，使之产生理智的自控和克制。或用确凿的事实，或假物设喻，使患者的疑团得释，自无恐惧之惑。中医认为，恐则气下，思则气结，以思胜恐，可收敛涣散的神气，故可愈惊恐之疾。

（5）以恐胜喜 即以惊恐手段使患者产生恐惧，以制约其神情亢奋、喜笑无常的方法。如《儒门事亲》说："恐可以治喜，以恐惧死亡之言怖之。"对神情亢奋、过于喜笑的患者，可用患者惧怕之事物恐吓之，告其"乐极必生悲"，以制约其过度兴奋。只有对癫狂患者，方可用死亡恐吓之。因用死亡去吓唬患者本身，有时反应引起不良后果，有的患者听到自己的病治不好，则会悲观失望，情绪低落，甚至拒医待死。故在康复治疗过程中，恐惧之法应因人而异。

运用情志相胜方法矫治情志病，应具体情况具体分析，切不可死搬硬套这一模式。实际上，情志之间的相互制约是复杂的，多维性的，一种情志可对几种情志起制约作用，而一种情志也可被几种情志来制约。如喜对悲、忧、思、恐、怒皆有制约作用，恐对喜、怒以及忧思有制约作用。这些都被古代医家的临床实践所证实。因此，在运用情志相胜疗法时，既要遵循情志之间的制约规律，又不可拘泥于此模式。诚如《医方考》所言："明者触类旁通之，则术在我矣。"

（五）脑卒中后心理障碍的康复护理

1. 解释

解释是脑卒中后心理障碍最基本的护理方法，脑卒中疾病突发，患者及家属对疾病了解较少，患者容易产生焦虑、紧张和恐惧的情绪，而家属急求患者康复，不断要求药物的使用，都会对康复治疗的进展产生影响，不利于疾病的恢复，因此护理人员对患者和家属的解释尤为重要。首先护理人员应该依据科学依据，运用简单易懂的语言，使患者和家属了解疾病的性质，解决患者康复过程中提出的疑问，消除患者的紧张和焦虑。向患者家属说明康复训练的重要性及疾病的进展，劝诫家属应该对疾病的预后给予合理期待，不应急功近利，接受康复治疗的漫长过程。

2. 鼓励和安慰

患者在康复过程中容易出现情绪低落、缺乏自信的时期，特别是预后较差的患者，容易忽视康复治疗对疾病的改善，对治疗前景失去信心，产生消极的情绪，不愿意配合治疗，甚至悲观厌世，护理人员应该安慰疏导患者，消除患者的不良情绪，调动患者的积极性，当患者遇到困难时耐心帮助患者解决，不打击患者，使患者能够从悲观情绪中脱离出来，努力参与训练，争取早日康复。

3. 生理需要的满足

在治疗过程中，应该注意患者的治疗环境是否舒适，患者突发脑卒中，由于肢体障碍带来的不利影响，患者的情绪变得敏感，要求被重视的需求提升，护理人员和家属应该努力为患者创造良好的康复环境，保持患者心情舒畅，促进患者的康复。

》》 第五节 脑卒中患者的尿便功能康复 》》

脑卒中后的排尿障碍主要有尿失禁和尿潴留，其中大部分均为神经源性膀胱。脑卒中后继发神经源性膀胱，不仅造成患者的护理繁重，又使得患者身心痛苦加重，患者出现焦虑、抑郁等心态不利于患者康复锻炼。神经源性膀胱是指控制膀胱的中枢或周围神经病变引起的排尿功能障碍，是脑卒中后遗留不同程度的功能障碍之一。

一、尿 失 禁

（一）尿失禁的表现

尿失禁是脑卒中患者的常见临床表现，发病率占住院脑卒中患者的 32%～79%。排尿反射由位于额叶旁中央小叶、脑干的高级中枢和位于骶髓的低级中枢所控制，脑卒中后出现的尿失禁多是排尿活动在脊髓以上的神经传导路径受损引起的，涉及自主神经、躯体神经，主要由膀胱逼尿肌、内括约肌、尿道外括约肌协同完成排尿过程。脑卒中后，大脑皮质中枢系统无法抑制脊髓排尿中枢，从而膀胱逼尿肌亢进，尿道外括约肌松弛，排尿自控能力完全丧失，膀胱内尿液达到一定量时，尿液会不自主地流出体外，常有残留尿液形成。

（二）尿失禁的治疗

1. 康复治疗

常用的膀胱功能训练有耻骨上区轻叩法、Valsalva 屏气法、Crede 手压法和盆底肌训练。其中适用于尿失禁的只有盆底肌训练。

盆底肌训练：又称凯格尔锻炼（Kegel 锻炼），指患者有意识自主反复地通过肛提肌为主的盆底肌肉群进行收缩和舒张，增强支持尿道、膀胱、子宫和直肠的盆底肌张力，增加尿道括约肌的力量，恢复松弛的盆底，从而加强控尿能力。操作简单，不受时间、地点及体位的限制，已被临床广泛采用。

操作流程：①确定患者的尿失禁类型及配合程度。②告知患者及家属盆底肌训练的目的和方法，指导配合。③嘱患者排空膀胱里的尿液，取仰卧位、坐位或立位做排尿动作。膝盖并拢深吸气，臀部肌肉用力，患者在不收缩下肢、腹部及臀部肌肉的情况下，自主收缩肛门括约肌、会阴及尿道肌肉等盆底肌群，然后缓缓放松，每次收缩维持 5～10s，重复10～20 次，每次训练 20min，每日数次，不觉疲乏为宜，2 周为一个疗程。病情许可时，还可做直腿抬高运动或下床走动，以增强腹部肌肉力量，训练过程中如果感觉不适，立刻终止训练。④在指导患者呼吸训练时，患者吸气时收缩肛门维持5～10s，呼气时放松，患者可在桥式运动下做收缩肛门的动作，这时可用一些引导式的话语，帮助患者维持收缩肛门的动作5～10s，如让患者想象着自己尿急，但还找不到卫生间，所以要先憋住尿（想象疗法）。⑤患者坐在椅子上，由后向前缓慢地把肛门、阴道、尿道等盆底肌收缩上提，感觉想阻止肛门排气，从1数到10，然后缓慢放松。患者可以坐在马桶上，两腿分开，开始排尿，中途有意识地收缩盆底肌肉，使尿流中断，如此反复排尿、止尿重复多次，使盆底肌得到锻炼。

适用于盆底肌尚有收缩功能的尿失禁患者；慎用于心律失常或心功能不全的患者，膀胱出血、血尿、急性尿路感染、肌张力过高者。

近年来推出了一种新的盆底肌训练方式，即在经验丰富的医生指导下，嘱患者通过憋尿的动作来感受并收缩阴道及肛门肌肉，用不同的方法分别对Ⅰ类肌纤维（慢收缩肌纤维）和Ⅱ类肌纤维（快收缩肌纤维）进行锻炼，疗效更佳。

2. 排尿习惯训练

排尿习惯训练指建立可预见的膀胱排空模式，防止有认知缺陷并有急迫性、压力性或功能性尿失禁的患者出现尿失禁。这种训练方法能帮助患者养成有规律的排尿习惯，不仅能提醒患者定时排尿，还可保持患者会阴部皮肤干洁，应鼓励患者避免在安排时间以外排尿。

排尿时间间隔的选择，如果24小时内尿失禁超过2次，将排尿间隔时间减少半小时，如果24小时内尿失禁不超过2次，保持排尿间隔时间不变。如果患者48小时内都没有出现尿失禁，将排尿间隔时间增加半小时，直至达到4小时排尿一次的理想状态。保持在预定时间排尿的习惯，避免患者如厕时间超过5min。

3. 物理因子疗法

（1）神经电刺激治疗　作为临床应用较为广泛和成熟的治疗方法之一，神经电刺激治疗主要是通过兴奋和抑制支配膀胱尿道的中枢神经和（或）周围神经来实现。其中，应用最多的是耻骨上区的体表电刺激和骶区（骶骨后S_2、S_4骶孔处）的体表电刺激。其可能的机制是耻骨上区或骶区的皮肤区域收到不同频率的电刺激，会刺激腹下神经丛或盆神经产生兴奋信号或者抑制信号，这些信号可经髂腹下神经（来源于L_1）的前皮支所传递，反馈作用于脊髓内影响排尿的交感神经中枢（T_{11}～L_2）和阴部神经中枢（S_2～S_4），以改善控制协调下尿路功能。有学者认为低频电刺激（约2Hz）可刺激阴部神经传入支，而更高的频率的电刺激（50Hz）可以激活尿道外括约肌，150Hz的电刺激往往可对传入神经的感觉支产生阻滞作用。

（2）生物反馈疗法　生物反馈疗法是在盆底肌训练的基础上，通过生物刺激反馈仪，将其探头置入阴道或直肠内，捕捉并测量腹压、膀胱内压及肌电图，检测盆底肌肉电信号活动，将肌肉活动的信号通过肌电图或压力曲线等以模拟的声音或图像形式反馈给医生和患者，使患者根据这些信号训练，学会自主控制盆底肌的收缩和舒张，而治疗者可通过反馈的信息找正确的锻炼方法。最终达到改善膀胱、尿道和盆底肌功能的目的，从而改善下尿路功能。

操作流程如下：①嘱患者侧卧位或仰卧位，肌肉放松。②调节电流强度，利用10～50Hz、

200μs 的波宽，0～100mA 的电流强度来进行恰当的神经肌肉电刺激。③将治疗棒置于直肠（男性和未婚女性）或阴道（已婚女性）。电流的大小以患者感觉肌肉强力收缩而不疼痛，或患者盆底肌肉有跳动感而无疼痛为准。④根据患者的个人情况，按照屏幕显示的生物反馈仪给出的压力波形指导患者进行盆底肌的收缩和放松治疗，循序渐进。

在生物反馈的指导下，帮助患者在院外也能自主有效训练，逐渐转变为日常行为治疗而达到良好效果。目前，生物反馈治疗的有效率大概在 70%～80%。生物反馈法适用于清醒能主动配合者。如果患者可以基本判断膀胱充盈程度、膀胱内尿量，自主排尿动作时尿道口有渗尿，即可拔除导尿管开始完全性自主排尿训练。

（3）超声波治疗　研究发现超声波治疗原理可能为：①超声波治疗可松弛病理性高张力的痉挛的过度活跃的逼尿肌，改善膀胱顺应性，增强膀胱储尿功能，减轻急迫性尿失禁；②超声波可以穿透肌肉、骨骼来调养神经，以改善下尿路功能；③超声波可以外源性刺激肌纤维活动，使之得到锻炼，从而增强肌肉组织收缩力和支持力，减轻尿液自溢现象，改善尿失禁症状；④超声波可以促进局部血液循环、改善局部组织营养支持、促进组织再生，从而改善下尿路功能。

4. 药物治疗

口服药物：①抗胆碱能药，是治疗膀胱过度活动症的一线药物，通过松弛膀胱及尿道平滑肌，提高膀胱顺应性，降低尿道排尿阻力，如托特罗定。此外，抗胆碱能药可能导致口干、眼干、便秘等不良反应，还有报道称其可能影响老年患者的认知功能。②M_3 受体拮抗剂，如索利那新，但由于 M 受体拮抗剂可能会加重排尿困难症状、增加残余尿及尿潴留等不良事件的发生率，因此在临床使用中受到限制，M 受体拮抗剂一般不会早期用于膀胱过度活跃型尿失禁。③$β_3$ 受体激动剂，如米拉贝隆。

5. A 型肉毒毒素注射

减少膀胱过度活动，改善膀胱逼尿肌-尿道括约肌协同失调。

6. 传统康复治疗

中医认为脑卒中后尿失禁属于"遗尿"、"小便不禁"范畴，由于脑卒中患者多为中老年，中医辨证多为肾阳不足或肝肾亏虚，或致膀胱气化无权，或致膀胱不能约束，或因血瘀、气滞所致足厥阴肝脉气血不通，膀胱失约，尿遗不止，而表现为尿频、尿急、尿少及尿失禁等症状。有时即使膀胱并不充盈，随着患者咳嗽、喷嚏、大声说话等腹压增加，尿液不受控制地外溢。急性脑卒中后大约 50%发生尿失禁，卒中后 1 周发生率为 60%，卒中后 7～10 天的发生率为 40%。针灸能够刺激调节支配膀胱尿道的中枢神经，改善其对周围神经的兴奋性与抑制性，缓解尿失禁。

（1）针刺治疗

主穴：百会、四神聪、关元、中极、气海、足三里（双）、阴陵泉（双）、三阴交（双）、肾俞、膀胱俞。

配穴：脾肾两虚型加脾俞、太溪、命门；肝经湿热型加大敦、行间、太冲、秩边透水道；气虚血瘀型加血海、膈俞、次髎、蠡沟。

操作：患者取平卧位，针刺前排空膀胱以免刺伤。根据患者胖瘦进针 1.5～2 寸，施以适当的提插捻转手法，虚补实泻，每日 1 次，每周治疗 5 次，2 周为 1 个疗程。中极、气海向下斜刺，使针感向阴部放射。

百会、四神聪具有醒脑开窍，升阳固脱，平肝潜阳，通窍止痛的作用；气海、关元、肾俞补肾固本，益气固摄膀胱，又可调和气血；中极为膀胱募穴，与膀胱的背俞穴俞募相配，调理肾气与膀胱气机，固摄膀胱；足三里、阴陵泉、三阴交能补益脾胃，通调足三阴经气血，养肝益精气，通络化瘀。从而起到补肾益气温阳固脱作用。

（2）灸法治疗

主穴：肾俞、膀胱俞、关元俞、中极、关元、气海、水道、中极。

操作：行隔附子饼灸，以施灸局部有热、麻、痛等感觉及局部皮肤潮红为佳，每穴不超过 2 次，每周 5 次，20 次为 1 个疗程。

固肾补气助阳、行气活血利水：肾俞、膀胱俞、关元俞为膀胱经背俞穴，能够激发膀胱经经气，振奋肾经经气，固本培元；关元、气海温阳补肾、调理肾气；中极为膀胱募穴，是膀胱经气结聚的部位，与膀胱俞、水道配合可调节膀胱气化功能，通利水道而促进膀胱的排空。附子温补之力通过诸穴共奏温通经络、行气活血、补肾助阳之功。

（3）穴位贴敷　可用中药丁桂膏（丁香、肉桂、吴茱萸、五倍子、芡实各等份）。

用法：以酒精棉球清洁脐部，取药糊一勺约 5g，贴敷脐部，外用纱布覆盖，胶布固定，每日换药 1 次，治疗 2 周。

丁香、肉桂、吴茱萸味辛性温易发散，归脾肾经，具有温补脾肾、温通经脉之功；五倍子、芡实味酸涩性固涩，缩尿止遗；脐部的神阙穴，联络五脏六腑、疏通十二经脉，诸药合用，温肾气固下元，则遗尿自止。丁香、肉桂、吴茱萸因含有较多挥发油，外敷助药透皮吸收，脐周血管丰富，药物渗透性强，利于发挥药效。

（4）推拿治疗　选用肾俞穴、八髎穴（即上髎、次髎、中髎、下髎穴左右各一），术者用一手示指、中指、环指、小拇指，四指分别对准一侧上髎、次髎、中髎、下髎 4 个穴位，进行穴位按摩 100 次，同法进行对侧的穴位按摩，再用一手拇指、示指分别对准左右的肾俞穴，进行穴位按摩 100 次，每日 2 次，连续 2 个疗程。

补脾肺肾经，补脾肺气虚，固摄下元；推三关健脾益气；按揉百会提升阳气；按揉肾俞、丹田，擦腰骶部温补肾气，壮命门之火，固摄下元；按揉三阴交以通调水道。

（5）中药治疗

1）肾气亏虚，下元不固

症见：小便清长，遇寒加重，腰膝酸软，神疲健忘，面色㿠白，畏寒肢冷，少气懒言，两足无力，舌质淡，苔白，脉沉弱或沉缓。

治宜：补肾固涩，温阳益气。

方用：桑螵蛸散合缩泉丸加减。方药：桑螵蛸 20g，牡蛎 30g，黄芪 30g，益智仁 10g，乌药 15g，菟丝子 20g，金樱子 15g，覆盆子 20g，芡实 15g，甘草 10g。

2）脾肺气虚

症见：尿意频急，声低懒言，身重倦怠乏力，每因劳累、咳嗽、大笑、剧烈运动小便失禁出现或加剧。伴气短喘咳，食少便溏，或吐痰多而稀白，或见面浮肢肿，或膀胱胀、小腹满感，舌淡或胖大，苔白滑，脉沉细弱。

治宜：健脾补肺，益气固脬。

方用：补中益气汤合缩泉丸加减。方药：黄芪 30g，党参 25g，白术 18g，陈皮 9g，升麻、柴胡各 9g，龙骨、牡蛎各 30g，五味子 12g，当归 15g，乌药、益智仁 15g，金樱子

15g，甘草 10g。

3）湿热下注

症见：尿频、尿急、尿失禁，小便灼热或有涩痛感，色黄赤或浑浊而臭，小腹胀痛迫急，或伴有发热，口渴不多饮，舌红苔黄腻，脉滑数。

治宜：清热泻火。

方用：八正散加减。方药：山栀子 12g，车前子 10g，瞿麦、萹蓄各 12g，滑石 15g，丹皮、赤芍、泽泻各 10g，甘草 6g。

7. 其他

以上保守治疗无效，可考虑膀胱扩大成形术、经尿道膀胱颈切开术、选择性骶前神经切除术、经尿道电切术、尿流改道术、人工尿道括约肌植入术等手术治疗。但临床应用中有严格限制，必须是患者情况耐受、无手术禁忌证的部分逼尿肌亢进患者。

还有干细胞及组织工程，通过骨骼肌肉细胞来源的多功能干细胞对膀胱和尿道平滑肌进行再生性组织修复，从而恢复其正常的控尿功能，是治疗下尿路功能障碍疾病的新方法。

（三）尿失禁的护理

脑卒中后尿失禁多见于中脏腑患者，我们采用下列措施。

1. 间歇导尿

间歇导尿作为膀胱训练的一种重要方式，是协助膀胱排空的金标准。常配合饮水计划一起使用，通过控制膀胱定期充盈与排空，促进膀胱反射的重建或调整。其具体做法大同小异，但基本遵循以下几个要点：①限制患者的摄水量在每日 1800～2000ml 以内，约 110～130ml/h。②完全无法自主排尿时，甚至不能感知尿意时，导尿间隔时间可相对短一些，如 2 小时一次。③当患者恢复或部分恢复尿意，两次导尿之间能自行排尿时，可根据自主排尿量及残余尿量，相应延长导尿的间隔时间到 4～6 小时不等。④当残余尿量＜100ml 或膀胱容量在 20%以下时即达到平衡膀胱可停止导尿。间歇性导尿可减少患者长期留置尿管的不便，减少感染机会，改善患者生活质量，但膀胱内压力过高、尿路感染及残余尿等问题依然不能全部避免，且反复留置插拔尿管，不可避免地对尿道内壁造成机械性损伤，让部分患者难以接受。

当患者因病情或护理需要留置尿管时，可以定期夹闭或打开尿管放尿，以代替尿管的插拔，一定程度上也可以达到定期充盈或排空膀胱的目的。当患者自觉有尿意或出现尿道口溢尿时，可尝试拔出导尿管。相较于上一种方法，此法对尿道的机械性损伤更轻，且对于家属和护工而言操作更加容易，但易增加感染概率，通过膀胱冲洗可以改善。二者各有利弊，临床上当视患者具体情况具体来定。

2. 按压辅助排尿

患者平卧屈膝放松，将一手置于患者下腹，左右轻柔推移揉按膀胱 10～15 次，另一手掌自患者膀胱底部向下推移、按压；再以手掌面按压关元、中极穴，促使排尿。一般持续按压 2～3min，以协助排空膀胱。如患者有配合能力，可指导其自己用手轻按膀胱。

3. 膀胱冲洗

每日 2 次给甲硝唑溶液 500ml 膀胱冲洗，必要时可用 100ml 注射器直接抽尽膀胱内尿液。若小便浑浊，可 1 天冲洗 2 次至正常。如有炎性症状并血常规及尿常规提示感染者，冲洗时可加抗生素（如硫酸庆大霉素），并在膀胱内保留 1.5～2 小时后再排出。

男性患者除给予以上两种护理方法外，及时给接尿器，而女性患者则应及时更换尿布。注意保持局部清洁干燥、防止潮湿长期刺激皮肤而引起感染。

二、尿　潴　留

（一）尿潴留的表现

尿潴留指患者由于精神因素、手术因素、机体因素等导致尿道括约肌痉挛，或局部水肿而产生排尿不畅，或并存前列腺增生或尿道功能障碍。

临床表现为尿潴留症状即膀胱内充满尿液但不能自行排出。本病多发生于脑卒中急性期，起病较急，但一般病程较短，经数日或数月后，逼尿肌张力可恢复正常或增高。所以脑卒中后尿潴留患者大多自愈。

（二）尿潴留的治疗

尿潴留在中医学中被称为"癃闭"，是膀胱蓄有大量尿液，小便量少，排尿困难，甚至小便闭塞不通的病症。本病病位在膀胱，基本病机为膀胱气化失调，与三焦、肺、脾、肾、肝密切相关，湿热、气滞、痰瘀阻窍使膀胱气化无力或脾肾亏虚，肾阳衰疲使膀胱气化无权导致了此病。所以治则多为清热利湿、行气活血或温补脾肾，益气启闭。

1. 康复治疗

（1）排尿意识训练　患者卧床，指导其放松，每次放开导尿管前 5min，引导患者想象自己在一个安静、宽敞的卫生间里，听着潺潺流水声或用器皿倒水制造流水声，试图自己排尿，然后由护理者缓缓放开导尿管；能离床的患者，协助患者到洗手间，坐在坐厕上，打开水龙头让患者听流水声，利用条件反射诱导排尿；对需卧床的患者，放置便器，用温热毛巾外敷膀胱区或用温水冲洗会阴，边冲洗边按摩患者膀胱膨隆处。

（2）代偿性排尿训练　或 Crede 手法辅助排尿：握拳置于脐下 3cm 处，向腹部深按压并向耻骨方向滚动。或 Valsalva 屏气法：患者坐位，躯干前倾，腹部放松，屏气呼吸 10～12s，增加腹压，向下用力做排便动作帮助排尿。操作时用力应均匀，由轻而重，缓慢柔和，同时嘱患者增加腹压帮助排尿。

（3）生物反馈电刺激　是将电刺激和生物反馈相结合，效应相加的一种治疗方法，利用特定频率的电刺激，通过生物刺激反馈仪，将探头置入阴道或直肠内，检测盆底肌发出的模拟声音或视觉的电信号活动，并反馈给患者和治疗者，根据这些反馈信号来训练盆底肌的收缩和舒张。配合生物反馈指导下的盆底肌训练，可进行有效的个体化治疗，同时可发现和纠正不正确的训练方法，以提高康复治疗效果。

根据患者主动收缩肌肉的力量和情况，调节电刺激频率及强度，最大限度地调动患者的主动性和参与性，有效配合电刺激进行针对性训练，提高疗效。二者结合更具优势，可以更好地提高下尿路功能障碍的疗效，明显缩短治疗周期，减少住院时间，降低住院费用。

2. 传统康复治疗

（1）针灸治疗

穴方一：腹部腧穴为主（关元、中极、气海、水道、三阴交、阴陵泉、百会）。

穴方二：腰骶部腧穴（八髎、秩边、肾俞、膀胱俞、三焦俞）。

操作：2 组穴交替使用。其中腹部腧穴向下朝膀胱斜刺，八髎穴刺入骶后孔，出现向会阴部的放射感为佳；秩边为膀胱经穴，深刺可疏导膀胱气机，用芒针深刺 2.5～3 寸，以针感向会阴部放射为度；针刺中极前，应首先检查膀胱膨胀程度，以决定针刺方向、角度、深度，膀胱充盈不能直刺，应向下斜刺、浅刺，使针感到达会阴并引起小腹收缩、抽动为佳；关元、中极、气海可配合灸法。1 日治疗 1～2 次，治疗 10～14 天。

基础治疗：常规导尿。建议针灸 10～14 天后，拔除尿管，观察疗效。如患者恢复自主排尿，并且膀胱残余尿量在 100ml 以下，可不用导尿，继续针灸治疗 10～14 天以巩固疗效。

（2）穴位贴敷法　取神阙穴，用葱白、冰片、田螺或鲜青蒿、甘草、甘遂各适量，混合捣烂后敷于脐部，外用纱布固定，加热敷。

（3）温和灸治疗

取穴：百会、中极、关元、气海。

操作：患者取仰卧位排空尿液，将艾卷一端点燃，对准腧穴，约距离皮肤 2～3cm 处熏烤，对诸穴予悬起灸，使局部感到温热而无灼痛为宜。一般每穴灸 10～15min，每日 1 次，4 次为 1 个疗程。

（4）隔姜灸　将脐部（神阙穴）填满干净的盐，取上有针孔、直径为 2～3cm、厚为 0.2～0.3cm 的姜片置于盐上，把艾炷放在姜片上点燃施灸，以灸处皮肤红润不起疱为度。

注意脑卒中患者施灸时，施灸者一定以手放置患者穴位旁边，感知灸后温热度，避免患者因痛温觉减退而烫伤。

（5）推拿治疗

1）手法刺激敏感区加压排尿：当膀胱底达到脐上二指时，操作者以单手从脐部推向耻骨联合部，推时稍用力，操作 20 次，再由外向内按摩患者下腹部，用力均匀，由轻而重，待膀胱缩成球状，一手要托住膀胱底向前下方挤压，膀胱排尿后，操作者将左手放在右手背上，加压排尿，当尿不再外流时松手，再加压一次，力求排尽。

2）手法按摩促进排尿：先顺逆时针摩腹、然后手掌斜擦两侧腹部 3～5min，可配合震颤手法；双手掌夹持两侧胸胁搓动至腰部 1～3min；横擦尾骶部以受热为度；拿捏大腿内侧肌群左右各 3min，再用掌根自脐内侧向上推按至大腿内侧，左右各 30 次。

3）点按揉擦腧穴：示指、中指点按气海、关元、中极、命门、肾俞、足三里、阴陵泉、三阴交各 30 次；最后揉擦涌泉穴 200 次。

（三）尿潴留的护理

1. 导尿法

（1）留置导尿法　可迅速解除痛苦，但应注意，动作要轻慢，切勿损伤尿道黏膜，第一次放出尿液不得超过 1000ml，以防腹压突然降低，引起虚脱。具体操作方法用常规操作法。其优点是减少导尿次数，便于冲洗、静点药物等治疗措施的实施。但留置的时间不宜超过 1 周，以免引起尿管依赖性。

（2）引导排尿法　训练时关闭门窗，用屏风遮挡，请无关人员回避，打开室内的水龙头，让患者听到流水声，来刺激引导排尿，此法多用于神志清醒的患者。

2. 膀胱冲洗

常用冲洗液为硫酸庆大霉素、4%硼酸水、甲硝唑等。冲洗前尽量放空膀胱内尿液。冲洗中应注意观察患者有无肾区剧痛及膀胱刺激不适，并及时将尿液送检，以早期发现泌尿系统有无感染。

三、便　秘

（一）便秘的表现及类型

脑卒中后，由于大脑皮质的神经细胞功能受损，使正常的排便反射被破坏；加上脑出血或大面积脑梗死早期，抗脑水肿治疗，脱水易引起便秘；脑卒中后长期卧床、制动，活动较正常减少，腹肌、膈肌和盆腔肌的肌力减弱，胃肠道蠕动减弱，排便动力不足，食欲降低，食量减少或经常只食用细软食物，大肠水分被过多吸收，使粪便干燥、坚硬，表现为排便间隔时间延长（大于 48 小时），或虽无延长但排便后仍有便意。偏瘫患者的日常生活能力下降，长期则导致生物钟的破坏，甚至可形成习惯性便秘，而造成生理、心理痛苦。多表现为便意少、便次少，便意不畅，排便艰难费力并常伴有腹胀、腹痛、乏力、食欲不振、烦躁不安等。

从便秘的分类来说：脑卒中后便秘是因脑卒中后排便神经受损导致的继发性便秘、结肠动力下降的慢传输型便秘，一般为无结肠平滑肌和肛门括约肌器质性病变的功能性便秘。

（二）便秘的治疗

1. 一般治疗

一般治疗包括合理膳食，适量饮水以加强对肠道的刺激，养成良好的排便习惯，每天定时排便，如晨起排便、有便意及时排便，避免排便时过度用力，同时应保持体育锻炼，促进胃肠蠕动，放松精神，积极调整心态等。

2. 康复治疗

（1）运动疗法　床上进行体操锻炼，卧床患者配合早期康复介入。

1）直腿抬高：仰卧位，健侧膝关节立于床面，以固定腰骶部，患侧下肢伸直，足尖指向鼻尖，股四头肌收缩绷紧下肢，尽量维持与床面距离 15cm，坚持 10s。患侧也可做被动运动，健侧做主动运动。

2）双腿蹬车法：均可主动、被动操作。

3）桥式运动：此动作同早期康复的床上运动。

4）伸臀缩肛：患者仰卧放松，双上肢伸直举过头顶，身体一边均匀舒缓地呼吸一边伸展，肛门向上提，然后放松，一提一松，臀部不用动，当肛门感到在收缩时，两足用力向下蹬伸，坚持 6~8s，此动作反复做 3 次，可训练盆底肌群，促进肠蠕动。

（2）腹部按揉 仰卧，全身放松，可主动、被动操作，将一手掌心放在肚脐正上方，另一只手叠放于其上，用拇指、四指指腹及掌根从右至左沿结肠走向绕脐周按摩。

（3）利用重力排便站直立床，利用重力作用促进排便。

3. 药物治疗

临床上治疗功能性便秘的药物主要包括容积性药物、刺激性药物、渗透性药物、润滑剂、促胃肠动力药。

（1）容积性药物 如硫酸镁、硫酸钠、甲基纤维素、琼脂，此类药物可吸收肠道内的水分，增加肠内渗透压，阻止水分再吸收，起通便的作用。

（2）刺激性药物 包括蒽醌类泻药（主要包括大黄类、芦荟、番泻叶等）、蓖麻油、酚酞等，但可引起腹痛、腹泻，长期服用更能形成顽固性便秘、结肠黑变病等毒副作用及药物依赖性，避免长期使用此类药物。

（3）渗透性药物 主要包括盐类和糖类，如硫酸镁、乳果糖、山梨醇、聚乙二醇等，通过增加肠内容物的渗透压，影响肠道水分的吸收并可吸收水分到肠腔，从而使大便软化促进排便，几乎无副作用。但服用此类药物应防止水、电解质紊乱和酸碱平衡失调。

（4）润滑剂 包括石蜡、甘油等。甘油制剂如开塞露、甘油灌肠剂等，其通过刺激和软化粪便，对出口处敏感性降低引起的便秘效果明显。液体石蜡具有润滑作用且在肠内不被消化，因此可包绕粪块润滑肠壁和粪便，同时妨碍结肠对水的吸收，软化大便，减小排出阻力，并使粪便软化。口服后 6～8 小时发生作用。但长期使用可妨碍脂溶性维生素 A、D、K 及钙、磷的吸收。只能短期使用，不适用于慢性便秘。

（5）促胃肠动力药 主要适用于慢传输型便秘患者，如西沙必利、莫沙必利、替加色罗等，可增加乙酰胆碱释放，刺激肠蠕动，副作用为可增加中枢抑制性药物的吸收，延长心电图 S—T 段。

4. 物理因子疗法

（1）生物反馈治疗 该治疗需通过专门设备，将不被人体察觉的生理、病理性活动信号，以图像、声音等方式输出并反馈给患者，使患者根据反馈信息有意识地控制自己的行为，再建立正确的反馈信息，即动作反馈学习再动作训练过程的一种以条件反射为基础的操作性治疗方法。可缓解排便时括约肌的痉挛，协调耻直肌与括约肌的运动，增强大脑对肠道神经的调控作用，并提高直肠的敏感性，加快肠蠕动。

（2）结肠水疗法 以生物反馈原理为基础，利用结肠水疗仪器对直肠反复注入温水，稀释软化干硬粪便，清除肠黏膜表面的硬结层，恢复肠黏膜的分泌功能，刺激结肠蠕动及直肠反射运动，促进排便从而清洗肠道。同时配合合理的饮食及腹部按摩手法，从而建立自主排便意识，规律排便。

5. 行为疗法

让患者按照既往习惯选择排便时机，养成定期排便的习惯，可每日或隔日在相同时间帮助患者进行排便，排便间隔以 2～3 天一次为宜。可让患者选择早餐或晚餐作为开始的条件刺激，因此时胃结肠反应最强，在进食的 15～45min 后用 10min 时间努力试着排便，作为进食的一种反应。如果试行 2 天仍不成功，可用灌肠或肛门栓剂来有计划地使结肠空空，如能下床则要求定时蹲厕。这样可以利用刺激条件、神经反射、神经无介质反应来保持排便功能，训练排便习惯，进食后发生胃-回肠-结肠反应即可发生排便。

6.传统康复治疗

（1）针灸治疗　中风后便秘，早期以实证为主，后期以虚证为主。

1）实证

治则：清热理气，通便导滞。

处方：天枢、支沟、曲池、内庭、合谷。气滞加太冲。

操作：患者平卧，斜刺，留针30min。主穴用毫针泻法，配穴补虚泻实。

2）虚证

治则：健脾益气，温阳通便。

处方：大肠俞、天枢、支沟、上巨虚、足三里、关元、气海、归来。阴寒内盛灸神阙。

操作：以补法为主，关元、神阙用灸法。

（2）推拿疗法

1）用手掌（也可以用2Hz频率的振动仪）在腹部以脐部神阙穴为中心用摩法顺结肠走行方向进行环形顺时针按摩，每次10～15min，每日1～2次，以肠道有轻度受压感为度，刺激肠蠕动，增加小肠及大肠推进型节律收缩，减少肠道对水分的重吸收使大便软化易于排出；通过按摩刺激排便反射，大便及时排空防止便秘。

2）还可以指导患者或家属双手交叉由右腹部按照右下腹—右上腹—左上腹—左下腹的顺序以顺时针方向环形按摩，适当用力，时间为15～20min，同时增加腹压，以增加肠蠕动，帮助排便。患者情况允许下可鼓励自我按摩，效果更好。

3）每日餐后用力朝下按压左下腹，刺激大肠压力感受器，或牵张肛门，刺激肛门括约肌，引起反射性肠蠕动，加快反射性排便形成。

（3）中药治疗　口服中药莱菔子、瓜蒌仁、麻子仁等缓泻剂，通常在常规的中药内加服，效果比较理想。或以番泻叶10g，泡于开水500ml，少量频服，昏迷患者，可给鼻饲中药，以达通便的目的。

（4）食疗　晨起空腹饮用一杯蜂蜜水（无糖尿病的患者）：蜂蜜可润肠刺激肠道，是良好的通便剂。平时食物讲究粗细搭配，多摄入蔬菜及谷类食品、含粗纤维素的食物，其可刺激肠壁，使肠蠕动加快。主食提倡米、面和粗粮混食，如红薯、高粱、燕麦、荞麦、玉米、黍类、糙米等杂粮等；水果如苹果、香蕉、梨等。避免食用辛辣刺激的食物如辣椒、芥末、胡椒以及煎炒、生冷食物和饮烈性酒等。尽量选择粗纤维饮食，多食新鲜蔬菜水果，避免刺激性食物，减少高脂肪、高蛋白食物的大量摄入，每日摄入约200～3000ml水分，包括开水、果汁、饮料、菜汤、中药等，适当增加有润肠通便作用的食物如牛奶、番薯类、松子仁、黑芝麻、桃仁、香蕉、蜂蜜等。还可以根据患者不同的便秘症状及伴随症状，辨证后给予相应的饮食调理和代茶饮：

1）实秘：大便干结，面赤身热，口臭唇疮，小便黄赤，胸胁痞满，脘腹胀痛，舌红苔黄，脉数。可选用：凉拌苦瓜、菊花决明子茶等。

2）气秘：大便秘结，欲便不得，胸胁痞满，甚则腹中胀痛，纳食减少，苔薄腻，脉弦。可选用：莱菔子佛手茶、玫瑰茉莉花茶等。

3）气虚便秘：大便溏，有便意，但排便困难，用力则汗出气短疲乏，语低倦怠，舌淡苔白，脉细弱。可选用：参芪蜂蜜汤、加味补虚正气粥。

4）阴虚便秘：大便干燥坚硬，排便时间延长，潮热，盗汗，颧红，口渴欲饮，舌淡红苔薄白，脉细数。可选用：蜂蜜芦荟饮、百合粥等。

5）血虚便秘：大便干结，难以排出，面白无华，头昏眼花，心悸，失眠多梦，手足发麻，唇甲淡，舌淡苔白，脉弱。可选用：当归大枣粥、桑葚蜂蜜饮等。

6）阳虚便秘：大便秘结且艰涩，少气懒言，恶寒怕冷，小便清长，舌淡苔白，脉沉迟。可选用：狗肉汤、芝麻核桃粉等。

7. 手术治疗

在尝试以上保守治疗后治疗效果不佳，该疾病将确诊为难治性排便功能障碍。此时患者需要进行手术治疗，包括胶原注射，人工肠道括约肌、括约肌修补术以及结肠造口和顺行性灌洗。但存在术后并发症、严重感染和机械障碍导致的风险。

（三）便秘的护理

脑卒中后便秘的患者，常伴有颅内高压引起的头痛、腹痛、腹胀、嗜睡或烦躁、舌苔厚等症状，甚至腹部可扪及粪块，数天未解大便。

1. 灌肠法

对于顽固性便秘患者，常用开塞露药液通过对肠刺激，软化粪便，达到通便目的。方法：将 10ml 开塞露液吸入注射器内，接 14 号导管，经肛门插入 5～7cm 后缓慢注入药液，10～15min 后即可排出大便。以 0.1%～0.5%肥皂水常规灌肠。水温应在 38℃，量为 800～1000ml，灌入时压力不能过大，流速不宜过快，以免引起不适。如发现异常时应立即停止。

2. 饮食护理

向患者及家属宣传营养知识，建立合理食谱，不要长期食用产气多的食物；多食用富含纤维的食物；鼻饲饮食需富含纤维素匀浆饮食，每日补充水 2000～3000ml。吃饭定量，细嚼慢咽。进行适度的屏气和腹式呼吸训练，指导患者或家属做腹部按摩，以练习、增加腹压、促进肠蠕动来配合排便。

3. 生活护理

建立良好的排便习惯，指导患者选择适当的排便时间。排便时意念要专注，不要看手机、书报，不宜谈话思考其他问题，更不要用蛮力排便。严重便秘粪块阻塞肛门时，护理者用右手示指戴手套，涂以石蜡油，轻轻插入肛门，掏出粪便结块，帮助排便，严防用力过猛。

四、大便失禁

（一）大便失禁的表现及类型

大便失禁也称肛门失禁，属于排便功能紊乱的一种，是指肛管括约肌失去对粪便及气体排出的控制能力。大便失禁的病因可分为粪便成分异常、直肠容量和顺应性下降、直肠感觉功能不全、肛管括约肌或盆底功能失常引起控便与排便功能障碍，表现为大便次数增多，指诊触及肛门括约肌松弛，收缩乏力。按失禁类型分为被动型大便失禁（患者无意识的粪便外漏）、急迫型大便失禁（患者有意识但主观无法控制）和漏粪（紧随一次正常排便之后的粪便漏出）。

脑卒中后大便失禁由于神经功能缺损，外括约肌和耻骨直肠肌失去正常神经支配，无收缩功能，处于弛缓状态，肛门内括约肌张力相对高，降结肠运动能力下降。感觉系统同样受到影响，直肠黏膜在粪便充盈时缺乏膨胀感受，不能引起便意及发动排便动作，直肠远端过度膨胀后，造成肛门括约肌扩张和松弛，直肠内粪便随时排出。

（二）大便失禁的治疗

1. 一般治疗

调整饮食，如鼻饲饮食的患者食物应当现配现用，冷藏时间应少于 24 小时，饲入食物温度为 39～41℃；操作者鼻饲前要洗净手，胃管外端口处需用无菌纱布包裹，且每日更换纱布，鼻饲容器每日煮沸消毒后使用；营养液从低浓度、少量开始，逐渐增加；鼻饲液可增加可溶性膳食纤维，以改善患者的腹泻，如安素、瑞代等；大便失禁严重时应暂停鼻饲，同时查大便常规，以确定有无胃肠道感染；大便失禁严重者注意防止脱水，及时补充液体量，保持水电解质平衡。

2. 康复治疗

悬挂式体位：由经过培训的护师进行规范操作：

①将卧床患者床头抬高 30°，双下肢用兜带悬挂在架上，使臀部抬离床面。每一侧下肢有两个牵引兜带，抬离后会阴区与床面呈 15°，小腿兜带兜住小腿及足跟、足底，使会阴区悬空，那么排泄物可顺利直接排出，臀下垫隔尿垫，及时清洁。每 2 小时改变一次患者体位。②用悬挂兜带悬挂患者双下肢并屈曲，使臀部抬离床面，模拟平常排便蹲位姿势，通过悬挂装置辅助患者抬臀，缩腹加压、提肛，提高控便能力。

3. 药物治疗

（1）止泻药　①阿片受体激动剂，包括洛哌丁胺、地芬诺酯和磷酸可待因。②肠内液体吸附剂，如蒙脱石散剂。③增加肛管静息压的药物，L 型甲氧胺凝胶、丙戊酸钠。

（2）导泻药　山梨醇等。

4. 物理因子疗法

（1）生物反馈疗法　主要采用生物反馈治疗仪，通过肛肠肌电图或肛管直肠测压来检查分析肛门括约肌和直肠平滑肌功能，从而调整相应的训练方法来治疗功能性大便失禁。生物反馈治疗受患者主观因素影响较大，因此需要医师的关心与疏导，鼓励患者耐心配合与坚持反复训练，使其积极配合治疗，从而提高疗效。

（2）行为疗法　提肛运动：患者坐、卧或站立，慢慢吸气收腹，向上收紧肛门，直到收缩不动，坚持几秒钟，然后慢慢呼气，放松腹部及肛门。每次提肛 20～30 下，可休息 5～10min，每次可重复训练 4～5 次，每日 2 次。可改善肛周肌肉的力量，增加肛管直肠的敏感性，感知到粪便前肛门内括约肌不会松弛，改善控制大便的情况。

（3）盆底肌肉电刺激　即诱导肛门括约肌收缩，从而达到控制大便排出的目的，但临床效果不佳，故多不采用。

5. 传统康复治疗

（1）针灸治疗

主穴：百会，神门，内关，关元，气海，承山，足三里，长强，距肛周 1cm 的肛周 3 点、6 点、9 点、12 点四穴。

配穴：脾虚不固加脾俞；肾虚不固加肾俞、命门。

操作：其中气海、关元、足三里、脾俞、肾俞、命门用补法，余穴用平补平泻法。其中肛周 3 点、6 点、9 点、12 点，直刺，不留针，每穴快速捻转 4～5min 后出针。最后艾灸百会、关元、气海，温和灸，以培元固本、调气回阳，升提举陷、固摄二阴。

（2）中药治疗

1）脾虚气弱

临床表现：大便不能随意控制，体倦乏力，纳呆脘闷，或有泄泻、脱肛，小便频数，舌质淡，苔薄，脉弱。

方药：参苓白术散加减。

2）肾虚不固

临床表现：大便不能随意控制，腰膝酸软，耳鸣，头晕乏力，小便量少而频，舌质淡白，脉沉细无力。

方药：右归饮加减。

3）气虚下陷

临床表现：大便不能随意控制，少气懒言，食欲不振，或有泄利、脱肛、阴挺，小便频，或带下不断，或月经量多，舌质淡，苔薄，脉细弱。

方药：补中益气汤加减。

（三）大便失禁的护理

护理人员应具有强烈的责任心，不怕脏、不怕累，勤动手，勤动口，为患者做好清洁护理工作。观察大便失禁的原因。排便的时间，从无规律中找出规律，及时让患者用大便器排便，并指导患者正确使用大便器，尽量自主排便。病情许可时，可坐位排便，借重力作用，恢复肛门括约肌的功能。如因肠道感染所致，及时给抗生素控制感染。

1. OB 内置式棉条留置肛门联合穴位按摩法

（1）OB 内置式棉条的塞入和取出方法　患者排空小便，取侧卧位，缓慢深呼吸，操作者戴无菌手套，清洁会阴皮肤、清除排泄物，然后将一次性内置棉条圆形顶端采用石蜡油润滑后对准肛门，将 OB 内置式棉条轻轻塞入。塞入深度为 7～9cm。放置妥当，外露棉线末端。间隔 3～4 小时后患者侧卧位将肛门内置 OB 棉条缓慢轻柔拉出。若中途发现 OB 棉条被污染或因腹内压增高导致棉条脱出，患者诉腹胀等不适症状，则应及时取出 OB 棉条，重复以上操作。如为清醒患者，嘱其做提肛运动以预防肛门括约肌松弛。

在取出内置 OB 棉条之前，患者取平卧位，先揉按腹部天枢穴；然后依次按揉腹部水道穴、归来穴，各 30s，顺时针依次按照升结肠、横结肠、降结肠、乙状结肠方向做 3 次环形按摩。拉出棉条后，再按揉长强穴 1min。患者彻底排空大便后清洁肛周皮肤。

（2）注意事项　操作者指甲不宜过长，餐后或胃管注食后 30min 内不实施穴位按摩，按揉穴位时力度适中。通过定期更换内置肛门的 OB 棉条，可显著减少大便失禁患者每天会阴擦拭次数和更换护垫、床单、被服等护理次数，避免反复擦拭造成的皮肤黏膜损伤。

2. 肛管引流护理

洗净患者肛门后取侧卧位，取一根 7～8 号的一次性带气囊气管导管，检查气管导管气囊不漏气后，末端用无针头头皮针齐口系住一次性不漏气黄色"感染性废物袋"，护士戴手套用石蜡油润滑导管前端 7～9cm，凹面向上，经肛门缓慢插入 l5～20cm 后用 20ml 注射器向气囊内充入 10～15ml 气体，然后向外轻拉导管，有阻力表示导管卡在肛门括约肌上方，检查肛门处无粪液溢出。

大便引流术一般使用时间少于 72 小时，同时配合医嘱使用止泻药。温水擦洗肛周每日 2 次，若出现大便溢出，用温水擦洗干净，以保护肛周皮肤，可以外涂金霉素或红霉素软膏。

气管插管应用于大便失禁患者，能有效引流稀便，避免反复擦拭粪便，减轻了肛周皮肤的刺激，利于保护肛周皮肤，患者易接受。

3. 指导患者进行盆底肌肉锻炼

每天可分 5 个时间段做此锻炼，每个时间段做 10 次。

4. 鼻饲患者护理

鼻饲患者应避免消化道细菌滋生，做好口腔护理与清洁；缓慢鼻饲，保证每次鼻饲时间为 30～40min，保证食物正常消化，保持肛周清洁干燥。

》》 第六节　脑卒中患者的局部功能康复 》》

一、肩手综合征

肩手综合征是指突然出现的肩部运动障碍、活动受限，肩、手部疼痛以及水肿；症状持续还会出现手指挛缩畸形、手部肌肉萎缩，甚至患侧上肢的运动功能永远丧失。肩手综合征常在脑卒中后 1～3 个月内发生，是脑卒中后常见的并发症之一。

（一）肩手综合征的病因

目前病因及发病机制尚不明确，一般认为多因颈交感神经功能障碍、反射性交感神经营养不良，进而影响自律交感神经，造成末梢血管神经障碍。也有认为是肩手泵功能障碍导致，因为肩手的血液回流有赖肩泵和手泵的动力，即与肌肉运动功能丧失和机械作用下降致静脉回流障碍有关。因疼痛较重并发挛缩，伴发上肢诸关节退行性变，肩、手关节微小损伤，长期运动缺失造成的关节肌肉失用性萎缩，使血管神经反射异常，最终成为肢体功能康复的阻碍因素。

中风后肩手综合征可能有如下原因：

1. 对手关节的过度牵拉

治疗师或护理者可能在给患者做被动活动时无意地使患者的手活动过度，造成关节及其周围组织的损伤。例如，治疗师帮助患者伸肘，同时鼓励患者用伸展的患侧手臂负重，然后让患者尽量地向患侧转移重心，若活动过猛或以不受控制的方式进行，可使腕关节过度背伸，腕背伸就会超过正常范围而造成损伤。

2. 腕关节异常屈曲

腕关节屈曲阻碍静脉回流似乎是偏瘫后引起肩手综合征最常见的原发因素。脑卒中后，常常会出现上肢异常协同运动，典型的症状就是屈肘、屈腕、屈指。患者长时间卧床或坐轮椅，未注意到手臂长时间放在体侧，腕关节被迫处于屈曲位；不能注意到手不知不觉已处于不利地位，导致许多患者早期出现对患肢的忽略症。

3. 手部损伤

各种手部的损伤都可以导致手的水肿。如在损伤感觉缺失或疏忽时，手部小的意外很易损伤手；向偏瘫侧摔倒而损伤手；不注意接触热盘子、香烟或热水瓶时而被烫伤手；患手可能被卷入轮椅的轮子而损伤手等。

4. 静脉输液

静脉输液时液体容易渗漏至手背组织内，以及患肢循环代谢能力下降、肌肉瘫痪导致对血管的机械性压力减小。

（二）肩手综合征的临床表现

肩手综合征主要表现为肩手痛、肩部运动障碍、手肿，后期出现肩手部肌肉萎缩、手指关节畸形挛缩。其主要分期及表现如下：

1. 早期（第 I 期）

患侧手突然肿胀：手背水肿明显，延及手指和掌指关节，皮肤褶皱消失，水肿处膨隆柔软，可止于腕关节，手上的肌腱看不清。手的颜色呈粉红或淡紫色变化，尤其是患臂下垂于体侧时更明显，手较温热，有时潮湿，指甲无光泽或较健侧色白。

关节活动度受限：远端指间关节呈伸直位，不能屈曲或只能微屈，双手十指难以叉握到一起；腕背伸亦受限，可出现疼痛；掌指关节屈曲明显受限；近端指间关节肿大强直疼痛，只能微屈；常有腕部疼痛感。

2. 后期（第 II 期）

疼痛加重不能承受手和手指的压力，在腕背连接区的中部，坚硬的隆凸明显。X 线检查可出现骨质的变化。

3. 末期或后遗症期（第 III 期）

因未有有效的治疗，手变成固定的典型畸形，此时水肿和疼痛可完全消失，但会永久丧失关节活动度。

（三）肩手综合征的康复治疗

常用治疗方法：抬高患肢、腕关节背屈、主动活动、被动活动、向心性气压治疗、缠绕加压治疗、冷疗、激素局部注射等。有效的治疗应强调患者的信任及放松和关节活动度的练习。

1. 止痛

治疗的主要目标就是尽快减轻水肿，其次是缓解疼痛和僵硬，因此，出现水肿、疼痛和运动受限时，应立即给予治疗，即使在数月之后，治疗依然有效。一旦发生实质性改变，将发展为手的挛缩。

2. 体位

纠正肩关节异位-良肢位摆放：将患肢抬高，防止患手长时间处于下垂位。仰卧位防止肩胛骨后撤，患侧肩胛骨下垫软枕，使肩胛带处于前伸位，平放上肢，将上肢远端抬高，平齐心脏，半握空拳，手指放开，可于手掌中置一圆形物体，以促静脉血的回流；患侧卧位时患侧肩要前伸，使肩胛带处于前伸状态；健侧卧位时，患侧肩和上肢处于伸展位；坐位、站位或行走训练时，其上肢要始终抬起，可用三角巾悬吊肩臂，避免因重力下垂。当坐轮椅活动时，应在轮椅上放一桌板，使上肢始终置于前面的桌子上，确保患者的手不悬垂在一边。

3. 夹板

夹板近端应在掌远端横纹的近侧，并从第一向第五掌指关节适当倾斜，支持腕关节于适度的背伸位，其远端不能妨碍掌指关节屈曲，拇指活动不受影响。

4. 压迫性向心缠绕

用一根直径 1～2mm 的长布带或线绳由拇指远端向近端缠绕，继而是其他手指，缠绕时在指甲开始处做成一小环，然后向手指近端快速有力地缠绕至手指根部，至不能再缠绕为止。缠完后，立即从指端绳环处迅速解开缠绕的线绳。如此反复，将每个手指都缠一遍后，开始缠手；同样在掌指关节处系一环，然后由掌指关节向近端缠绕，到达拇指根部时，内收拇指，把拇掌指关节一起缠绕，直到腕关节。再从腕关节开始向上肢缠绕。反复进行可减轻水肿，促进周围收缩舒张，自行调节血管舒缩回流功能，是一种简单、安全和非常有效的治疗周围性水肿的方法。

5. 冰疗

冰疗可消肿、止痛并缓解痉挛，但应注意避免冻伤和血压升高。方法是将患者的手浸入冰和水混合的桶里（碎冰和水的比例为 2：1，这样手较容易浸入），患手浸泡 3 次，两次之间要有短暂的间隔，每次浸泡结束后将手举起。浸泡时治疗师的手应一同浸入冰水里，以确定浸泡的耐受时间。

还可以用冷热水交替法，以及进行关键肌的刺激，利用 Rood 手法对肩关节关键肌由近及远做擦刷手法和拍打。

6. 主动运动

肌肉的收缩为减轻水肿提供了很好的泵作用，即使手完全瘫痪，也应进行。方法是让患者仰卧，上肢保持上举，可刺激伸肘肌活动，减轻水肿。

7. 被动运动

在脑卒中早期即可开始训练，脑卒中后 24～48 小时即可进行，越早越好，可预防肩痛的发生，维持各个关节的活动度。腕掌部问题常伴随前臂旋后功能的丧失，进行肩关节、手和手指被动运动可防止出现肩痛，在治疗中动作要柔和慢速，以不至于引起疼痛，禁止牵拉关节，关节活动范围应小于正常范围，尽可能地在无痛范围内做被动运动；治疗时所有这些运动都可在患者仰卧位、上举上肢以利于静脉回流的情况下进行，促进肩周围肌肉张力恢复和诱发运动。

被动运动具体方法包括：①Bobath 式握手，双上肢充分上举，卧位、坐位均可；②肩胛-胸廓关节运动，由治疗师被动地完成肩胛带各个方向运动，增强肩胛带肌肉张力；③肩关节屈曲、外展及内收运动。每组 5～10 个，每日做 2～3 组，逐渐递增。

由于担心手挛缩、手肿胀，往往会积极进行被动活动，但是在出现肩手综合征的情况下，手指被动活动应宁少勿多，待水肿消退、疼痛减轻后，关节活动度才会有较快恢复。

8. 活动肩胛带

有一定患肩主动活动能力的患者可主动耸肩，治疗师同时给予适当助力或阻力，依据患肩情况而定；患侧负重：取坐位，患侧肘关节伸直位，腕关节背屈，手指伸直，躯体向患侧倾斜，用患侧支撑于体侧。

9. 口服止痛药物

皮质类固醇激素、非甾体抗炎药、三环类抗抑郁药、二甲硫氧化物、降钙素等。

10. 物理治疗

针灸、按摩、蜡疗、超声、冷热水浴、漩涡浴、经皮神经电刺激（TENS）、生物反馈等均可用于治疗。

11. 星状神经节阻滞治疗和高位胸交感神经切断术及截肢

仅在无功能的肢体、有可能导致肢残的炎症或不可忍受的疼痛的患者中，才考虑截肢这个治疗方法。

二、肩关节半脱位

（一）肩关节半脱位的病因

肩关节半脱位是脑卒中后早期（一般 3 周内）发生的常见并发症，上肢不同程度的瘫痪，肱骨头的 2/3 处于关节囊外，加上患肢本身的重力作用，维持肩关节正常解剖位置的周围肌肉松弛，使固定肩关节的稳定结构强度降低，导致肱骨头易于脱出关节囊的正常位置，致肩关节半脱位。

（二）肩关节半脱位的主要表现

肩部运动受限、局部肌肉萎缩、肩峰与肱骨头之间可触及明显凹陷。

（三）肩关节半脱位的治疗方法

（1）矫正肩胛骨的姿势，注意良肢位摆放　对于肩关节半脱位最主要的是早期就应开始预防，在各种体位中均应保持肩胛骨的正确位置：避免对瘫痪肩的过分牵拉，控制患侧卧位时间，在软瘫时做好肩部关节的保护。

（2）抵抗肩胛骨后缩，纠正肩胛骨的位置　Bobath 式握手，卧位、坐位均可，双上肢充分伸展上举，多次反复进行。

（3）活动肩胛带　增加肩胛骨向上、外、前的活动范围。

（4）功能性电刺激的治疗　治疗作用部位：电极放置在患肩的三角肌、冈上肌。刺激强度及频率：最佳功能性电刺激频率为 20Hz，波宽为 0.3ms，通断比为 1∶3，刺激强度以可引起明显的肌肉收缩，且患者能接受而又不导致肌肉疲劳为度，逐渐增大电流强度。治疗时间：每次 20～30min，每日 1 次，共治疗 30 天。

此外，还可做肩关节挤压、局部拍打、冰刺激、电针治疗、使用 Bobath 肩托等。

三、肩部软组织损伤

（一）肩部软组织损伤的病因

肌痉挛导致肩肱关节节律紊乱，肩关节外展时使肱骨头、喙肩韧带以及软组织之间产生摩擦和压迫，刺激神经感受器所致。

（二）肩部软组织损伤的主要表现

肩部主动或被动活动时肩痛，严重时局部肌肉萎缩，发病率高达 84%，多在脑卒中发病后数月甚至较长时间后发生。

（三）肩部软组织损伤的治疗

1）根据偏瘫后肩痛的发病机制，纠正肩胛骨的下沉、后缩及肱骨的内旋、内收，以减轻肩带肌的痉挛，可使用神经促通技术。还应注意纠正患者的坐、卧体位和进行患肢被动、自主运动。

2）实施有效的抗痉挛活动，促进肩胛骨与肱骨间的协调和同步运动。

3）止痛药物控制疼痛，如口服非甾体抗炎药，并在肱骨外旋位做肩部活动，局部采用超声波、超短波等物理疗法进行综合治疗。

（四）脑卒中后肩部问题的传统康复治疗

1. 针灸治疗

（1）毫针治疗

治法：通经活络，舒筋止痛。

取穴：手三阳经穴为主，局部配合循经取穴。早期针用泻法或针灸并用。

主穴：肩髃、肩髎、肩贞、肩前、阿是穴、曲池、阳陵泉。

配穴：手太阳经证加后溪，手阳明经证加合谷，手少阳经证加外关，手太阴经证加列缺（或鱼际）。肩前侧痛，加合谷、列缺；肩内侧痛，加尺泽；肩后侧痛，加后溪、小海；肩外侧痛，加外关。

（2）拔火罐（刺络拔罐）　穴位皮肤消毒后，用三棱针点刺出血或用皮肤针叩打后，再将火罐（最好采用透明的罐具，以便观察出血量）吸拔于点刺的部位，使之出血，以加强逐瘀通络消肿止痛的治疗作用。

（3）穴位注射　丹参针、当归针每次选用 2～3 穴，每次注射 2ml，隔日一次，痛甚者可以用普鲁卡因或利多卡因做穴位封闭，注意操作前要做药物试敏。

2. 推拿治疗

（1）治则　温经活血，通络止痛，松解粘连，滑利关节。

（2）部位及取穴　肩臂部、肩井、肩髃、肩前、肩贞、天宗、秉风、曲池、手三里、合谷。

（3）手法　**㨰**、揉、拿、点、弹拨、摇、搓、抖、推、扳等法。

（4）操作

1）通络止痛：患者取坐位。医师站于患侧，以点按、弹拨法依次点压、弹拨肩井、肩髎、肩前、肩贞、天宗、秉风等穴位，约 5min，以酸胀为度。

2）温经活血：患者取坐位。施㨰法及揉法于肩前部、三角肌部及肩后部等压痛明显处，并拿捏上臂部，同时配合患肢的被动外展、旋外和旋内活动，约 5min，以温经通络。

3）滑利关节：患者取坐位。施拿捏法于肩周，约 2min，然后握住患者腕部，并同时慢慢上举牵拉患侧上肢并提抖，反复 10 次；手握住其腕部或托住肘部，以肩关节为轴心握住其腕部或肘部做环转摇动，反复 10 次。

4）松解粘连：患者取坐位。医师站于患侧，对有粘连或痛点的患者酌情施弹拨法，以解痉止痛，剥离粘连。

5）松筋整理：患者坐位，医师站于患侧，以搓法从肩部到前臂，反复上下搓动 3 遍，并牵抖患肢半分钟，自肩部沿上臂外侧向下掌根推 2 次，结束治疗。

3. 功能锻炼

如果患者上肢肌力有一定的恢复，能配合做主动功能锻炼，可参考以下功能锻炼方法：

1）患者在可耐受的范围内做最大幅度 360°环转抢臂动作，由前向后数次，再由后向前数次。

2）上举运动法：手握住单杠牵拉肩关节，或患肢尽量上举沿墙壁缓慢向上摸高爬动，再缓慢放回原处，反复进行，不断提高爬墙高度，以松解粘连。

3）搭肩运动法：患者患侧上肢取屈曲位，将手搭于对侧肩部，肘部尽量屈曲贴于胸壁，每次坚持该动作数分钟。

4）摸耳运动法：患侧上肢自枕后向对侧耳后靠拢接近直至触及，重复该动作数次。

4. 中药外用

活血祛风，通络止痛中药外用，热敷或冷湿敷肩臂关节，也可泡制药酒外敷。处方：羌活、独活、麻黄、杜仲、补骨脂、川乌、苍术、威灵仙、秦艽、海风藤、白花蛇、五加皮、红花、当归、川芎、延胡索、伸筋草。

四、肌痉挛与关节挛缩

（一）痉挛的评定

1. 综合痉挛量表（CSS）

（1）踝阵挛　患者下肢放松，仰卧位，膝关节略屈曲，检查者手托足底快速背伸患者踝关节，观察踝关节有无节律性的不自主屈伸动作。

结果判断：无阵挛：1 分；阵挛 1～2 次：2 分；阵挛 2 次以上：3 分；阵挛持续超过 30s：4 分。0～7 分为无痉挛，8～9 分为轻度痉挛，10～12 分为中度痉挛，13～16 分为重度痉挛。

（2）跟腱反射　患者仰卧位，髋外展，膝屈曲。检查者使踝关节稍背伸，保持胫后肌群一定的张力，用叩诊锤叩击跟腱。

结果判断：无反射：0分；反射减弱：1分；反射正常：2分；反射活跃：3分；反射亢进：4分。

（3）踝跖屈肌群肌张力　患者仰卧位，下肢放松伸直，检查者尽量背伸患者踝关节，感受伸拉后的阻力。

结果判断：无阻力（软瘫）：0分；阻力降低（低张力）：2分；正常阻力：4分；阻力增加，但仍可完成踝关节被动活动：6分；阻力明显增加，不能或很难完成踝关节全范围的被动活动：8分。

2.钟摆试验

患者坐在床边，小腿自然下垂，检查者用手抬起受试侧小腿，至小腿完全伸直，然后松手，让小腿在重力和惯性作用下自主摆动，用电子量角器记录膝关节的摆动情况。正常人摆动过程类似钟摆，均匀减弱直至停止。有痉挛状态存在时，下肢的摆动会受限，呈异常摆动形式，并随痉挛轻重而有一定差异。痉挛越严重，摆动受限越明显。

（二）治疗方法

在临床实践中，只依据痉挛不能决定痉挛的治疗，是否治疗痉挛以及如何积极实施有效的抗痉挛措施，应取决于治疗的适应证以及康复所希望达到的治疗结果，即是否影响肢体的功能来决定，以患者整体功能状态为指导。

首先应考虑痉挛是否有必要治疗，如下肢痉挛支撑体重的支架作用是有用的，口服抗痉挛药物的肌无力和疲劳的严重副作用有时比不处理痉挛更有害。

痉挛的治疗目标：减轻肌肉关节疼痛、痉挛；增加关节活动度、扩大关节活动范围；改善活动能力、日常生活质量、个人卫生；改变强迫体位、改善在床或椅上体位摆放姿势，让患者体位舒适；预防压疮发生或促进更快愈合，消除有害的刺激因素，使护理更容易；预防或减轻与痉挛有关的并发症如关节挛缩、延迟或避免外科手术；增加矫形器佩戴的舒适度，改善肢体矫形位置，提高身体的耐力；最终提高患者及其照顾者的生活质量。

痉挛的治疗原则：因人而异，目标清晰，能够接受，可能实现。

痉挛的治疗方法有很多，痉挛的处理应是综合的，以康复治疗与药物治疗为主，必要时辅以手术治疗，下面分别介绍。

1.康复治疗

（1）正确的坐姿与体位

1）正确的坐姿：平衡、对称、稳定、舒适。骨盆稳定，稍前倾，脊柱保持正常曲度，髋、膝和踝关节通常维持在90°。

2）正确的体位：对于不能活动的患者，保持肢体抗痉挛的良肢位，可以预防痉挛的产生。

3）上下肢抗痉挛方法

患侧上肢运动：

A.滚筒训练：患者端坐，双手交叉，患侧拇指在上，双侧腕关节置于滚筒上，尽量伸直；利用健侧上肢带动患肢完成肩关节屈曲，肘关节伸展，前臂旋后，腕关节背伸，将滚筒推向前方等一系列动作（图7-44a）。

训练者嘱患者以健肢协助下患肢，伸展肩关节，肘关节屈曲，前臂旋前，腕关节背伸，将滚筒退回原位等一系列动作（图7-44b）。

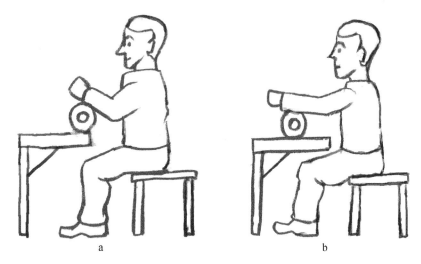

a   b

图7-44 滚筒训练

B.木钉板训练：患者端坐于治疗台前，双足平放于地面。训练者协助患者的患侧克服上肢屈曲模式，肘关节伸展，手指伸展，腕关节背伸、外展，支撑在凳子上。

在治疗台上患者的患侧放一块木钉插板，健侧放一盒木钉，嘱患者旋转躯干转身，利用健手拿取木钉，插在患侧身旁的木钉插板的插孔上，反复操作，将木钉插完（图7-45）。然后再将木钉从患侧木钉插板上取下，放回原处。木钉板训练，可帮助克服患肢屈曲痉挛，并矫正其异常运动模式。

C.移动木柱训练：患者用健手协助患手握住木柱，将木柱移到指定的位置（图7-46）。此训练可克服患侧上肢痉挛，提高患侧上肢的运动功能。

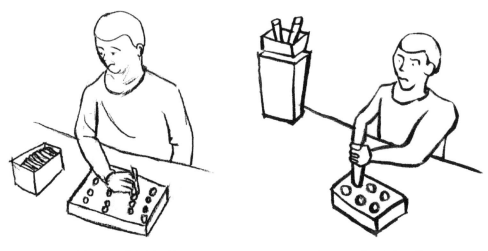

图7-45 木钉板训练   图7-46 移动木柱训练

D. 上肢推球训练：患者坐位或半跪位，训练者适当地辅助患者将患手放置于球上，让患者尽力将球推向前方（图7-47a）。训练者要双手扶持患者肩关节，患者患手放置于球上，健手放在膝关节上，利用患肢肘关节的屈、伸，前后滚动球体（图7-47b）。

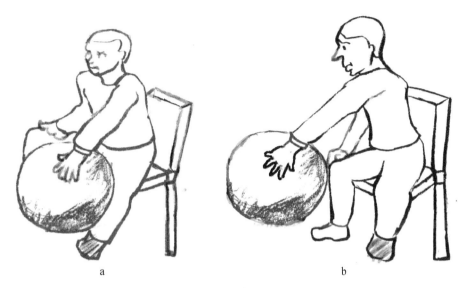

a　　　　　　　　　　　　　　b

图 7-47　上肢推球训练

E. 磨砂板训练：患者坐在磨砂板前方，调节好板的角度。可选用双把手磨具，利用健侧上肢带动患肢完成肩关节屈曲、肘关节伸展、腕关节背伸的运动（图7-48）。

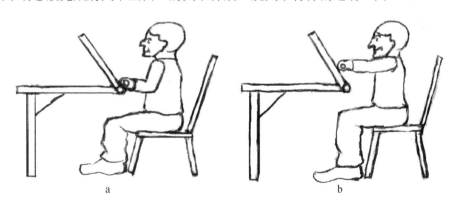

a　　　　　　　　　　　　　　b

图 7-48　磨砂板训练

下肢抗痉挛（图示左侧为瘫痪侧）：

A. 抱膝运动：患者仰卧，双腿屈膝；双手叉握；将头抬起，轻轻前后摆动，使下肢更加屈曲；训练者可帮助固定患手，以防滑（图 7-49）。

B. 桥式运动：患者仰卧、屈膝；臀部抬起，保持骨盆水平；训练者可给予如下帮助，一只手向下压住患者膝部，另一只手轻

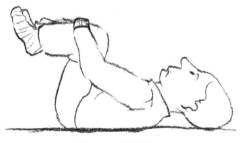

图 7-49　抱膝运动

拍患者的臀部，帮助其抬臀（详见图 7-12）。桥式运动优点较多，它由健侧上、下肢带动患侧上、下肢活动，抬起臀部，可克服下肢及躯干痉挛，有利于放入便盆等用品，提高生活质量；同时对抗异常的肩退缩和上臂内旋；用足撑床，可对抗足内翻，有助于翻身等。

C.足部被动运动：患者仰卧位，训练者双手分别插入小腿后足跟及近膝部，稍托起（图7-50a）；一手按住小腿前上方，另一手握住足跟，前臂抵住患者前脚掌，向躯干方向加压（图 7-50b），并维持数秒钟，以牵张足后跟，注意手法要轻柔。

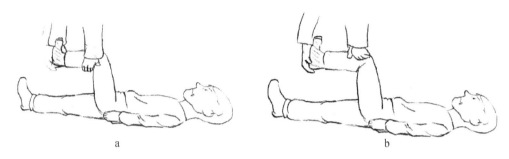

图 7-50　足部被动运动

偏瘫患者站立行走时，患侧踝关节无力，足尖下垂，足跟常常不能着地，形成垂足。患者被迫抬髋提膝、划圈迈步，足尖拖地而行。因此，患者可使足尽量上抬背伸，行牵拉足踝背伸训练，拉长跟腱，纠正尖足畸形。

（2）物理治疗

1）手法治疗：手法牵伸时力量应缓慢增加，当感觉到肌肉等软组织有抵抗时，在此位置上保持至少 15s，然后放松，反复进行。一般认为每 24 小时至少应有 2 个小时使肌肉保持在完全伸展状态。

2）功能性活动训练：包括坐位或立位平衡的维持、站起和步行训练、床上翻身动作等。在控制痉挛的同时，辅助其完成一些日常的生活动作。

3）神经肌肉促进技术：主要运用诱导或抑制的方法，依据人体正常神经生长和发育的过程，使患者在控制肢体痉挛的状态下逐步学会如何正确运用肢体，以一种正常的运动方式去完成日常生活动作。例如，PNF 技术中的上肢伸展模式、下肢屈曲模式以及手法接触、口令交流与视觉刺激、节律性发动、慢逆转与慢逆转-保持、收缩-松弛技术等方法均有助于缓解痉挛；Botath 技术中的控制关键点和反射性抑制，其中的紧张性颈反射和紧张性迷路反射等，均有较好的抗痉挛作用；Rood 方法主要采用皮肤感觉刺激、体位的摆放、痉挛肌肉的牵拉、关节负重等技术缓解痉挛。目前通常综合应用这些神经肌肉促进技术。

4）物理因子治疗：温度刺激，包括冷疗，如将手放在冰水中浸泡 10s 左右取出，反复多次，可抑制肌肉痉挛、缓解手的屈曲痉挛；还可用冰敷小腿三头肌，可以缓解足的跖屈痉挛；热疗如各种传导热（砂、中药外敷）、辐射热（红外线）、内生热（微波、超短波）等可以用来缓解肌肉痉挛。还有水疗，也可以起到暂时缓解痉挛的作用。

（3）矫形器的制作与应用　在肌肉关节痉挛僵化的情况下，矫形器通过对肌肉的牵伸，骨骼、关节的固定，防止关节挛缩，促进正常运动模式建立。如踝足矫形器，对纠正下压足的跖屈内翻有效。在使用过系列夹板或矫形器之后，可使用新型的矫形器改善关节活动度，如一种新型的低温热塑材料，可随着关节活动度的改善，每隔数天进行修改，可明显地提高挛缩肢体的活动度。

2. 药物治疗

（1）全身药物　治疗痉挛的常用口服药物有巴氯芬、苯二氮䓬类、丹曲林和替扎尼定等，但一定要酌情应用。

下列情况下应选用口服抗痉挛药物治疗：

1）患者伴有痉挛性疼痛、张力异常、癫痫发作和睡眠减少；

2）所有肌群均可见无选择性的动作，并伴有认知障碍的患者；

3）四肢瘫患者。

（2）神经传导阻滞药物（包括运动点阻滞药物）　可逆的局部麻醉药物，如利多卡因和同类药物；或作用时间较长的乙醇类如乙基乙醇（乙醇）、苯基乙醇（苯酚）。以上药物可进行肌内注射即神经肌肉阻滞，或支配神经附近注射即神经周围阻滞，以降低肌痉挛。

当一组肌群痉挛或同一神经支配区域的数块肌肉出现肌痉挛，如髂腰肌、腰方肌或脊旁肌等，可考虑选用。

（3）肉毒毒素　肉毒毒素注射能有效降低肌张力，引起肌肉松弛性麻痹，改善关节活动度、步态、姿势、自主神经反射等。

3. 手术治疗

除了部分严重或症状持久的肌肉固定、挛缩的患者，很少需要外科手术。痉挛的外科处理主要针对大脑、脊髓、周围神经和肌肉四个不同水平的解剖位置。

典型的治疗痉挛的方法是阶梯式的，开始以最简单、最小侵入式和最小副作用的方法，逐渐过渡到更多侵入式的方法。

综合以上治疗方法，处理痉挛可以遵循以下"七阶梯方案"：

第一阶段：掌握并坚持正确的体位摆放、关节被动运动和牵伸技术。

第二阶段：预防便秘、尿道感染、膀胱膨胀、焦虑、气温下降等伤害性刺激以及各种因素可能诱发和（或）加重的痉挛。健康教育：学会在日常生活中抑制和（或）控制、利用痉挛的技巧，如利用痉挛进行转移等日常生活动作。

第三阶段：治疗性的主动训练；理疗、水疗、按摩、针灸等；矫形器的使用。

第四阶段：以巴氯芬为代表的口服抗痉挛药物的使用；以肉毒毒素为代表的神经化学阻滞疗法。

第五阶段：鞘内药物注射；选择性脊神经后根切断术等手术治疗。

第六阶段：肌腱延长、肌腱切开等矫形外科手术；周围神经切除手术。

第七阶段：针对脊髓等部位的破坏性更大的手术。

痉挛的治疗也是综合性的，需要各相关专业的医务人员通力协作，以康复小组方式进行，尤其是康复医师、物理治疗师、矫形器师将发挥重要作用。

五、下肢深静脉血栓形成

（一）下肢深静脉血栓形成的表现

下肢深静脉血栓形成指下肢深静脉系统血液不正常凝结，出现患肢非凹陷性水肿、疼痛和压痛，受累关节活动受限，皮色泛红，皮温较健侧高，严重时皮肤出现水疱、浅静脉曲张等症状，超声检查会发现下肢深静脉血栓形成。如未及时诊治，容易出现下肢致残性深静脉血栓形成后综合征，严重者可出现血栓脱落，导致致死性肺栓塞、脑栓塞等，对患者的生命健康安全造成严重威胁。脑卒中患者发生深静脉血栓的风险可高达40.2%。

（二）下肢深静脉血栓形成的治疗

1. 康复治疗

（1）患肢功能锻炼　床上进行主被动训练，做髋关节、踝关节、膝关节等关节伸屈运动，分腿运动、拱桥运动等，鼓励患者尽早下床运动。

（2）气压治疗　结合患者的实际耐受情况调整气压，大面积按摩、挤压刺激下肢淋巴管、深部肌肉以及血管，加快下肢静脉血液回流，每次20～30min，每日1次，能有效预防下肢深静脉血栓形成。

2. 中药治疗

（1）急性期　表现为血热邪盛，治以清营凉血泄瘀。

方用清营化瘀汤：益母草15g，紫草15g，牡丹皮12g，生大黄5g，玄明粉5g。

（2）慢性期　表现为气虚血瘀湿滞，治以益气通脉祛湿。

方用益气通脉汤：黄芪15g，党参15g，石斛12g，当归12g。

（3）湿热下注　治宜清热利湿、活血化瘀。

方用四妙散合四妙勇安汤加减：黄柏、二花、玄参、当归、蒲公英、车前草、紫草、苍术、川牛膝、熟大黄、生苡仁、丹参。

（4）脉络湿瘀　治宜活血化瘀兼以利湿通络。

方用四妙勇安汤化裁：二花、玄参、当归尾、益母草、车前草、紫草、丹参、熟大黄、赤芍、虎杖、生苡仁、丹皮。

（5）脾虚湿阻　治宜健脾渗湿、活血通络。

方用参苓白术散加减：黄芪、生苡仁、赤小豆、党参、白扁豆、车前草、茯苓、鸡血藤、忍冬藤、地鳖虫、当归、丹参、白术、川牛膝。

3. 西药治疗

肝素、低分子量肝素、华法林、尿激酶等药物抗凝、溶栓治疗以及阿司匹林和噻氯匹定等药物抗血小板治疗。

（三）下肢深静脉血栓形成的护理

（1）静脉保护　避免反复穿刺受损血管，尽可能不在患肢静脉穿刺，必须应用甘露醇或其他刺激性的药物时避免药物外渗，可采用静脉留置针。

（2）穿戴弹力袜　也有利于促进深静脉血液回流，使静脉压保持最低，有效预防下肢深静脉血栓形成。注意下肢的血运状况，防止出现发热、红肿等症状。

》 第七节　脑卒中患者的心肺功能康复 》

一、心肺疾病是脑卒中患者常见并发症

脑卒中患者即使发病前无明显心肺疾病，但脑卒中后卧床或运动减少可导致严重的心血管调节失常，主要有未控制的高血压、冠心病、心绞痛、心肌梗死、严重的房性或室性心律失常、充血性心力衰竭；还可能引发坠积性肺炎、肺不张及慢性阻塞性肺疾病，影响通气和换气功能。

脑卒中对心脏和肺的不利影响

1. 脑卒中对心脏的不利影响

脑卒中使血容量、心输出量降低，血流速度缓慢，血液黏滞度增高，血栓形成增加，造成已有冠状动脉粥样硬化的心肌缺血，诱发心绞痛；血管调节功能障碍，心率或可增加，自身活动减少，心脏负荷增加，心肌耗氧增加，心血管系统适用性降低，心功能障碍等。

75%脑卒中幸存者合并心脏病。对于无合并心血管疾病的初发脑卒中患者，同样存在心、肺功能下降的情况，伴有心功能不全的脑卒中更易复发，且病死率更高。而将近一半的70岁以上的脑卒中患者可发生心功能不全。

2. 脑卒中对呼吸和肺的不利影响

肺通气/灌流失调，横膈运动困难，运动耐力以每天1%的速度下降。

脑卒中患者并发相关性肺炎的病因各异，主要有以下方面：吞咽困难误吸造成的吸入性肺炎，长期卧床造成坠积性肺炎，脑卒中后全身免疫功能下降，引起自发性细菌感染，脑卒中后基础营养状态不良等。

典型临床表现多以发热、咳嗽咳痰、呼吸困难为主要症状。许多脑卒中后患者临床表现不典型。尤其是高龄和隐性误吸者，常为隐蔽的无反应性早发肺炎或坠积性肺炎，极易延误诊治，且病情变化快，易并发肺水肿、脓毒症休克、急性呼吸窘迫综合征和呼吸衰竭。卒中相关性肺炎发病率为7%～22%，而脑卒中死亡病例中死于肺部感染者占1/3，不仅阻碍患者各项功能的快速恢复，而且对患者的预后造成严重影响。

脑卒中后一侧肢体偏瘫的患者，偏瘫侧膈肌等呼吸肌的麻痹使胸腔不能充分扩张，胸廓的扩张度降低，心肺功能受损，加之神经失能导致相应呼吸肌的肌肉退化，肺摄氧、换氧能力下降，引发缺氧及心肺呼吸控制力下降。长久如此，胸部肌肉生理与解剖结构重塑，细胞数目减少、肌纤维缩短，最终呼吸功能减弱，心肺功能恶化。

二、心肺功能评定

（一）心肺运动试验

心肺运动试验的各项气体代谢的参数：机体在运动状态下，连接心电图及呼吸气体分析系统，测定通气量和呼出气中氧和二氧化碳的含量，并以此推算耗氧量、二氧化碳排出量、心率、每分钟通气量等，来评价心肺等脏器对运动的反应。

心肺运动试验反映人体气体代谢这一核心功能，将心与肺耦连，反映最大运动能力，在运动中同时对心肺的储备功能进行科学评价，指导康复训练。

（二）观察指标

（1）心肺功能指标　心功能指标：检测患者康复运动训练前后左心室射血分数及左心室收缩末期内径。肺功能指标：峰值摄氧量、无氧阈、能量代谢当量、峰值分钟通气量。

心肺运动试验禁忌证：心脑血管病病情不稳定者均属于禁忌证，绝对禁忌证包括不稳定型心绞痛或增剧型心绞痛，近期心肌梗死后非稳定期，血流动力学不稳的严重心律失常，如室上性心动过速、多源性室早、Ⅲ度房室传导阻滞等，快速型房颤、心力衰竭，未控制的高血压等。

（2）简易运动实验　指采用定步行时间长短、步行距离的方式，试验过程中可以没有心电监护的心血管功能评定的试验方法。

（3）VO_{2max} 有氧代谢能力评定　又称最大摄氧量、最大有氧能力，指运动强度达到最大时机体摄取并提供组织细胞的最大氧量，是综合反映心肺功能状况的最好生理指标。

（4）无氧阈　是指人体在递增负荷运动中，心肺系统能为肌肉提供的维持有氧代谢摄氧量不能满足需求，提示机体开始启用无氧代谢过渡的临界点。无氧阈值越高，机体供氧能力越强。

（5）代谢当量　表示各种活动时相对能量代谢水平，以安静、坐位时的能量消耗为基础，可指导日常生活活动与职业活动，是反映运动强度的最佳指标。

此外，还有肺通气功能测定、静态肺通气功能评估、每分钟通气量、最大通气量、用力肺活量、肺泡通气量、最大呼气中段流量等呼吸功能测定及评估方法或指标。

三、脑卒中心血管康复的风险

脑卒中患者的心脏康复风险主要来自心血管事件，与单纯心脏病患者的心脏康复不同，脑卒中后机体的病理生理变化容易引发心血管并发症，脑卒中与心血管疾病大多数是在高血压、糖尿病、冠心病、心房颤动等基础上发生的，一些脑心综合征和心脑综合征患者，脑卒中后康复治疗的复杂程度及治疗风险非常高。一方面心血管疾病具有隐匿性，脑卒中患者一般以神经系统症状为主诉入院，常常无心脏病症状，需进一步检查、评估才能明确是否合并心脏病；另一方面，脑卒中患者体能状态及心肺功能下降，其达到疲劳时的负荷量、心率、收缩压均低于正常人。患者运动康复时易出现心绞痛、室性心律失常、血压异常、甚至诱发心功能不全或猝死。在急性脑卒中患者中，心律失常导致猝死的概率为6%，且这种猝死的风险持续约1个月。

脑卒中患者在进行心血管康复前，应结合心功能评估结果制定个体化运动处方，要被动训练与主动训练相结合，监测血压、心率、呼吸，关注患者的身体状况，实时适当调整运动方案，及时发现危及生命的危险信号，确保训练有效性和安全性，尽量减小风险。

此外，患者偏瘫后活动受限，在康复运动中如出现心衰、痉挛等心血管表现影响康复的依从性，进行康复治疗时，应立即停止运动。服用降压药物患者，康复过程中突然改变体位、环境温度过高，易引起血压波动或虚脱。长期服用他汀类药物，引起肌痛或乏力，影响康复进程和效果。抗血小板药物增加了出血风险，运动碰撞易损伤出血。

呼吸命令从延髓送出，此命令决定血液中的二氧化碳浓度，颈动脉、大动脉等末梢传感器对氧分压的反应，经常性的高氧浓度导致二氧化碳传感器不发挥作用，仅氧气传感器工作，所以经常性的高浓度氧气供给抑制自主呼吸。脑卒中后心肺功能损伤患者吸氧时，要调节好吸氧浓度。

四、心肺功能障碍康复训练

心肺康复：指通过康复评定，在监测生命体征的情况下，采用积极主动的身体、心理、行为和社会活动的综合训练、生活方式指导、接受健康教育等手段，帮助患者改善心肺功能，缓解症状，提高生活质量，在生理、心理、社会、职业和娱乐等方面达到理想状态，同时积极干预危险因素，预防心血管事件的发生，阻止或延缓疾病的发展进程，减轻残疾程度。

脑卒中的心血管康复治疗：需要心血管康复治疗的脑卒中患者，心脑血管疾病同时存在，应根据患者肢体活动障碍的情况和程度，选择床上床下的适应性训练、徒手或手足联动踏车等辅助器械训练；此外可从循环训练，逐渐增加阻抗运动、柔韧性训练和平衡训练，最终确定合适的康复方式和强度。因这些项目可能与神经康复训练项目存在重叠，所以应酌情随时监控和调整。

（一）有氧训练

有氧训练是通过连续不断和反复多次的长距离耐久的全身活动能力训练，各种心血管疾病康复、功能障碍和慢性病患者以及中老年人的健身锻炼的主要训练方式。多采用中等强度、动力性、大肌群、周期性运动，以提高机体氧化代谢运动能力的一种锻炼方式。

1. 有氧训练禁忌证

①心血管功能不稳定：严重的左心功能障碍，未控制的心衰或急性心衰，诸如室性或室上性心动过速、多源性室早、快速型房颤、Ⅲ度房室传导阻滞等血流动力学不稳的严重心律失常，不稳定型心绞痛。②各种疾病急性发作期或不稳定期。③主观不合作或不能理解运动方法，感知、认知功能障碍的患者。

2. 有氧训练方法

在一定时间内，以一定的速度和训练强度完成，使心率在安全范围内进行。并将氧含量高的动脉血输送至肌肉组织，提升氧气摄取量，消耗多余热量，消耗脂肪，增强心肺功能。

1）肌力较差的患者可进行室内坐位下无阻力脚踏车有氧训练，训练前对患者膝关节、踝关节、髋关节以及双下肢进行适度活动及拉伸训练，训练时间为每次 20～30min，以患者最大耐受时间为度，每周 4 次。

2）脑卒中后肌力恢复至 4 级以上的患者可进行以下有氧训练：主要是大肌群的运动，如慢跑、步行、骑自行车、游泳、划船、跳绳、舞蹈，中国传统运动方式包括太极拳等拳术、易筋经等各种练功法。在专业物理治疗师的指导下，坚持早、午餐后 1 小时的有氧运动，能够助力强化康复治疗，一次运动时间保持在 45～60min。

（二）呼吸训练

呼吸训练是指通过各种呼吸运动和治疗技术，重建正常的呼吸模式、改善肺通气、保证呼吸道通畅、提高呼吸肌功能、改善肺和支气管组织血液代谢、促进排痰而采用的训练方法。

呼吸训练康复目标：改善呼吸功能，恢复有效腹式呼吸，清除气道内分泌物，保持呼吸道卫生，提高心功能及体力活动能力，减少并发症。

1. 呼吸训练基本方法

（1）横膈膜呼吸法　吸气时的腹部膨隆是横膈膜收缩时将腹部脏器从上向下压迫的结果，特别是慢性阻塞性肺疾病的呼气，更需要慢，重点是减少气道的阻塞。

（2）缩唇呼吸法　通过缩唇慢慢地呼气，维持气道内压和末梢气道的开放，防止气道的阻塞，通过吸气肌的横膈膜的弛缓时间的延长，减少工作量、横膈膜疲劳，提高效率呼吸的可能性。气道通气量下降时无法有效呼吸，通过缩唇呼吸提升或维持气道内的正压，改善气道闭塞。

（3）强制呼气法　对于气道不稳定的气管扩张和囊性纤维化患者，咳嗽会压伤气道，无法完全预期咳嗽的效果。在这些患者中，强制呼气法可以促进排出痰液，同时保持气道稳定性。此时，保持吸气的状态下不咳嗽，而是通过一口气呼出空气，此时适宜地压迫胸部，可以提高有效性。

（4）体位呼吸疗法　俯卧位使换气分布均等化，背侧肺泡虚脱改善，换气血流比改善，促进咳痰排出，解除心脏对下肺压迫，增加功能性残量。

（5）抗阻呼吸训练法　指在呼气时施加阻力，降低呼吸速率，增加潮气量及增强运动耐力，改善呼气过程，减少肺内残气量的训练方法。

（6）呼吸介入（辅助）法　用手指和手掌全体轻柔地接触患者的胸壁，在呼气相与胸廓运动一致的方向轻压，在吸气之前解除压力，如此反复，辅助患者的呼吸。以放松为目的的呼吸介入法，一般都在下部胸廓操作。

2. 腹式呼吸训练

1）患者可取放松平卧位，吸气时可用双手按压在上腹部，缓缓抬起对抗手，随腹部膨隆而向外扩张松弛，呼气时腹部下沉，同时手加压用力，增加腹压，使膈肌上抬。或前倾依靠位：先坐于桌子前，于双手置于垫在桌面的棉被下，头置于棉被上。也可采用前倾站位：自由站立、两手指互握置于身后，同时身体稍前倾以放松腹肌，或身体稍前倾，两手掌支撑于桌面。后两种体位注意固定肩带，并放松肩带肌群。

2）抬臀呼气法，患者仰卧位，两足放于床架，抬高臀部呼气，腹内脏器的重量将膈肌向胸腔推压上抬；吸气时还原，以增加潮气量。

呼气与吸气的时间比例大致为 1∶1，每次练习腹式呼吸 3～4 次，次数不宜过多，休息片刻再练，反复多次，逐步达到习惯于在活动中进行腹式呼吸的程度。

（三）咳嗽训练

1. 有效的咳嗽训练

患者放松，深吸气至必要吸气容量，立即屏气，使气体最大范围分布于肺部，再紧闭声门，习发"K"的声音以感觉声带绷紧，腹肌收缩，增强气道压力和胸膜腔内压，声门开放，肺内冲出高速气流，接着做急剧的双重咳嗽，使分泌物移动，随咳嗽排出体外。有效的咳嗽是呼吸疾病康复治疗的一个组成部分，是为了排除呼吸道阻塞物并保持肺部清洁。

2. 诱发咳嗽训练

诱发咳嗽训练指应用手法协助患者练习咳嗽动作，适于腹肌无力者。仅靠姿势引流，促进痰的引流是不充分的，咳嗽促进了痰从周围向中央的排出。通过咳嗽，一次通气量最多可增加 50%，在另一方面，无效果的咳嗽，对痰的排出不理想，会引起呼吸肌疲劳，导致低氧血症。因此，对于咳嗽不充分的患者，有必要进行辅助咳嗽。

方法：尽量深吸气后，患者要咳嗽时双手掌置于肋缘向内、向上压迫腹部，给予手法帮助，协助患者产生较大的腹内压，增强咳嗽力度。

注意事项：脑卒中患者尤其是脑出血急性期患者，应避免阵发性咳嗽和用力咳嗽，最好使用多次的哈气动作来排除分泌物。

（四）排痰技术

1. 体位引流

体位引流是根据病变部位采用不同的引流体位，让病变部位尽量在高处，利用重力作用促进各个肺段内积聚的分泌物排出的方法。叩击时要求五指聚集并拢，掌指关节抬起，掌心悬空。

适应证：脑卒中后身体虚弱、呼吸肌力弱、吞咽肌麻痹、不能咳出肺内分泌物者，急性呼吸道感染以及长期不能清除肺内分泌物者。

俯卧位的效果较好，使换气分布均等化，有利于背侧肺泡弹性回缩的改善，改善换气血流比，促进咳痰排出，解除心脏对下肺的压迫，增加功能性残气量。体位变化改善肺障碍再扩张的机制：从侧副气道流入的空气，在呼气时咳出分泌物。

（1）体位引流方法

1）前顶叶病变，直接在锁骨下叩击。

2）前叶病变，直接用空心掌有节律地叩击两侧乳房，注意避开乳头或乳头置于空掌心内。

3）后顶叶、双侧肺上叶病变，叩击肩胛骨。

4）患者床呈水平，朝左侧呈 3/4 俯卧，病变区在上，直接在右肩胛骨上叩击。

5）患者朝右侧呈 3/4 俯卧，病变区在上，将头及肩膀抬高 45°，直接在左肩胛骨上叩击。

6）患者朝右侧呈 3/4 仰卧，病变区在上，利用枕头给予支撑且床头朝下 30°，叩击左乳房下方。

7）患者朝左侧呈 3/4 仰卧，病变区在上，利用枕头给予支撑且床头朝下 30°，叩击右乳房下方。

8）患者仰卧，病变区在上，枕头置于膝下，床头朝下 45°，叩击双侧肋下部。

9）患者俯卧，病变区在上，腹部下置枕头且床头朝下 45°，叩击双侧肋下部。

10）患者左侧卧，病变区在上，床头朝下 45°，叩击右胸腔下旁侧。

11）患者右侧卧，病变区在上，床头朝下 45°，叩击左胸腔下旁侧。

12）患者俯卧位，病变区在上，枕头置于腹部下方以保持背部平直，直接叩击双侧肩胛骨下方。

（2）注意事项

1）引流的体位：取决于病变的部位。俯卧位的效果较好，使换气分布均等化，有利于背侧肺泡弹性回缩的改善，改善换气血流比，促进咳痰排出，解除心脏对下肺压迫，增加功能性残气量。

2）治疗时机选择：训练时体位放松，避免在餐后直接进行，餐前进行为宜，否则不利于患者胃内食物吸收，甚至引起呛咳、呕吐。应与气雾剂吸入结合使用。

3）引流时间频率：每天总时间 30～45min 为宜，以免疲劳。

2. 胸部震颤、叩击

（1）震颤　与体位引流、叩击合用，在患者深呼吸的呼气时采用，以便将分泌物移向大气道。叩击拍打后治疗者用手按在病变部位，嘱患者做深呼吸，在深呼气时做胸壁颤摩振动，连续 3～5 次，再做叩击，如此重复 2～3 次，再嘱患者咳嗽以排痰。

（2）叩击　治疗者手指并拢，掌心成杯状，运用腕关节摆动在引流部位胸壁上轮流轻叩 30～45s，叩击时患者可自由呼吸，不能屏气。借助叩击机械原理，促使附着于气道的黏稠、浓痰脱离支气管壁，移出肺内液，是体位引流中常用的手法技巧。

3. 简易呼吸气囊膨肺联合振动排痰方法

操作前须进行充分吸痰并吸氧，让患者保持良好通气状态。

简易呼吸气囊膨肺治疗减少肺不张和肺水肿的发生，可以改善肺顺应性，维持肺泡通气与血流比例。

（五）针对吞咽功能恢复进行康复训练

吞咽功能障碍是造成脑卒中后相关肺损伤的重要因素，急性脑卒中患者吞咽功能障碍引起的脱水、营养不良、肺相关并发症将严重影响患者肺功能康复。

（六）保持呼吸道通畅

（1）消炎　需选择敏感抗生素。

（2）祛痰　要多饮水，避免分泌物过于黏稠，不易咳出。

（3）化痰　支气管解痉药物雾化吸入。

参 考 文 献

陈红霞，2018. 康复疗法学［M］. 2 版. 北京：人民卫生出版社.

大西幸子，孙启良，2000. 摄食·吞咽障碍康复实用技术［M］. 赵峻，译. 北京：中国医药科技出版社.

范清雨，展淑琴，吴海琴，2015. 脑卒中后抑郁与认知功能的关系研究［J］. 卒中与神经疾病，22（6）：351-353.

高素荣，1993. 失语症［M］. 北京：北京医科大学中国协和医科大学联合出版社.

黄晓琳，燕铁斌，2013. 康复医学［M］. 5 版. 北京：人民卫生出版社.

李胜利，2007. 言语治疗学［M］. 北京：华夏出版社.

李爽姿，2008. 老年习惯性便秘食疗方［J］. 家庭中医药，（11）：69.

励建安，黄晓琳，2016. 康复医学［M］. 北京：人民卫生出版社.

刘喜艳，甄微，张钦聪，等，2018. 脑卒中后抑郁治疗与预防［J］. 中国老年学杂志，38（4）：1010-1014.

南登崑，黄晓琳，2009. 实用康复医学［M］. 北京：人民卫生出版社.

南登崑，2011. 康复医学［M］北京：人民卫生出版社.

倪朝民，2018. 神经康复学［M］. 3 版. 北京：人民卫生出版社.

钱开林，王彤，2001. 中枢神经损伤后足下垂的康复治疗［J］. 中国康复医学杂志，16（3）：191-192.

孙必强，2009. 老年便秘康复之中医食疗［J］. 中国实用医药，4（25）：246-247.

唐强，2010. 临床康复学［M］. 上海：上海科学技术出版社.

王维治，2001. 神经病学［M］. 4 版. 北京：人民卫生出版社.

王永炎，张天，李迪臣，等，1994. 临床中医内科学［M］. 北京：北京出版社.

姚宏，2013. 脑卒中偏瘫所致肩关节半脱位的早期康复治疗［J］. 中国城乡企业卫生，28（1）：34-35.

姚杰，刘晓林，桂中豪，2018. 脑卒中后抑郁的病因机制及相关治疗的研究进展［J］. 医学综述，24（4）：728-731.

吁英，黎海阳，谢建仪，等，2018. OB 内置式棉条留置肛门联合穴位按摩预防大便失禁患者失禁相关性皮炎的效果观察［J］. 现代临床护理，17（4）：74-75.

张介眉，陈国华，2004. 脑卒中健康教育指南［M］. 北京：中国医药科技出版社.

张明园，1998. 精神科评定量表手册［M］. 2 版. 长沙：湖南科学技术出版社.

赵吉平，李瑛，2016. 针灸学［M］. 3 版. 北京：人民卫生出版社.

赵玲花，2017. 综合康复护理对预防脑卒中患者下肢深静脉血栓形成的效果研究［J］. 中国继续医学教育，9（18）：210-212.

中华医学会神经病学分会，中华医学会神经病学分会神经康复学组，中华医学会神经病学分会脑血管病学组，2017. 中国脑卒中早期康复治疗指南［J］. 中华神经科杂志，50（6）：405-411.

朱镛连，2001. 神经病学：第 21 卷：神经康复学.［M］. 北京：人民军医出版社.

CHOI Y H，KU J，LIM H，et al，2016. Mobile game-based virtual reality rehabilitation program for upper limb dysfunction after ischemic stroke［J］. Restorative Neurology and Neuroscience，34（3）：455-463.

SCHOW T，HARRIS P，TEASDALE T W，et al.，2016. Evaluation of a four month rehabilitation program for stroke patients with balance problems and binocular visual dysfunction［J］. Neurorehabilitation，38（4）：331-341.

第八章　脑卒中所致功能障碍的神经修复与外科干预

》》 第一节　神经干细胞移植治疗脑卒中 》》

一、神经干细胞概述

脑卒中作为脑血管病中发病率最高的临床类型，是我国脑血管病高致残率和高致死率的病因之一，大面积脑组织缺血或重要功能区的脑卒中可造成永久性言语、肢体活动或感觉障碍等严重并发症。近年来，研究脑卒中的同时，研究者对神经干细胞（neural stem cells，NSC）越发感兴趣，越来越多的研究者有了通过神经干细胞治疗脑血管疾病的想法。这基于干细胞本身具有的特殊能力：增殖、迁移和分化，能够成为各种类型的细胞，一直是修复损伤领域的明星成员。研究发现神经干细胞能替代坏死神经元、重构神经网络、恢复神经功能，在很大程度上能够改善患者的认知功能及生存状况，为脑卒中患者的临床治疗提供有益参考。

（一）神经干细胞的来源

大量研究已经表明人们可以从胚胎和正常人体中获得神经干细胞，另外也可以通过体外构建神经干细胞谱系获得。

1. 从胚胎组织获得

神经干细胞的主要来源为胚胎脑组织的神经干细胞和胚胎干细胞分化的神经干细胞。现已达成共识，在胚胎发育期间，中枢神经系统中，如大脑皮质、前脑、海马和小脑等部位广泛存在神经干细胞。从胚胎中获取神经干细胞已成为最可行的方式，但是受到伦理学和实验技术的制约，往往只能运用于动物实验研究中。

2. 从成体组织获得

神经干细胞除了从胚胎组织获得外，成体神经再生区中也能够获得，在成年前均可。包括成体神经细胞中获得的干细胞和非神经组织中获得的神经干细胞。脑室下区、纹状体、海马齿状回、脊髓等区域是在成体中获得神经干细胞的首选区域，并且可将取得的神经干细胞进行分类，依据修复损伤等不同目的分成相应类型。研究发现以骨髓间充质干细胞为代表的非神经组织来源的干细胞也具有跨界转化成各种神经元的能力，其他还包括脂肪、皮肤等组织的干细胞。

3. 其他来源

通过对多种永生化细胞系进行培养，可以模拟替代内源性神经干细胞；此外，诱导培养人类体细胞也可以"逆转化"为神经干细胞。

（二）神经干细胞的特点

1. 自我更新

神经干细胞通过分裂维持了干细胞库的自我更新代谢与细胞组成的稳定。其包括两种不同形式：对称分裂和不对称分裂，对称分裂的方式为神经干细胞一分为二，产生两个完全相同的子代神经干细胞，这一过程主要发生在生物胚胎发育阶段的神经管形成期，在此期间神经干细胞不断地更新增殖，数量会急剧增加；而不对称分裂则产生两个不同的子代细胞，一个为神经干细胞，继续进行增殖分化，另一个为神经前体细胞，其最终可分化为多种终末期的神经元。

2. 多向分化潜能

神经干细胞具有向多种类型细胞分化的潜能，它可以根据所处的微环境及受到外界刺激的不同而分化成神经系统大多数类型的细胞，如神经元、星形胶质细胞和少突胶质细胞。一系列试验证明，神经干细胞的增殖和分化方向受到诸多因素的影响，这同时也说明增殖和分化是一个复杂的过程。如脉络膜丛、室管膜下区和海马等部位存在内源性神经干细胞，当受到缺血缺氧的刺激后，干细胞可增殖、分化为神经元和神经胶质细胞。

3. 低免疫源性

在器官或细胞移植过程中，宿主鉴别细胞为外源性或内源性，主要依赖免疫系统识别细胞表面呈递的MHC抗原分子。其中最重要的两类抗原复合物是MHCⅠ和MHCⅡ。MHCⅠ主要参与细胞免疫，为急性排斥反应；而MHCⅡ主要参与体液免疫，为慢性排斥反应。干细胞有其自身的"优势"，由于神经干细胞不表达成熟细胞的抗原分子，是一类未经分化的原始细胞，因此它不容易被免疫系统识别。因其具有较低的免疫原性，在进行细胞移植时更容易与受体患者融合。

4. 良好的组织融合性

已知在人类等哺乳动物的神经系统发育过程中，神经干细胞的迁移往往有其特定的轨迹，就是沿着发育索的方向进行迁移。移植后的神经干细胞本身具备迁移能力，同时受到病变部位神经源性信号的刺激，向着病变部位进行迁移，这使得脑室内移植的神经干细胞参与宿主神经网络修复成为可能。神经干细胞可以通过血脑屏障（blood brain barrier, BBB），分化成特异的神经元，最终与宿主细胞在结构和功能上形成良好的整合。

5. 对损伤和疾病的反应能力

在中枢神经系统内，新生的神经元无法替代疾病和损伤导致的神经元缺失，这就在一定程度上导致了中枢神经系统损伤的不可逆性。但是在中枢神经系统中存在部分活跃区域能够一直产生新的神经元，并且疾病和损伤的刺激可以调控活跃状态的细胞更快地增殖和分化。这类活跃的细胞存在于与记忆活动相关的大脑海马齿状回颗粒细胞层基底区，这些神经干细胞可以进行有丝分裂，分化为成熟神经元。情绪是该区域神经发生的主要影响因素，紧张情绪可减少神经发生活动。此外，如上文中提到，缺血缺氧刺激后，可见同侧大脑皮质、室管膜下区、海马内增生细胞的数量显著增多；同样的分裂增殖、修复还可以发生在海马齿状回颗粒细胞层基底区，该区损伤可以诱导神经干细胞分裂增殖和分化为颗粒层神经元。

（三）神经干细胞的临床应用

多项研究表明，内源性神经干细胞的分化对诸如脑卒中、多发性硬化或其他神经退行性疾病甚至脑瘤等损伤有反应，表明哺乳动物大脑存在明显的重塑性以及再生的潜能。大部分的神经系统疾病都会造成不可逆性损伤，主要因为中枢神经系统中的某些类型细胞损伤性减少后无修复增殖能力。正是由于神经干细胞特有的增殖和分化潜能，使其治疗中枢神经系统病变、修复损伤与恢复系统缺失功能成为了可能。神经干细胞的治疗作用主要体现在以下两个方面：

1. 替代丧失功能的神经元

与其他许多组织器官不同，成熟的神经元几乎没有分裂增殖能力，神经系统的自我修复功能无法代偿神经系统的功能缺失。成年人的大脑内部存在神经干细胞，虽然其具备产生新的功能性神经元的能力，但是有限的修复对于严重的神经损伤来说无法产生本质性改变。因此，人们可以借助体外培养的神经干细胞，通过细胞移植的手段来修复受损的神经系统，用新生的细胞代替损伤或因疾病缺失的细胞。例如，帕金森病（Parkinson's disease，PD）是一种由黑质纹状体多巴胺能神经元的变性死亡作为主要病理特征的神经系统变性疾病。治疗帕金森病的运动性症状，如左旋多巴（L-DOPA）等制剂已广泛应用于临床。但是此类药物对于非运动性症状（如痴呆症）则无效，且非运动性症状暂无切实可行的治疗手段。已有临床试验证明，通过在纹状体内移植人类胚胎中脑部位的细胞，可以替换已经死亡或者失去功能的多巴胺能神经元，修复突触神经回路，同时减轻帕金森病的运动性和非运动性症状。

2. 充当基因治疗的载体

中枢神经系统中内源性神经干细胞的数量少，且损伤后的脑组织微环境不利于神经元再生，导致了中枢神经系统损伤后的修复效果不理想。此外还发现单纯移植神经干细胞后其分化成为宿主组织的比率是极低的，为了改善局部微环境，提高局部环境中神经营养因子含量，可以通过转基因技术将相关目的基因片段导入神经干细胞，使其在迁移到目的部位后进行表达，促进细胞的生存和增殖。另外，通过转基因技术修饰神经干细胞，使其在损伤区域产生特殊蛋白，可以达到特殊的治疗目的，如在对阿尔茨海默病（Alzheimer's disease，AD）大鼠模型的治疗中，对神经干细胞进行基因修饰。将神经干细胞转染表达人类神经生长因子的病毒，之后将其移植入 AD 大鼠脑室内，可以发现经过人类神经生长因子修饰的神经干细胞比未修饰的具有更加明显的优越性，这些细胞可以更容易存活，并进一步整合到宿主脑组织中，长期分泌营养因子，使 AD 大鼠的认知能力得到显著改善。

二、神经干细胞治疗脑卒中的理论基础

（一）脑卒中对神经系统微环境的影响

脑卒中作为仅次于癌症和心脏病的第三大"恶性"疾病，它的发生往往由于脑局部血液循环障碍，导致脑血管闭塞和脑血管破裂，并且会导致脑局部组织缺血、缺氧坏死，迅速出现相应的神经物理性损伤和功能性损伤。部分中枢神经系统疾病表现为特殊类型的神

经元受损，如帕金森病等，脑卒中与其不同，大面积的缺血缺氧会导致局灶性的组织缺损，涉及所有类型神经细胞（如神经元、神经胶质细胞和血管细胞）的损坏和死亡。根据疾病的病因，可以分为缺血性脑卒中和出血性脑卒中。出血性脑卒中是由大脑血管或者血栓破裂致使脑内出血引起的，由于血液的冲击，颅内压力骤升对大脑造成物理压迫性损伤。缺血性卒中又可以继续分为栓塞性卒中和血栓性卒中。血栓性卒中是由于血栓在血管内逐渐形成；而栓塞性卒中则是由于身体某处形成的栓子随血流阻塞了大脑内远端的血管。由于体内众多器官中大脑对葡萄糖和氧气的需求量最大，因此对血流减少特别敏感。一旦发生脑缺血，它会迅速触发与"缺血级联反应"相关的病理学改变，从而导致不可逆的神经元损伤。这种病理级联反应的主要驱动因素是局部脑组织环境的极端变化，局部能源供应危机：停止供应氧和葡萄糖后出现脑细胞存储能量的耗竭，诱导细胞内钙聚集，激活磷脂酶A2（PLA2）后释放花生四烯酸（AA），后者增加缺血组织炎症反应并进一步加重血液循环紊乱，由此形成恶性循环。神经递质、炎性细胞因子、趋化因子和活性氧的释放进一步加剧缺血后的局部损伤。

1）炎症的特征在于缺血性脑组织中炎性细胞和介质的积累。缺血发作后，诸如血液来源的白细胞和小胶质细胞之类的炎性细胞被激活并积聚在局部缺血脑组织内，随后导致炎性损伤。越来越多的证据表明，星形胶质细胞也可以表现出类似缺血性卒中反应中炎性细胞的作用。在缺血发作后短时间内，白细胞迁移并聚集在缺血区脑组织中，释放促炎性介质。已经证明其中的中性粒细胞会增加缺血半暗带的进一步损伤。通过短暂性缺血试验模型发现，阻止中性粒细胞浸润可以减小缺血脑组织范围；黏附分子包括选择素、免疫球蛋白超家族、整联蛋白，其通过辅助白细胞的移动、黏附和跨越血管内皮促进白细胞进入缺血脑组织，抑制黏附分子同样可以削弱缺血后级联反应、促进神经功能恢复。虽然各研究数据不尽相同，但多数认为淋巴细胞在脑缺血中起了加重继发性损伤的作用。

2）炎症介质中细胞因子的研究较多，缺血发生后，免疫细胞及脑组织细胞均会出现细胞因子，其中IL-1和TNF-α加剧了脑损伤。而TNF-α的"双重"脑保护作用有待进一步研究。在一定程度上，IL-6、IL-10和TGF-β具有脑保护作用。趋化因子是一类参与细胞通讯和炎症细胞募集的调节性多肽，其在缺血后的表达被认为增加白细胞浸润而加重了缺血性损伤；同时发现其具有直接增加血脑屏障通透性的作用。在脑卒中的治疗过程中，调控好趋化因子的作用可对移植干细胞透过血脑屏障起到积极作用。

（二）神经干细胞对脑卒中细胞损伤的修复作用

目前普遍认为，成年人的大脑是具有再生神经元的，但能力有限。早在1961年，斯玛特等首次证明了成年哺乳动物的大脑表现出神经源性活动。很明显，现在成年人的大脑有几个部位有神经发生活动，如海马齿状回的亚颗粒区（subgranular zone，SGZ）和侧脑室的室下区（subventricular zone，SVZ）。在正常生理条件下，SVZ的神经祖细胞向嗅球迁移，形成吻侧迁移流，以链的形式迁移并分化为嗅球中的中间神经元，并且在嗅球中功能性整合到现有的神经回路中。当中枢神经系统由于各种原因（如创伤性脑损伤、脑卒中等）造成损伤时，局部形成缺血缺氧的环境，SVZ和SGZ区域的神经前体细胞增殖活动逐渐活跃。其中SVZ区域产生的神经干细胞直接迁移到受损伤区域，分化为各种神经细胞，促进组织损伤部位神经功能恢复，并且在4周左右到达迁移活动的高峰。通过对急性缺血性脑卒中死者进行尸检，研究人员发现，在患侧 SVZ 区域发现了细胞增生现象；而脑梗死患者缺血半暗带区域，尤其集中在血管附近，也发现了神经再生的证据。这些证据都表明，人体中枢神经系统在受到损伤之后具有应激性修复损伤的能力。尽管如此，神经源性活动诱导产生的新生神经元往往在迁移过程中和到达损伤部位后不能很好地存活下来；且这种生理性内源性修复反应远非理想，因为患者在缺血性损伤后继续经历各种程度的身体残疾和认知障碍。已有研究指出，在纹状体卒中模型中，新生神经元的死亡率约80%，而通过内源性再生神经元替代死亡的纹状体神经元的比例极低，仅占约 0.2%。

（三）脑卒中后神经修复治疗的影响因素

目前为止，虽然神经修复治疗仍处于基础研究阶段，但其良好的效果是显而易见的，我们应充分验证影响脑卒中神经修复治疗的各种因素，最大限度地发挥神经修复治疗的作用，以促进患者神经修复及受损神经功能的修复。

1. 年龄对神经修复治疗的影响

已经证实，年龄与脑卒中的关系十分密切，且随着年龄的增长，脑卒中的发病率也趋向增高。研究证实，在 15 周或 25 周大的脑卒中大鼠中，神经修复治疗如抗 NogoA 抗体、药物复合物、骨髓间充质干细胞等均可促进其受损神经功能的修复，普遍认为这与受损侧锥体束轴突保存和对侧锥体束轴突发芽增强有关。经骨髓间充质干细胞治疗的中年大鼠，其神经功能改善的效果甚至可持续 1 年，而老年大鼠中，接受抗 NogoA 抗体治疗虽然可以显著促进受损神经功能的修复，提高空间记忆能力，却不能影响海马 CA1 和 CA3 区及齿状回颗粒细胞中树突和突触的可塑性。且动物的不同年龄阶段，神经元表达与可塑性相关的蛋白亦不同，在年轻的脑卒中大鼠中，胰岛素样生长因子-1（IGF-1）主要表达于梗死区的星形胶质细胞，而在年老的脑卒中大鼠中，IGF-1 却主要由神经元表达，与之相反，Lingo1 在老年大鼠神经元中的表达则显著高于年轻大鼠。年龄不仅影响神经元的萌发，对神经和血管发生亦有作用。相同的生理病理条件下，老年大鼠室管膜下区和颗粒下层中的神经前体细胞的数量较年轻大鼠少，而皮质的脑纹状体中，二者产生的神经元数量则相近。当发生局灶性缺血时，老年大鼠海马齿状回的神经再生较青年减少，原因可能为老年大鼠神经元表面表达更低水平的血管内皮生长因子受体-2（VEGFR-2），神经修复治疗如外源性加入血管内皮生长因子（VEGF）重组腺病毒载体后，老年大鼠神经前体细胞的增殖和脑毛细血管发生则明显增加。

2. 血管危险因素对神经修复治疗的影响

尽管糖尿病在缺血性脑卒中患者中的患病率高达 25%，但其却不是最普遍的血管风险因素。在脑卒中患者中，约有 75%患有高血压，50%患有高胆固醇血症。研究证实，在局灶性脑缺血动物实验中，自发性高血压大鼠抗 NogoA 抗体治疗可促进其对侧锥体束发芽，且神经功能的改善程度与非高血压组相似。高胆固醇血症可减少血管生成、提高血脑屏障的通透性，在缺血性脑卒中大鼠中，维生素 B_3 治疗可提高其血液中高密度脂蛋白胆固醇含量，从而降低血清中的胆固醇，同时增加血管内皮生长因子和血管生成素-1 的表达进而有效促进血管生成和神经功能的修复。鉴于高胆固醇血症在脑卒中患者中的高发病率，神经修复治疗应将血脂作为一个合适的指标。降脂药物如他汀类药物已被广泛用于脑卒中的二级预防，其还具有促进神经元存活、血管生成和神经发生的特性。

3. 治疗时间对神经修复治疗的影响

研究发现，在短暂性脑缺血发作大鼠卒中发生后 24 小时内，接受神经恢复治疗如基因敲除或给予中和抗体使 NogoA 失活，可降低神经元的存活率，阻碍神经功能的修复，而在不恰当的治疗时间尤其是脑卒中早期进行神经修复治疗可能带来不利的影响。同样的结论亦在 VEGF 和基质金属蛋白酶（MMP）活性调节治疗中得到证实，提示神经修复治疗时间窗的选择仍需循证医学的进一步证明。

4. 其他因素对神经修复治疗的影响

目前，神经修复治疗基础研究的主要对象为啮齿类动物，尽管脑卒中后实验动物神经功能的修复过程与人类相似，然而人类无论大脑容量还是神经元网络的复杂程度等都远高于啮齿类动物，加之脑卒中患者遗传背景、脑卒中部位及面积大小等因人而异，更增加了在人类中测试神经修复治疗效果的复杂性。利用经颅刺激技术研究发现，携带 BDNF 基因 Val166Met 的健康患者其运动诱发电位振幅较未携带者显著减少，认为遗传因素如 BDNF 基因多态性可影响皮质的可塑性。这种遗传因素的异质性可能会抵消神经修复治疗的效果，从而造成干预治疗的失败。因此，神经修复治疗在应用前，是否需要鉴定并划分不同患者的遗传背景、脑卒中部位及面积大小，仍需循证医学的进一步验证。

（四）脑卒中后神经的可塑性

脑卒中后大脑皮质缺血或局灶性病变可引起损伤区微环境的变化，导致神经元及神经胶质细胞结构的改变，触发机体的内源性神经修复。大量证据表明，这种由疾病引发的神经可塑性变化是脑损伤后运动功能恢复的关键。目前，脑卒中后神经可塑性研究主要有三大方向，其一，研究正常运动功能的细胞和分子机制，及运动功能障碍病理生理的发生过程，以期为运动功能恢复提供更佳的预后指标，并为探寻有效的康复治疗手段提供理论基础。其二，重点探索药物、神经刺激和细胞治疗等以增加神经可塑性为目标的康复手段，以期利用机体的神经可塑性促进脑卒中患者运动功能恢复。其三，有研究旨在利用先进的生物医学和组织工程技术，如加入神经前体细胞或骨髓间充质干细胞等，促进受损大脑神经网络的重塑和运动功能恢复。

（五）脑卒中后内源性神经修复及促进手段

脑卒中后大脑皮质缺血或局灶性病变可引起损伤区微环境的变化，导致神经元及神经胶质细胞结构的改变，触发内源性神经修复，内源性神经修复是大脑应对损伤的适应性反应，在脑卒中急性缺血性阶段存在一个关键的时间窗，其特点就是强烈的神经发芽，即远离缺血性病变区或相邻区域的神经元通过侧支发芽，向靶组织或其他神经元延伸，生成新的突触，促进神经元的重塑和神经功能的修复。研究发现，大脑微血管和神经胶质细胞对脑卒中缺血性压力或神经修复治疗可产生一致的回应，通过分泌神经营养及保护因子等，为神经功能修复创造一个良好的环境。如星形胶质细胞分泌的多种细胞因子及基质分子，小胶质细胞和巨噬细胞分泌的促神经再生因子等内源性神经促进因素，均在一定程度上促进了受损神经突触和血管的再生，并对神经功能缺损症状的修复起到一定作用。

与内源性神经促进因素不同，脑卒中后缺血刺激可引发一系列造成神经损伤的因素，主要表现为细胞膜受损导致兴奋性氨基酸和氧自由基的释放增加、内质网功能紊乱、线粒体释放细胞凋亡因子、炎症因子产生、胶质瘢痕生成等，进而引发一系列的生物化学和（或）分子生物学"瀑布样"事件，最终导致轴突损伤和神经元的死亡。但这些因素又可作为一个刺激信号，促进星形胶质细胞清除有害因子，抑制神经元的兴奋性，促进神经营养因子的释放和轴突再生。再生轴突同时受到如少突胶质细胞释放的 NogoA、星形胶质细胞和巨噬细胞形成的胶质瘢痕以及其释放的硫酸软骨素蛋白聚糖（chondroitin sulfate proteoglycan，CSPG）等抑制因素制约，从而避免再生的轴突跨界影响甚至破坏健康神经元，防止非适应性神经再生的发生，使轴突再生处于机体可控制的范围。正是机体内源性神经修复功能的存在，才使大脑在损伤后具有一定的自我修复能力。这里包括轴突再生、神经再生、血管再生、胶质细胞激活及轴突和树突再生的信号控制。

三、神经干细胞治疗脑卒中的方法

目前，在临床治疗的尝试性应用阶段，干细胞治疗脑卒中大致分为两种方法：第一种是针对内源性神经干细胞的作用，通过外界作用激发内源性神经干细胞的增殖、分化潜能；第二种则侧重于移植外源性干细胞，以补充神经干细胞数量。第一种方法是诱导已经存在的神经干细胞增殖、向损伤区域迁移和分化成目的神经元。外源性治疗是指通过人工在体外扩增产生大量的神经干细胞，然后将神经干细胞移植给患者，包括局部法（直接脑实质移植）或者系统法（直接血液、脑脊液移植），其中后者应用更广泛。外源性的神经干细胞移植具有更好的应用前景。因其确切的神经干细胞分化能力，以及它们无限的来源。

（一）内源性治疗

为了将内源性的神经再生反应变为临床可应用的治疗手段，我们需要进一步优化脑卒中所诱导产生的神经发生过程，通过调节新生细胞的增殖、迁移、分化以及功能整合的过程，提高新神经元的生存率，促进损伤脑组织的修复。主要的实施措施如下：

1. 引入神经生长因子和营养因子

目前已经证实多种营养因子和细胞因子能够促进神经干细胞的增殖、分化和迁移活动，并且已经可以通过药剂的方式将因子输送到中枢神经系统。生长因子如成纤维细胞生长因子-2（FGF-2）和表皮生长因子（EGF）具有强烈的促有丝分裂作用，对于神经再生必不可少。此外，EGF 同样具有促进神经干细胞向病变组织区域定向迁移的能力，能够加速组织的修复过程。VEGF 是一种具有促进血管内皮细胞增殖作用的促细胞分裂原，同样具有神经保护的作用，在小鼠实验中证明 VEGF 可以促进神经的再生。其他如促红细胞生成素、IGF-1、生长激素等都可以影响神经的再生，改善认知功能。

2. 阻断炎症反应

一些研究表明，炎症对新生神经元的存活是有害的，但它也可能有利于移植和内源性神经干细胞的神经发生。通过输送抗炎血源性巨噬细胞来调节与脑卒中相关的炎症，这些巨噬细胞可以促进脊髓损伤的修复，可能是一种促进神经发生和恢复的有效策略。米诺环素（minocycline）能够通过阻断小胶质细胞引发的炎症反应帮助新生的海马神经元生存，减轻脑局部缺血引发的脑神经功能损坏。通过阻断或者减弱中枢系统的炎症反应，可以改善新生神经细胞的生存环境，大大提升神经细胞的存活率。

（二）外源性治疗

基于干细胞和祖细胞移植的细胞替代策略是更具有临床可用性的治疗策略。与内源性神经干细胞需要经过漫长持续的增殖和迁移过程不同，外源性移植的干细胞可以直接被输送到中枢神经系统的病变部位，并且几乎不需要考虑干细胞的数量问题。移植的干细胞可以产生出大量的神经细胞，可以取代因缺血性病变坏死的细胞，重塑因疾病毁坏的神经网络。

理想的干细胞移植首要的原则是安全，需要达到的目的是最大疗效化。相对于一种单一的细胞就可能重建骨髓和血液来说，脑卒中不仅需要多样的细胞成分及血管成分，还必须对移植的神经干细胞进行体外大量扩增才能满足数量上的需求。由于胚胎干细胞在伦理和安全性（如 feeder independent 扩增和畸胎癌形成）上的严格限制，其无法应用于临床。目前临床上用于治疗脑卒中的细胞类型主要包括骨髓间充质干细胞、脐带血细胞和嗅鞘细胞等。

因神经干细胞具有向病变部位迁移、聚集的生物学特性，所以在试验及临床应用中主要通过颅内局部注射、腰椎穿刺经脑脊液以及静脉或动脉注射经血液等移植方式。

1. 局部注射移植

在涉及干细胞移植的动物试验和临床研究中，最常采用的移植方法是立体定向脑内注射移植法。该方法首先需要进行影像学检查，首选磁共振或 CT 检查，选择测量后固定解剖位点定位，将影像学数据输入导航设备，选择解剖位置后自动规划穿刺靶点、穿刺路径，皮肤局部麻醉满意后，颅钻钻孔，使用微导管穿刺针穿刺，成功后使用微量注射器注入神经干细胞。影像学及导航设备的进步使立体定向穿刺手术具备更大优势：精准定位直达病灶、微创、设计穿刺路径、回避功能区，提高手术安全性；患者可在局部麻醉下，意识清醒状态中配合手术，利于及时监测功能区手术并发症，降低手术风险。立体定向脑内注射移植可以通过"团注"的方式将神经干细胞集中注射到病灶及周边，直接、快速改善神经系统功能。以此为据，立体定向脑内注射法适合颅脑损伤病灶局限以及集中神经功能核团退行性变的神经系统疾病，如脑出血后遗症、脑外伤后遗症、局灶性脑梗死、帕金森病、阿尔茨海默病等。但是立体定向脑内注射法的缺点是移植神经干细胞的成功率较低，探究其原因主要是脑损伤及神经功能退变区域微环境不良，被动激活的小胶质细胞和巨噬细胞会清除移植的神经干细胞。并且，颅脑对内容物体积增加的代偿能力有限，这同样限制了神经干细胞的移植量，这也是导致移植成功率降低的原因之一。另外，移植后神经干细胞过度聚集也会抑制细胞分化。那么按疗程间断多次的立体定向脑内注射移植就相对合理有效。虽说此方法具备安全、微创的优势，但手术次数的增多也会增加并发症及手术风险，许多患者不愿意接受。

2. 系统移植

（1）经脑脊液途径移植

1）腰椎穿刺蛛网膜下腔注射移植：另一种比较常用的移植神经干细胞的方法是腰椎穿刺蛛网膜下腔注射移植法。患者常规侧卧、屈颈屈膝位，消毒、局麻下，取腰椎 2～5 椎间隙为定位点，穿刺成功后缓慢释放脑脊液，监测颅内压力，最后注入供移植的神经干细胞。腰椎穿刺蛛网膜下腔注射移植的优点是神经干细胞可以随脑脊液循环覆盖全脑和脊髓，适合于如脑炎后遗症、多发性脑梗死等范围广泛的神经系统疾病，相反，其对应不足之处为随脑脊液循环广泛地覆盖导致干细胞迁移部位无法控制。与立体定向脑内注射移植比较，治疗效果不明确。腰椎穿刺蛛网膜下腔注射移植创伤更小，操作时间更短，较立体定向脑内注射移植更安全，但其相应弊端为脑脊液环境与体外扩增神经干细胞不同，神经干细胞存活率不稳定，且通过血脑屏障仍会损失部分神经干细胞。但患者对反复多次腰椎穿刺接受程度高。

2）脑室穿刺注射移植：部分动物实验及少量特殊临床病例研究中也可采用脑室穿刺注射移植。按常规脑室钻孔引流手术操作，穿刺成功后见脑脊液流出，经穿刺针或引流管注射供移植的神经干细胞。因为前期动物实验已经证明了通过脑室穿刺注射移植的神经干细胞可以迁移至目的区域，这对临床选择不同移植方法具有实际意义。与腰椎穿刺蛛网膜下腔注射移植相比，此法直接到达脑室，随脑脊液循环路径变短，可减少神经干细胞的损失。与立体定向脑内注射移植相比较，此法移植的神经干细胞未立即接触不良微环境，且无神经干细胞过度聚集，可以提高植入细胞的存活率。此外，脑脊液对颅内容积代偿能力最强，可以抵消部分移植神经干细胞的占位效应，提高单次移植神经干细胞量。并且研究发现脑室环境优于腰椎穿刺后蛛网膜下腔环境，其利于神经干细胞迁移和分化，并且神经干细胞直接进入脑室会出现内源性神经干细胞的引导，使其能直接、快速到达目的损伤区域。与腰椎穿刺蛛网膜下腔注射移植相同，此法因转移途径和血脑屏障等消耗干细胞，需要转移神经干细胞数量巨大，而反复多次的脑室穿刺导致出血风险高，患者无法接受。此法与腰椎穿刺细胞移植法的原理和效果应该基本相同，在临床上更倾向于常规腰椎穿刺蛛网膜下腔注射进行神经干细胞移植。但进行脑室穿刺引流的特殊病例则较适合此法进行转移神经干细胞。

（2）血液循环途径移植

1）静脉内注射移植：神经干细胞静脉内注射移植大部分用于动物实验，极少数医院尝试此法用于临床治疗，但未形成大样本数据报道。通过静脉将神经干细胞注射入体内，通过血液循环将神经干细胞运送到神经系统，通过血脑屏障到达目的区域。与以上所有移植方法相比较，其创伤最小，无脑组织损伤，甚至可视为无创，患者均能接受，且可按治疗要求制定疗程，反复多次进行静脉注射移植神经干细胞，使其数量达到满意的治疗效果。前期动物实验研究证明进入脑内的移植干细胞只有10%成功分化为神经元，并与周围正常神经元建立了突触联系。这说明转移途径过长及血脑屏障限制，从而导致移植成功率不高。因其转移方式无创的特性，可重复多次进行静脉注射转移干细胞以达到理论上足够的数量发挥治疗作用。但治疗费用相应增高。

2）动脉内注射移植：与静脉内注射移植原理基本相同，此法的初衷是经动脉血液循环直接将干细胞运输到脑组织，减少神经干细胞在静脉循环系统及肺部的损失，提高神经干细胞利用率。为减少神经干细胞损耗，动脉内注射移植多选择颈内动脉穿刺团注法，进一步减少运输路径，更集中到达脑组织。血管穿刺造成的并发症是此法的缺点，如动脉夹层、斑块脱落至远端栓塞等。

（三）临床治疗

广泛地应用神经干细胞治疗脑卒中所致的神经系统损害暂时还无法成为常规治疗，但小规模治疗的相关报道中通过磁共振影像学、NIHSS 量表、Rankin 评分、改良巴氏指数评定表的评估，均发现干细胞治疗组有效，并且无严重并发症。

四、小结与展望

虽然神经干细胞介导性治疗的确切作用机制尚未被完全解读，然而大量的研究已经表明其作为治疗脑卒中的技术性手段是有希望的。目前将神经干细胞作为临床治疗模型的发展面临着其他的特殊挑战。首先，神经干细胞作为一种多分化潜能细胞难以从中枢神经系统中获取，如若进行自体治疗则可能需要在治疗前进行侵入性手术获取神经干细胞。此外，要生成同种异体神经干细胞可能会需要使用胎儿细胞系或在其他来源的细胞中诱导表型的产生；与其他一些高效干细胞系一样，神经干细胞同样具有异常增殖的风险；因此在细胞培养时必须关注致瘤性，并且在细胞移植时必须注意纯化和同质神经干细胞群的要求。例如，共济失调性毛细血管扩张神经胶质瘤患儿植入了非均一的源自胎儿的神经干细胞混合物，该患儿在移植后的 4 年内发展为神经胶质瘤。此外，即使神经干细胞的增殖水平可能会带来致癌风险，但出于生物医学目的，它们的增殖率仍然相对较低，因此难以为移植产生足够的细胞数量。最近的创新性方法，如发展长期培养、永生化细胞、通过插入致癌基因进行基因治疗以及从多能干细胞系和其他组织衍生出神经干细胞的方法，已尝试绕过神经干细胞移植中所面临的诸多挑战。但是这些新技术本身是有问题的，例如，长期培养可能诱导转化为非神经细胞类型，如肿瘤前体细胞。未来对神经干细胞治疗的研究应着力于改善收获和纯化过程，以更加便捷地提供同源细胞群，同时减少神经干细胞培养所产生的致瘤性。临床前研究应继续以更高的准确性确定最佳的移植剂量、给药途径和脑卒中的治疗时间。此外，未来的临床应用研究应思考与其他细胞类型或辅助药物疗法一起移植的神经干细胞是否比单独移植的神经干细胞表现出更显著的治疗效果。例如，腺病毒注射激肽释放酶基因后在缺血脑组织中产生的重组人组织激肽释放酶抑制炎症细胞积累并促使神经发生，这表明补充疗法（如基因转移）可以促进更耐受的微环境，其中对神经干细胞可以产生更大的影响。

成年内源性神经干细胞的作用可能是以内分泌功能调控神经系统内环境为主，增殖分化功能相对较弱，激活信号通路机制方面有待于进一步深入研究。因此，相比之下机制较为清晰的外源性神经干细胞移植治疗的应用前景更加广阔，尽管目前干细胞移植治疗方法存在明显的伦理学问题、免疫排斥反应甚至诱发脑部肿瘤等风险。未来研究的重点应该关注于神经干细胞的种类、数量、患者移植治疗时间窗和是否应用免疫抑制剂等问题。鉴于时间就是生命，在急性脑卒中患者的治疗窗内，细胞移植治疗可以尝试结合现有的溶栓及介入取栓手术等进行急性期的治疗。示踪技术的进展将有利于探讨神经干细胞移植的作用机制。另外，基因技术的进步也将进一步扩展干细胞的作用范围。

》第二节　神经吻合修复治疗脑卒中相关的周围神经系统损伤 》

目前临床上与脑卒中相关的神经吻合修复主要应用于治疗周围性面瘫，其他神经吻合修复的临床应用甚少，这一节我们主要讨论一下面神经吻合修复。

一、面神经吻合修复术

(一) 适应证

造成周围性面瘫的原因很多，其中约有一半是贝尔面瘫，另外还有外伤、感染、肿瘤和神经性疾病，此外尚有医源性的原因，如腮腺切除和颞骨切除时造成的面神经损伤，以及听神经瘤切除术后引起的面瘫。大多数面瘫可以通过保守观察和药物治疗来改善恢复面神经功能，但有一些则会遗留不可逆的严重面神经功能损伤，造成外貌改变，对患者的身心健康及社交活动造成严重影响。一旦发生面瘫，最有效的解决办法是迅速修复受损的面神经。而面神经损伤后的重建方法多种多样。通常来说，大部分面瘫可依靠药物治疗或行面神经减压术即可痊愈，如贝尔面瘫及一些外伤等造成的面神经水肿等，但如果发生面神经的断裂、缺损或是不可逆的神经损伤则需要手术进行面神经的修复。周围性面瘫的手术修复方法多种多样，包括面神经端端吻合术、神经移植术、跨面神经移植术、神经转接术等，以及游离肌肉植入术和相关整形手术等。若是面神经的横断伤，应立即行神经端端吻合；当面神经颞骨外段的主干部分缺损时，可行神经游离移植术；当面神经分支部分缺损时，可与邻近的分支吻合。而如果面神经的颅内段或颞骨段受到损伤，比如乳突区的病变累及面神经，同时面神经远端良好的患者，可以采取用面神经远侧端与它邻近的颅神经相吻合，如舌下神经或副神经等。此外还可以采用跨面神经移植方法来治疗面瘫，它依靠健侧面神经的传导支配患侧，以获得对称性的表情运动，取得良好效果。此法通常可供移植的神经最常用的是腓肠神经和前臂内、外侧皮神经，另外还有桡神经，股内、外侧皮神经，耳大神经和颈丛的皮支等。

(二) 手术方式

面神经重建的手术方法多样且成熟，每种术式都具有一定的适应证及优、缺点。

1. 面神经减压术

由于面神经行走于面神经管内，各种原因导致的炎性或非炎性水肿均可引起面神经的肿胀，神经的肿胀会造成神经骨管内的压力增高，持续增高的面神经管内压力，会阻断轴浆运动及影响再生的面神经纤维向其支配的面部肌肉生长，因此，对于不能自主恢复周围性面瘫，应该及时行面神经减压术，该手术广泛应用于各种原因导致的周围性面瘫，其前提条件是面神经延续性保持完整，神经断伤小于面神经主干的1/3。减压术的要求是开放面神经管，切开面神经鞘膜，解除面神经管内的压力，减轻面神经水肿对神经纤维压迫造成的直接损伤；减压目的是面神经局部因压力降低使血液循环得到改善，避免因面神经局部水肿对远端神经纤维的损伤。对发病2周内有手术适应证的患者实施面神经减压术，术后面神经功能改善明显，手术中用面神经肌电图监测各部位面神经功能，证实面神经管入口处狭窄压迫肿胀的面神经是导致贝尔面瘫的原因。对于贝尔面瘫的面神经减压术，如果面神经损伤后2周之内神经变性超过90%，面神经减压术可以改善预后，提高面神经功能。

2. 面神经端端吻合术

当神经发生断裂后，最直接的方法就是尽快将两断端进行端端吻合。若断裂时间较长后再修复则会造成神经纤维化和瘢痕疙瘩形成。另外此方法仅适用于面神经断裂但无缺损的情况，一旦有较大缺损，两段面神经之间就会产生较大张力，无法直接吻合。

3. 神经移植术

（1）自体神经移植　此法通常可供移植的神经最常用的是腓肠神经和前臂内、外侧皮神经，另外还有桡神经，股内、外侧皮神经，耳大神经和颈丛的皮支等。自体神经移植的优点在于组织结构与缺损神经类似以及具有良好相容性。缺点有：移植神经来源有限，供区运动、感觉障碍，瘢痕以及神经鞘膜瘤形成等并发症；手术操作复杂；感觉神经纤维与运动神经纤维不匹配等。自体神经移植按移植物是否带血运分为带血管移植和不带血管移植；按放置顺序分为顺行放置移植和逆行放置移植。不带血运的神经移植多用于移植床血运丰富，缺损长度小于1cm的缺损。神经全干移植、电缆式移植和神经束间移植均属于不带血管的神经移植。神经全干移植因来源有限，直径较粗，血管不易长入而发生缺血性坏死影响移植效果，所以应用较少。电缆式移植是切取较小的不太重要的神经纤维切成数段，简单缝合并联在一起来修复神经缺损。由于切取的神经纤维直径较小，故容易存活，但因仅做最外层的外膜缝合可能引起束间神经纤维分离、扭曲、重叠，影响治疗效果。神经束间移植提高了吻合部位的对合精确度，一定程度上提高了治疗效果，但有操作复杂费时，需要非常高的吻合技术等缺点。带血管的神经移植分吻合血管的神经移植、神经带蒂移植和静脉蒂动脉化神经移植。目前，大部分学者认为带血运的神经移植优于不带血运的神经移植。神经的顺行放置移植和逆行放置移植对比研究较少，需要进一步研究。自体神经移植的优点和缺点都很突出，但在更合适的替代移植物发现之前，它仍然是不可忽略的有效手段。

（2）异体神经移植　目前，对异体神经移植物研究很多，异体神经包括同种异体神经和异种异体神经。它的优点是来源充足，各种类型的神经段都可得到，对患者不会产生副损伤等。它的缺点是免疫排斥反应，有传染疾病等风险。现有的研究认为，异体神经能否移植成功的关键是解决免疫排斥问题。免疫排斥可通过免疫抑制剂抑制受体免疫性和降低移植物免疫原性两方面来解决。目前降低移植物的免疫原性的方法主要有脱细胞、低温或高温保存、辐射照射等。有人通过实验证实了脱细胞可有效清除神经移植物细胞中的组织相容性复合体而降低其免疫原性。然而多数研究发现经过上述方法处理后的异体神经治疗效果仍没有新鲜自体神经移植理想。有学者对多名患者进行去细胞的同种异体神经移植，结果发现改善率在60%左右，推测效果不理想可能是与移植物原有的种子细胞活性降低甚至消失有关，于是很多实验研究在脱细胞处理后的神经移植物上加入种子细胞，结果也证实加入种子细胞效果更好。尽管目前异体神经尚未在临床上普遍使用，但异体神经拥有人工神经导管所不具备的神经立体结构优势，当免疫排斥得到很好的控制，更好的神经种子细胞植入时，异体神经的应用前景是非常光明的。

4. 神经转接术

第一例标准的舌下神经-面神经转接术是1901年由Korte所实施的，他所做的是端端吻合的舌下神经-面神经转接，这种技术为人们沿用至今。在之后的100多年中，逐步发展出了多种脑神经-面神经转接术且目前为临床广泛应用。

（1）副神经-面神经转接术

1）适应证：因脑桥小脑角区手术或外伤所致的面神经损伤；经保守治疗后面神经功能无自主恢复；面神经电生理检查提示面神经干颅内段和（或）颞骨内段存在严重神经变性，但面神经周围支结构正常，表情肌未见萎缩；同时用于面神经端端吻合或神经移植重建困难者。

2）手术方式：切口起自乳突尖上方 1.5～2.0cm，沿胸锁乳突肌前缘下行，至下颌角水平稍拐向后方。逐层切开皮肤、皮下及颈阔肌，自乳突尖向下解剖胸锁乳突肌前缘，于其前缘中上 1/3 交界处（相当于下颌角水平稍下方）找到副神经支配该肌的分支入肌点，以神经肌电生理刺激仪刺激副神经予以确认，逆行解剖充分游离该神经长约 4cm。然后于乳突尖水平分离，将腮腺后缘及二腹肌后腹牵向前方，找到面神经自茎乳孔发出处，向前方游离该神经至进入腮腺处长约 2cm。在入肌点处以刀片锐性切断副神经肌支并向上折返，在出茎乳孔处切断面神经并向下折返，将两神经断端无张力对合，其下垫以橡胶条，以 8-0 无创线行副神经-面神经端端无张力吻合 4 针，完成重建。

3）优、缺点：面神经是以运动神经为主的混合性神经，副神经是运动神经，这是利用副神经重建面神经功能的神经生理基础。副神经发出的神经冲动持续刺激面部肌肉，有利于保持面部表情肌张力，防止肌肉萎缩；副神经解剖位置表浅，手术风险小，手术时间短；副神经与面神经远端位置接近，便于无张力吻合，较其他神经更符合生理解剖特点；选择胸锁乳突肌肌支可减小术后肌肉瘫痪的范围；术后并发症偶有转颈无力，但对患者生活质量影响较小；避免了舌下神经-面神经吻合后的半侧舌肌萎缩、构音障碍、咀嚼困难等并发症，适合对术后发声和嗓音要求较高的人群；适用于同时伴有后组脑神经功能障碍的患者。部分患者会出现斜方肌不同程度的瘫痪，使肩部活动障碍。因此在选用这支神经时应当充分考虑斜方肌功能的保留。

4）手术效果：一般传统认为，副神经与面神经吻合后，只有借助抬肩动作才可间接产生面肌收缩。然而对多例副神经-面神经吻合术后患者随访发现，经过早期进行积极、正规的康复训练，通过有意识的动作增强对面部肌肉运动的控制力，促进形成表情肌的自主活动，手术 1 年后多数患者可自主控制颜面肌肉运动，但在抬肩至某一方位时可能会出现面肌抽搐，不同患者程度不同，但对日常生活无明显不良影响，考虑与抬肩导致面神经兴奋性过高有关。

（2）传统舌下神经-面神经转接术

1）适应证：对于各种原因引起的面神经损伤，如果近端的面神经无法利用，不能行神经吻合和移植，可以通过神经替代来实现面部表情肌的神经支配，首选的替代神经为舌下神经，舌下神经-面神经转接术是目前临床应用最广泛的面神经重建术式之一，适用于舌下神经和面神经颅外段完整、面肌无萎缩、生理心理能耐受术后舌下神经功能障碍的周围性面瘫患者。

2）手术方式：首先做耳后切口，切至上颈部，过耳垂至下颌骨升支后缘下行，沿胸锁乳突肌前缘达甲状软骨上缘水平。在茎乳孔找到面神经外周段，于靠近茎乳孔处将面神经主干切断；翻开二腹肌暴露舌下神经及其降支，将舌下神经广泛游离后，在尽可能远端切断主干，并将舌下神经的中枢段与面神经外周段相吻合。手术中，主要注意两段神经相吻合时要避免张力。

3）优、缺点：舌下神经和面神经的皮质运动区和周围分布区在解剖上较接近，人类的咀嚼、吞咽、呼吸和发音功能，均需面神经与舌下神经的精确协同和相互影响，两者均间接与三叉神经相联系，有利于建立面部运动反射，可使面肌张力平衡和静态对称，容易得到新的相关运动和建立意志的控制。由于该术式舌下神经被直接切断，因此，同侧舌肌瘫痪和萎缩不可避免，进而影响患者咀嚼、言语、吞咽功能，特别是面瘫患者面部表情功能低下，上述症状表现更严重。患者需在心理和身体上能接受牺牲全部或部分舌下神经功能，对发声和嗓音要求较高的人群需慎重考虑。

4）手术效果：Catli 等对 20 年内共 33 例舌下神经-面神经端端吻合术病例进行回顾性研究，46.2%的病例术后短期面瘫分级能改善至 House-Brackmann 3 级，长期随访该比例增长至 86.4%，最常见并发症是构音困难与麻木。

（3）部分舌下神经-面神经转接术

1）适应证：传统舌下神经-面神经吻合术术式中牺牲了舌下神经的功能，不可避免地造成了半舌萎缩，因此渐渐改良出了部分舌下神经-面神经转接术。

2）手术方式：将胸锁乳突肌部分从乳突上分离，将乳突前 1/3 暴露，将面神经自颅底处断开并充分游离面神经至腮腺；在寰椎水平暴露舌下神经及其下降支，在接近下降支处近端切开舌下神经的 2/5～1/2，在此处吻合面神经和舌下神经。

3）优、缺点：该术式仅切断横断面上约 30%～50%的舌下神经，与面神经进行吻合，余下的舌下神经可以避免其舌肌萎缩；它可使面神经直接与舌下神经吻合，从而避免神经移植；在寰椎和枢椎水平靠近下降支处部分切开舌下神经，是因为此处舌下神经较粗大，而这类患者的面神经多数已经萎缩变细，因此可以给面神经提供充足营养及支持。将舌下神经劈开等方法，会损伤舌下神经血供，可能对舌下神经造成新损伤，由于舌下神经不是多束状的，若沿末梢被劈开成较长的束状则易损害舌下神经，导致较重的舌偏侧萎缩。

4）手术效果：Conley 回顾了 30 年间 137 例病例，发现部分切断舌下神经或使用舌下神经下降支修复面神经，对面神经重建和舌肌保护的效果并不尽如人意。Arai 则报道部分舌下神经-面神经吻合术可达到良好面部重建，并减少舌肌萎缩。但有学者认为，神经外膜下，舌下神经轴突并不是严格线性走行，因此，在游离部分舌下神经时，可能造成比预期更大的伤害。

5）舌下神经-面神经吻合其他改良式：舌下神经-面神经通过一段游离神经（如耳大神经、腓肠神经）连接，该游离神经与面神经端端吻合，与舌下神经端侧吻合。该术式避免舌下神经被完全切断，从而保留舌肌功能，同时又有充足轴突通过桥接神经支配表情肌。术后 90%以上的患者面部张力和对称性得到改善。同时相较于端端吻合而言，联带运动发生概率小，且仅有 8%的患者有永久舌肌功能损伤。此术式尤其适用于面神经与舌下神经间距离过远或张力太大的情况。

（4）咬肌神经-面神经转位术

1）适应证：咬肌神经由三叉神经下颌支（下颌神经）发出。下颌神经自卵圆孔出颅后，在翼外肌深面分为前后两干，咬肌神经发自于前干，支配咀嚼肌运动。咬肌神经属运动性神经，含特殊内脏运动纤维。咬肌神经-面神经转位术通常适用于病程 6～18 个月且肌电图显示面肌仍有纤颤电位的完全性面瘫患者，也可作为术中面神经切断或切除后的紧急备选手术方案。

2）手术方式：手术切口选择"耳前-颌后-下颌下"的"S"形切口，寻找到损伤断裂的面神经主干及各分支，充分游离备用，对于恶性肿瘤侵及茎乳孔者，自茎乳孔处切断面神经主干。于颧弓下方约 1cm、耳屏前约 3cm 处切开咬肌，找到咬肌神经降支，术中电刺激证明为咬肌神经后，充分游离咬肌神经降支，切断备用。若制备的咬肌神经降支与面神经主干断端能够无张力吻合，则采用 7-0 丝线行神经外膜、束膜联合的方式吻合神经；若面神经干缺损较多难以直接吻合者，则游离并切断耳大神经来桥连咬肌神经降支与面神经各分支。

3）优、缺点：相较于其他神经转接术，咬肌神经-面神经转位术的优点在于避免舌下神经-面神经吻合术经常导致的联带运动、构音困难与吞咽困难等并发症，因此，供体神经功能障碍发生少。咬肌神经含 2700 根以上的有髓鞘纤维，与面神经轴突数量相近，且解剖上毗邻面神经颊支，故不需要神经桥接，手术操作仅需吻合一处，操作简单，因此，术后容易使面神经运动功能早期恢复。与其他神经转接术式一样，牺牲咬肌神经会导致同侧咬肌萎缩。CT 定量分析显示，浅层咬肌萎缩约 8%～53%，中位数为 30%。其次，咬牙微笑、面肌联动也是常见后遗症。

4）手术效果：对患者长期随访结果显示患者口轮匝肌的功能改善最为显著，其次是眼轮匝肌，而额肌改善最差。

（三）前景展望

面神经修复技术发展迅速，术式各有千秋。最理想的神经转位术应使患者同时拥有静态和动态的表情肌功能，并尽可能减少供体神经功能损伤。为达到此目的，选取的供体神经应与面神经粗细、纤维数量相仿，长度足够，并进行无张力缝合。目前普遍认为，显微神经吻合技术直接影响重建术后面神经功能的恢复。故在条件允许的情况下，应剥离神经外膜，暴露神经束膜，根据神经粗细选用 8-0 到 11-0 单丝缝线，对两神经残端行无张力缝合。神经鞘管的使用则可防止面神经与周围组织产生粘连。辅助技术与评价手段同样在面神经修复术中扮演重要角色。神经电生理技术可于术前对面瘫 6～18 个月内患者进行筛选，如纤颤电位消失往往代表重度陈旧性面瘫，无神经转接手术指征。术后电生理恢复是临床面瘫症状恢复的预兆。目前，面神经功能评分多种多样，仍缺乏统一系统的评价体系。虽然 House-Brackmann 评分在病例中广泛应用，但其无法精确评价面神经重建前后患者面部改善情况，如无法体现术后改善的中面部外观。因此，不论是面瘫恢复还是供体神经受损程度，均需要建立系统精确的评估体系，降低因评价系统不同而产生的偏倚，使多中心临床数据具有可比性。面神经直接转接术对面神经重建疗效确切，发展至今已开创多种供体神经的多种术式，但孰优孰劣仍众说纷纭。是否存在更好的供体神经选择，仍需进一步解剖与临床研究。

二、其他神经吻合修复术：健侧颈 7 移位术治疗中枢神经损伤后上肢功能障碍

具体做法：创建大鼠脑外伤模型后，将大鼠仰卧，两前肢外展固定，分别于左、右胸锁关节处沿锁骨各做一长 1.5cm 的切口，剪开胸浅肌，暴露锁骨，向上牵拉锁骨及深面的

颈神经血管鞘，向下外牵拉颈外静脉，于前中斜角肌之间找到双侧颈 7 神经根，该神经根自椎孔至中干分叉处约 4.5mm，直径约 1.0mm，用 0.5％普鲁卡因 0.2～0.3ml 局部封闭后切断。随后，取患侧腓肠神经长约 1.5cm，将腓肠神经经胸壁皮下隧道，桥接健侧颈 7 神经根近端至患侧颈 7 神经根远端。经抓取实验和肢体不对称实验检测患肢运动功能恢复情况，3 个月行为学数据结果显示，神经移位组大鼠瘫痪上肢功能恢复优于脑外伤模型组。说明健侧颈 7 神经移位可以诱发一侧大脑半球同时控制双侧上肢，同时一侧大脑半球有试图将双侧上肢感觉皮质代表区分开的趋势。健侧颈 7 神经移位外周神经再生完成后，瘫痪肢体重新与中枢获得联系的信号通过健侧颈 7 神经根上传入中枢。这种信号通路的重新建立产生了患肢同侧半球对患侧上肢的初步控制，进而促进同侧半球的功能重组。

》 第三节　重度脑卒中术后颅骨缺损修补 》

一、恶性脑卒中

恶性脑卒中可导致神经功能迅速恶化，颅骨切除减压术是针对这一病症有效的治疗方案，但颅骨切除减压术引发一系列症状，引起广泛的重视，颅骨缺损修补随着手术技术及手术材料的更新取得了较大的进步，完美解决了颅骨切除减压术所带来的问题。

恶性脑卒中继发于缺血性脑梗死，其特征是进行性水肿、颅内压升高导致神经功能恶化，形成脑疝。"恶性大脑中动脉梗死"这个术语是用来描述神经系统后遗症的恶化发生。临床过程是相当一致的，恶化发生在最初脑卒中后的前 2～3 天内。发病率约为 10～20/（10 万·年），患者比一般缺血性脑卒中患者的平均年龄年轻约 10 岁（56±9.4 岁）。

颈内动脉（ICA）或大脑中动脉（MCA）闭塞可导致明显的脑缺血梗死，约占幕上缺血性脑卒中的 10%。MCA 区域 50%～75%的密度过低，包括基底神经节及额外的血管区域，在最初 48 小时内松果体水平的脑中线移位超过 4mm，提示危及生命的梗死体积，即恶性脑梗死。神经系统的恶化发生在 5 天内，最常见的死亡原因是小脑幕疝和随后继发的第 3 天的脑死亡。考虑到继发性大规模水肿在 MCA 梗死患者死亡中的作用，去骨瓣减压术（DC）作为一种防止继发性衰退的策略仍有相当大的价值。

DC 是一种通过开颅技术不扩张颅骨治疗难治性颅内高压，以打开颅腔这一"封闭空间"的手术方法。临床已证实在所有年龄组中，幕上 DC 和幕下 DC 的效果是治疗恶性脑卒中抢救生命的重要手段。Cho 等在 2003 年对恶性 MCA 梗死的超早期 DC 的研究中进一步探讨了早期 DC 对预后的益处。该研究评估了 52 名年龄在 45～80 岁之间的患者，他们接受了超早期（<6 小时）DC、早期（>6 小时）DC 或保守治疗。超早期 DC 组、早期 DC 组和保守治疗组的生存率分别为 91.3%、63.3%和 20%。此外，超早期 DC 组、早期 DC 组和保守治疗组在发病后 7 天内分别有 91.3%、55%和 0%的患者能够遵守命令。这项研究并没有根据年龄来检测治疗组中结果的细微差异。该研究结果进一步证实了 DC 在恶性脑卒中中所起的作用，并提示手术时机是获得生存和良好功能预后的关键因素。也就是说，越快越好！

二、去骨瓣减压术带来的影响

去骨瓣减压术（DC）已成为治疗脑卒中和创伤性脑损伤引起的医学上难治性颅内压升高的最终手术方法。最近的多中心随机对照试验中获得的证据支持了它的作用。尽管这种手术降低了死亡率，但无可争议的是，患者术后面临着大量并发症的风险，而这些并发症会进一步降低生活质量。DC 旨在克服 Monro Kellie 学说的空间限制，扰乱大脑血液和脑脊液流动动力学。并发症在手术后几天到几个月就会发生，各种特殊并发症有各种表现，如因减压可能发生数月的反常疝而出现的环钻综合征和神经系统恶化等。DC 有许多已知的并发症，总的并发症发生率高达 53.9%。根据其出现时间分为早期和晚期并发症。

1. 早期并发症

（1）出血 手术处理挫伤后出血的扩大是 DC 术后早期发生的主要问题。大多数血肿的扩大发生在手术后，引起临床恶化，延长住院时间，甚至可能致命。有一种理论认为，在移除骨头时，止血（或填塞）效果消失了，加上颅内压降低，促进了同侧的扩张。故有专家建议在 DC 术后 48 小时内进行强制性 CT 扫描，以帮助快速发现并发症并限制损害。

（2）脑外疝 常发生于术后第 1 周，有学者将其定义为通过颅骨切除缺损中心的脑组织突出超过 1.5cm，发病率高达 25%。它被认为是减压后由脑再灌注引起的水肿和毛细血管的水静力梯度增加引起的。脑水肿和颅骨切除术边缘的引流静脉扭曲，进而导致静脉阻塞、梗死、进一步的疝出和脑实质撕裂。适当的颅骨切除术和扩大成形术可避免疝出。美国脑创伤协会建议，为减少死亡人数和改善严重创伤性脑损伤，大额颞顶叶 DC 术后的并发症小于小额颞顶叶 DC。另外在 DC 术中，在引流管的两侧放置两个小的明胶海绵夹板可以防止静脉阻塞。

（3）术后伤口并发症 DC 术后的伤口并发症或 DC 术后的颅骨成形术被归类为裂开、溃疡或坏死。急诊手术中头皮瓣较大，损伤颞浅动脉的可能性增加，使创面边缘容易发生术后顶叶和颞区缺血。脑肿胀的压力使缺血加重。一旦伤口破裂，潜在暴露的、受伤的或缺血的大脑特别容易受到感染并发症的伤害。

（4）脑脊液漏 由 DC 引起的脑脊液漏/瘘管的总体发病率已被证明高达 6.3%。从传统的直觉上看，细致的硬脑膜扩大成形术和不透水的头皮闭合术可以防止脑脊液从伤口流出，降低感染风险。然而，最近的一项随机对照试验将硬膜成形术与快速闭合术进行了比较，两组各 29 例（30 例），DC 未行硬膜成形术，脑脊液漏等并发症无统计学差异。

（5）术后感染 表浅性伤口感染，包括伤口破裂、坏死、手术部位感染、皮下积液，伤口破裂的发生率约为 10%，深部感染、无痛、硬脊膜下脓肿的比例低于 4%。脑膜炎和脑室炎的发生率为 4%，这可能是由于脑膜漏的机会较多。通过寻找脑膜刺激的迹象和警惕的腰椎穿刺脑脊液分析早期发现是必要的。

（6）癫痫发作 术后癫痫在不同比例的 DC 患者中有记录。可能的机制包括超兴奋性的逐步增加和致痫阈值的降低。Creutzfeldt 等回顾性评估了 55 例接受 DC 治疗的恶性 MCA 梗死患者。其中，49%的患者在第 1 周内发生癫痫，45%在手术后 1 个月内发生癫痫。

2. 晚期并发症

（1）硬膜下形成的水囊瘤　硬膜下积液的形成是另一个广泛遇到的并发症，出现在27.4%的颅脑损伤患者和 12.5%的恶性脑梗死患者中。机制可能是减压后出现的脑脊液流量异常，可能由于创伤或手术操作造成的蛛网膜下腔脑脊液通路中断，或由于脑灌注压力增加。常见的位置是硬膜下、盖层下或半球间区，虽然与脑积水的发生有推测性的关系，但硬膜下形成的水囊瘤通常会自行消退。

（2）脑积水　沟通性脑积水是脑脊液流动动力学扰动导致的另一个并发症。Bonis 等所做的 logistic 回归分析表明，其发生率为 0.7%～86%。与硬膜下水肿和脑积水相关的唯一因素是颅骨切除术上缘距中线 2.5cm 以内。在一项对 91 583 名小于 21 岁的颅脑损伤患者的回顾性队列研究中，早期的颅骨成形术似乎可以降低创伤后脑积水的风险，其中 846 例颅脑损伤发展为创伤后脑积水。

（3）Trephined 综合征　Trephined 综合征的总体患病率为 10%。它最初是由格兰特和诺克罗斯在 1939 年描述的，缺乏骨骼支持而出现的头皮下沉导致了大脑皮质下的血流异常和功能障碍。Trephined 运动综合征假设发生在挫伤诱导的低密度实质区域，延迟的液体转移是由于脑脊液流动动力学受损引起的，这将在许多个月后导致大脑血流异常和先前未受影响肢体的运动功能受损。综合征还可以体现在许多方面，在最近的一次系统回顾中发现最常见的症状是运动能力减弱（61.1%），其次是认知障碍（44.4%）、语言能力减弱（29.6%）、意识水平障碍（27.8%）、头痛（20.4%）、心身障碍（18.5%）、癫痫或脑电图的变化（11.1%），和颅神经障碍（5.6%）。它可能最早出现在 3 天至 7 年（平均 5 个月）。有学者建议在 5～8 周内进行早期颅骨成形术来降低这种风险。

三、颅骨成形术的历史

颅骨成形术的定义是修复颅骨的缺陷或畸形。最常见的例子是开颅手术后骨瓣的替换。颅骨环切术是已知的最古老的外科手术。一项对一万多具来自史前秘鲁的木乃伊的调查显示，大约 6%的木乃伊有颅环。有强有力的证据表明，有时也需要进行颅骨成形术。很明显，在史前世界中，有记载的颅骨成形术的数量远远超过了环切术的数量。也许在古代，颅骨成形术是非常罕见的，因为它违背了手术的最初目的，即造成颅骨缺陷。另外，颅骨材料（如金或银）可能在埋葬前被移除，从而导致我们低估了颅骨材料的真实数量。我们的神经外科祖先不仅在头上挖洞，他们也在修补它们。

1. 金属骨替代物

铝是近代历史上第一个被用来代替骨缺损的金属。铝不能作为骨的替代物，因为它会刺激周围的组织，导致癫痫，并经历缓慢的分解。Gerster（1895）使用金，但是它的成本和柔软度都太高。Sebileau（1903）使用了银。后来，由于氧化银与周围组织发生反应，有时会使覆盖的头皮变色，因此这种方法被废弃。此外，纯银太软，即使是轻微的创伤也经不住。Mauclaire（1908）和 Rouvillois（1908）使用了铅，患者出现了铅中毒，需要摘除铅板。Cornioly（1929）使用了铂，成本妨碍了铂的广泛使用。泰康合金是一种由钴、铬、镍和钼组成的合金，1941 年被提出作为颅塑材料，如果第二次世界大战没有停止进一步的临床试验，它可能会得到更广泛的应用。钽似乎是一种理想的材料，但是钽的一个缺点是提取它的难度很大,因此成本很高。另外钽很好地传导冷热,所以在极端的温度下会产生头痛。此外,钽是不透射线的。由于这些原因,钽被丙烯酸化合物所取代。斯科特(1946)使用钢板。钢和钽有很多共同的属性,但它最大的优势是成本低。Simpson 首次将钛用于颅骨成形术。与钽相比,钛的辐射强度要大得多,价格也便宜得多。它的其他优点是生物相容性好和强度高。金属是坚硬的,可塑的,可消毒的。然而,它们也会腐蚀、导热、感染、相对不透明,并可能引发癫痫。在计算机断层扫描之前的时代,无法用金属颅骨成形术获得清晰的颅骨 X 光片是一个很大的障碍,这也是许多外科医生寻找非金属骨替代物的主要原因。

2. 非金属骨替代品

Celluloid 最早是由弗伦克尔(1890)作为颅骨材料使用的。在其周围形成了旺盛的细胞反应和浆液状渗出物。在某些情况下,会形成瘘。甲基丙烯酸甲酯于 1939 年被发现,并在 20 世纪 40 年代被广泛研究。它具有良好的强度、耐热性、辐射亮度和惰性。Zander 是第一个在患者身上使用甲基丙烯酸甲酯的人。但其认为甲基丙烯酸甲酯介导的辐射亮度是一个问题。甲基丙烯酸甲酯的脆性是众所周知的,骨折并发症也很多。聚乙烯是软的,因此不推荐作为结构支撑材料。其目前的应用仅限于不需要刚性支撑的中小型缺陷(如颞部颅骨切除术的修复)。硅橡胶也像聚乙烯一样,它的柔软性阻碍了其广泛应用。羟基磷灰石具有异物反应小、骨导性好、与骨结合良好等优点。其极脆的特性和低的抗拉强度限制了其应用。珊瑚的结构与骨骼极为相似,可以在不改变珊瑚孔结构的情况下,将碳酸钙转变为羟基磷灰石。珊瑚的未来用途有待评估。氧化铝陶瓷在过去十年中被提出用于颅骨成形术。这些陶瓷在化学上是稳定的,几乎和钻石一样硬。它们的组织相容性和丙烯酸树脂一样好。由于添加了钇,它们变得稍微不透光。陶瓷的主要缺点是它们需要预先成型,尽管很硬,但它们很容易破碎。丙烯酸树脂是任何规模缺陷的延迟颅骨成形术的选择材料。它们是稳定的、惰性的、便宜的、可塑的,不导电,易于应用的修补材料。然而,它们仍然是外来物,不能完全代替颅骨特质,所以对更好物质的研究还在继续。

3. 保存自体骨

有时开颅手术后,外科医生不能更换骨瓣。为了在不丧失成骨潜能的情况下保护骨骼和保持其无菌性,人们使用了各种方法。Bush(1947)研究了骨骼在寒冷条件下的存活情况,得出结论:在 2~5℃的条件下可以安全储存 3 周,在-25℃的条件下可以无限期保存。冷冻很快被描述为一种有用的颅骨瓣保存技术。冷冻干燥或冷冻至-70℃是目前公认的骨瓣保存方法。虽然冷冻骨也完全失去活力,但比加热方式保存得更好。

4. 未来的发展方向

几个世纪以来,颅骨成形术一直依赖于骨传导过程。在这个过程中,骨移植物提供了三维结构,允许周围的骨祖细胞进入并定居。骨传导是所有自体移植物和异体移植物的基本原理,骨传导需要骨和蛋白基质。目前,颅骨成形术的研究已在分子生物学领域取得进展。骨诱导是未分化间充质细胞向骨祖细胞转化的过程。在骨诱导中,骨祖细胞不必像骨传导那样从周围组织迁移;相反,它们是就地产生的。未来,骨形态发生蛋白将被植入植入物中。未来的植入物将为颅骨提供即时保护,外观完美,同时具有骨传导和骨诱导功能。

四、头颅成形术的时机选择

在外伤性脑损伤或脑卒中背景下，因颅内压增高而行 DC 的患者，其神经状态和颅内压必须稳定，患者应无全身性和颅内感染。与颅内感染后的颅骨成形术一样，患者的切口应完全愈合。传统上，减压颅骨切除术后的颅骨成形术大约需要 3 个月的时间，这为神经修复和医疗准备提供了充足的时间，但最佳时机仍存在争议。在颅骨切除术后，有一段时间灌注增加可能是由于炎症因素，但随着这一问题的解决，开始有一段时间的灌注不足导致神经功能下降。进一步的研究表明，早期颅骨成形术可能恢复正常的血流动力学。Kuo 等报道了 13 例进行颅骨成形术的患者，他们发现早期颅骨成形术可能有利于神经系统的恢复。Winkler 等也发现了颅骨成形术的延迟，其中 2 例患者在 DC 术后 3 年和 18 年进行了颅骨成形术，这些患者在手术后术前症状几乎没有改善。早期的颅骨成形术对脑灌注有潜在的好处。总的来说，这些数据表明，早期颅骨成形术可以改善脑血流量，并且比延迟颅骨成形术更有可能改善神经功能。但仍需要对颅骨成形术时机与神经修复结果之间的关系进行更大规模的前瞻性研究。

五、头颅成形术技术及并发症

（一）头颅成形术固定技术

使用不锈钢线是最常见的技术，因为它的简单，结构的强度和短愈合时间。这包括在每个骨瓣和相邻的头骨边缘上钻洞，然后穿过这些孔。随后，将这些金属线拧在一起，将多余的金属线取出，并将松脱的一端塞到头骨边缘周围的小孔中。缝合技术已应用多年，提供了合理的保护。然而，缝线固定常引起骨板的沉降和变形，如骨板反复移位，导致皮瓣凹陷。主要技术包括以下几种：

1. Miniplate 技术

颅骨成形术通常使用定制的羟基磷灰石（HA）植入物，用螺钉固定在颅骨上。然而，也会产生与 HA 的脆性有关的问题。在这个手术中，钢板被放置在开颅缺损周围的 120°位置，并固定在开颅游离皮瓣上。钻子是用来打孔的，通过这些孔来安装螺丝。然后将附板的皮瓣置于颅骨缺损处，并将其固定在颅骨边缘。这种技术可能很耗时，而且成本很高。

2. 夹紧技术

钛夹是颅成形术固定的一种替代方法，在 4 项独立研究中将其与微型钢板、缝合线和金属线进行了比较。Shuo Xu 等的一项研究发现，与缝合线和不锈钢线相比，钛夹在头盖骨瓣再固定中具有独特的优势。放置时不需要硬膜与骨头分离。Estin 等的研究证实，钛夹颅骨瓣固定系统不仅使用简单，而且比金属丝或微型钢板固定更快。与微型电镀相比，钛夹提供了类似的美容术。

3. 钛条技术

钛条已被用于修复颅骨缺损，以代替预成型的金属板。这种方法不需要剥离硬脑膜，当钛条在颅骨上成形时，与其他方法相比，它们提供了更好的抗冲击损伤能力。

（二）颅骨成形术并发症

与颅骨成形术相关的并发症大致可分为两组，即术中和术后。

1. 术中并发症

（1）出血：头皮和颅骨富含血管。在暴露缺陷以准备受体床和收集颅骨移植物的过程中可能会出现术中出血。术中出血可通过注射肾上腺素控制，使用雷尼夹是控制出血最有效的方法。

（2）皮瓣钮孔：频繁的手术干预、创伤、感染、创面裂开、既往重建失败导致瘢痕形成和组织层分化差等都会导致皮瓣钮孔的形成。当硬脑膜与颅内硬膜粘连时，很难进行颅下分离。皮瓣表面剥离可能导致钮孔缺损。在远离硬脑膜的疏松的网状组织平面上仔细剥离，可减轻硬膜外剥离的难度，保留带血管蒂的冠周作为感染的保护层，避免钮孔缺损。由于钮孔直接盖在重建材料上，所以感染的概率很高。直接缝合皮肤不能达到密封的效果。邻近区域的带蒂结缔组织瓣有助于实现两层闭合。

（3）硬脑膜撕裂和脑脊液泄漏：硬脑膜是一种薄而易碎的组织。在反复手术的情况下，很难区分硬脑膜和软骨膜。在初次手术中，硬脑膜用丝线固定在骨缺损边缘，以避免血肿。硬脑膜更容易撕裂，因为重建过程中颅内压升高，脑组织往往通过骨缺损突出。脑脊液渗出是硬膜撕裂的表现。硬膜缺损可用颅内外植骨、阔筋膜或合成硬脑膜修补。

（4）静脉窦损伤：静脉窦可能在暴露缺陷、采集颅骨移植物和使用钻头时受到损伤。由于上矢状窦的解剖位置，它更容易受到损伤。由于静脉窦内负压，会有空气栓塞的可能性。在重建之前，应该识别并修复损伤。可以通过在距缝线至少 1cm 处采集颅骨移植物来预防。在稳定重建材料的同时，应使用长度在 5～6mm 的短钻头。

（5）破裂：皮质骨厚而脆以及未能达到二倍平面和使用错误的器械可能导致颅移植物的碎裂。在老年患者中，由于缺乏弹性，颅移植物更容易碎裂。如果发生碎裂，不应进一步尝试采集碎裂的颅移植物。

（6）大脑/硬脑膜损伤：可能发生在暴露的缺陷和采集颅骨移植物的过程中。采集颅骨移植物应限于顶骨。

（7）胸膜撕裂：为了确认胸膜撕裂，向伤口注入生理盐水，要求麻醉师用正压通气充气。气泡的逸出提示胸膜撕裂。胸管应放置 48～72 小时。

2. 术后并发症

（1）血肿/脑脊液聚集：在伤口闭合前止血可以防止血肿的发生。使用真空引流和压力敷料有助于皮瓣的适应和减少血肿的机会。在 48 小时后，当引流液在引流管中时，移除真空引流。聚集脑脊液提示硬膜破裂。这是自限性的，不应尝试抽吸，因为可能形成获得性感染。

（2）伤口裂开/皮瓣坏死：皮瓣的设计取决于缺损的大小、先前的缝合线、动脉供应、软硬组织移植物的存在以及颅骨移植物的需要。通常在颅骨切除术中，缝合线在缺损边缘。在颅骨成形术中，将切口线从原有的瘢痕组织延伸至健康骨，避免缝合线直接越过重建材料及移植物与宿主的过渡区。平行于先前缝合线的软组织带损害了血管的分布。如果是撕脱性头皮损伤，暴露的颅骨用裂伤皮片覆盖或用局部皮瓣重建。当皮瓣扩展到这些区域时可见坏死。可吸收缝线材料的使用应尽量少，因为它更容易引起感染和缝线破裂。

（3）移植/植入感染：保存在体内的骨移植物和获得的自体移植物不需要任何消毒。获得后，应尽早使用。保存在骨库中的骨移植体应在使用前进行无菌检查。如有任何疑问，可在使用前清洗并蒸压。种植体的灭菌是避免感染的关键因素。在重建过程中，移植物要么是定制的，要么是直接适应于缺陷。准备使用定制的植入物由制造商消毒，并提供密封袋。金属植入物可以用高压灭菌。非金属植入物经冷灭菌处理。接受颅骨成形术的患者在手术前至少 2～3 小时静脉滴注抗生素，术后持续 3～5 天。特别关注有糖尿病病史的患者。如果持续感染，除了移除移植物或植入物外，没有其他选择。

（4）引流管瘘：可能与皮肤感染、毛囊炎、埋线效应、固定重建物感染等局部因素有关。窦道的愈合是在局部伤口护理、移除感染的缝线和固定装置之后发生的。药物敏感性试验后应考虑使用适当的抗生素。拆除重建材料可能是最后的手段。

（5）重建材料的暴露：伤口裂开、皮瓣坏死、移植/种植体感染是重建材料外露的原因。金属网尖锐边缘可能穿透软组织暴露。取出重建材料以避免感染的扩散。

（6）轮廓缺陷/移植物再吸收：不规则轮廓、轮廓丢失和过轮廓是三种不同类型的轮廓缺陷。这种情况在定制的颅骨植入物中很少见。不规则的轮廓和轮廓丢失与骨移植有关。颅骨和肋骨的移植物的多条间距导致不规则的网状表面。轮廓的丢失是由于移植物的吸收。颅骨移植物不易吸收，肋骨移植物容易吸收。失去固定，热敏感，皮肤色素减退，重建材料的迁移明显，植入物反应植入/固定设备明显：重建材料通过布线或骨板和螺钉来稳定。骨移植物的再吸收可导致固定物的丢失。对于种植体，固定物的丢失是在骨端而不是在种植体端。使用合适尺寸的钻头和冷却剂以避免热坏死是避免固定物丢失的重要步骤。松动和可触及的固定装置引起压力效应和刺激。热敏感性、皮肤变色、触感、迁移和组织反应都是与同种异体重建材料相关的问题。较大的金属植入物和不足的头皮厚度可能导致热敏感性和皮肤变色。利用计算机辅助设计和计算机辅助制造（CAD/CAM）技术制造的 CCI 具有较高的精度和难以触及的边缘。因此，在颅骨生长中，非塑性材料不是首选。通过在种植体上开多个孔来允许纤维生长，从而提高了种植体的稳定性。钛具有生物相容性，广泛应用于骨折固定和重建。按照制造商的要求加工的不含着色剂和添加剂的聚甲基丙烯酸甲酯（PMMA），残余单体极少，不会引起组织反应。

（7）脱发：脱落的毛发可见于瘢痕组织和切口沿线。使用电灼术时要谨慎，尽量减少对毛囊的损害。

六、头颅成形术的主要材料

目前经常使用的移植物或植入物包括游离和带血管蒂的自体骨移植物，以及由各种同种异体生物材料制成的假体，包括羟基磷灰石（HA）、PMMA、多孔聚乙烯和钛。最近，该手术还受益于骨诱导生长因子的使用，并引入了医学成像、三维生物模型和计算机辅助设计/计算机辅助制造（CAD/CAM）等技术，以预制定制的颅骨种植体，克服术中成型的缺点。事实上，根据个别患者的缺陷，预制同种异体植入物可以使外科医生在修复颅面轮廓、改善美观效果、减少手术时间、降低失血和感染风险方面取得更好的效果。目前常用的颅骨修补材料主要有：

1. 自体骨

由于其生物和遗传的相容性，自体颅骨仍然是中小型缺损颅骨重建的黄金标准。事实上，在颅骨移植中，缺损的原始大小和失败率之间有很强的相关性。虽然小于 $75cm^2$ 的缺陷与零失败率相关，但是大于 $75cm^2$ 的缺陷中超过 60%可能失败。自体植入物价格低廉，植入后相对抗感染，无疾病传播风险，具有与原颅骨相当的强度特征。用其他部位的自体骨（比如髂骨）是不明智的，因为增加了操作时间和相关的潜在风险。尽管如此，自体骨移植通常被排除在外，因为可用的自体骨数量有限，而且将骨头塑形成复杂的植入物的过程中会出现并发症。此外，在移植后存在一些不良事件的风险，包括显著的骨吸收、供体部位的发病率增加和感染。原发颅骨成形术不成功的原因通常是感染，这可能导致骨移植物的部分吸收和种植体脱落。骨瓣吸收的发生率在成人患者中为3%～22%。

2. 人工材料

目前，非生物材料主要用于替代自体骨移植的是 PMMA、HA 和钛，其他材料如聚醚醚酮（PEEK）和多孔聚乙烯，已经用于临床试验。

（1）PMMA：是一种可塑的丙烯酸树脂，具有类似于天然骨组织的强度和保护作用，其在颅骨成形术中的用途早已得到证实。丙烯酸树脂是稳定的，具有化学惰性，不受温度影响，不导电，便宜，组织耐受性好，容易放置，PMMA 是目前可用的最具生物相容性的同种异体材料之一。然而，由于缺乏孔隙，PMMA 植入物不能被新的骨组织浸润；它们干扰骨传导和血管形成，不与周围组织相互作用，并且可能比自体/高压骨成形术的感染率更高或与其相似。

（2）HA：是目前临床应用中最常见的钙磷灰石自然矿物形式之一。这是一种陶瓷材料，虽然它是一种有效的颅骨重建选择，因为它允许骨传导和骨整合，但几乎是不可吸收的，并且以水泥的形式，随着时间的推移，也可以被重新吸收，在手术中很容易成型。正是由于这些特性，HA 骨水泥被广泛应用于成人颅面重建、儿童生长阶段颅面重建、颅骨成形术和颅穹窿重建等，均取得了良好的效果。

（3）钛：计算机辅助设计/计算机辅助制造钛板在强度、低感染率、高生物相容性、生物惰性和良好的操作特性方面为颅骨成形术提供了一个很好的选择。然而，由于钛的导热能力和高昂的相关成本，它们常常被人们所回避。

（4）聚醚醚酮：是一种芳香的半结晶聚合物，耐高温和辐射，显示强度和刚度类似皮质骨，其惰性的性质，防止机械或化学分解和释放细胞毒性物质。此外，由于它的结构稳定性，这种材料制成的假体可以在潮湿或干燥的高温下消毒，而不改变尺寸。由于这种缺乏热变化和热传导减少了对大脑的损伤风险，并且由于其易于操作，PEEK 被认为是一种理想的颅成形术植入物。其低密度似乎为患者提供了更好的舒适度，特别是对较大的种植体患者。PEEK 早在 2000 年就被用于颅骨成形术。与钛不同，它是放射性的，在影像学研究中不会产生明显的伪影。与自体骨移植相比，PEEK 颅骨成形术的术后并发症发生率有下降的趋势。应用 PEEK 和钛网颅骨成形术的患者，与钛网植入物相比，有失败率降低的趋势。

（5）磷酸钙陶瓷或骨水泥：具有高度的生物相容性，其化学成分和结构与人类骨骼的矿物非常相似。由于这种化学-物理上的相似性，这些材料可以通过细胞介导的破骨细胞活性过程进行重塑，类似于新骨形成，并在植入后作为合成骨传导/骨整合支架。已有研究表明，在接近健康骨骼时，类骨质直接在磷酸钙表面形成，没有软组织介入。尽管骨重建可能是一个缓慢和不完全的过程，但通过增加种植体制造过程中孔隙的数量和大小，如使用超多孔磷酸二钙，可以实现完全或接近完全的支架吸收。

七、早期头颅成形术对康复的重要性

一个众所周知的颅骨成形术的适应证是颅骨缺损综合征：严重头痛，头晕，过度疲劳，记忆力差，易怒，抽搐，精神抑郁，不能忍受震动。1977 年，Yamaura 和 Makino 创造了"皮瓣和皮下组织下沉综合征"这个术语，他们认为这是由大气压的作用造成的。1968 年 Langfitt 实验表明，在一个大骨缺损模型中，患者在直立姿势时的脑脊液压力比在一个封闭的头骨时更高。

当患者改变体位时症状加重，颅骨成形术后症状减轻或消失。在所有报告的病例中均有大的凹陷性颅骨缺损。尽管确切的病理生理学仍有待阐明，但脑血流量（CBF）、脑脊液动力学改变和脑代谢的损伤已被认为是可能的机制。已经有充分的文献证明，颅骨成形术可以缓解皮瓣和皮下组织下沉综合征的症状。一些研究报告表明，CBF 和葡萄糖代谢有显著改善。在半颅骨减压术后 CBF 异常低，在颅骨成形术后恢复。

关于颅骨缺损在神经系统症状发展中的作用，已有多种理论。颅骨缺损的大小和位置可能很重要。颅骨成形术前后脑脊液动力变量的变化包括静息压力、矢状窦压力、缓冲容积、静息压力下的弹性、静息压力下的脉搏变化。也有研究表明，在凹陷畸形患者中，大气压直接作用于大脑皮质。在颅骨成形术后，许多脑脊液动力改变的患者在手术后头痛和眩晕的次数减少了。脑脊液流体动力学的变化在颅骨缺损患者中具有改善的临床图像，这可以解释为硬脑膜和大脑皮质的拉伸或变形，这是由大气压引起的，颅内内容物可能发生移动。从颅骨成形术中获益最多的患者是那些在硬脑膜窦附近有较大缺陷的患者，他们的皮瓣有凹面变形，这使得大气压可以直接传递到大脑皮质。因此，这种颅骨缺损应尽早修复。

颅骨切除术后，由于保护性颅骨瓣的缺失，患者有进一步神经损伤的潜在危险。患者可能会出现其他并发症，包括脑积水、硬膜下积液、出血、感染、脑脊液渗漏和癫痫发作。进行颅骨成形术来重建颅骨可能纠正和预防这些并发症。据报道，在颅骨成形术后，在头痛、运动强度（改善瘫痪、吞咽困难、步态障碍等）、感觉变化（减轻感觉障碍、空间忽视、听觉障碍等）和认知（改善意识水平、失语、记忆和注意力、困惑、焦虑等）方面出现了神经系统的恢复。运动功能和认知区域的改善是最常见的神经恢复形式。因此该手术不仅能恢复大脑的保护功能，保证修复的美观性，而且还能部分恢复受损皮质和皮质下结构的功能。

另外一些学者将颅骨缺损综合征描述为颅骨切除术术后几周或几个月出现症状，患者改变体位时症状加重，颅骨成形术后症状减轻或消失。在所有报告的病例中均有大的凹陷性颅骨缺损。关于颅骨缺损在神经系统症状发展中的作用，已有多种理论。裂纹的大小和位置可能很重要。

脑脊液流体动力学紊乱以及局部脑脊液漏均有充分的文献报道。1979 年，Fodstad 和他的同事报告了他们对 18 名患者（13 名男性和 5 名女性，年龄 23～59 岁，平均年龄 40.5 岁）脑脊液流体动力学的研究。16 例大颅骨缺损是开颅减压术造成的，开颅减压术治疗了 8 例创伤，5 例蛛网膜下腔出血，2 例颅内出血，1 例脑炎，2 例术后皮瓣感染。在颅骨成形术前后存在较大缺陷的患者中，采用恒压灌注法研究脑脊液的流体动力学。颅骨成形术前后脑脊液动力学研究结果差异较大，且不易解释。在 8 名患者中，颅骨成形术前呈现正常的脑脊液动力学，并伴有颅骨缺损。在其他 7 例低静息压和窦压、1 例高静息压和窦压的患者中，颅骨成形术后的值正常。这些患者有较大的皮肤缺损，皮瓣松弛下垂。研究人员测量了 11 位患者仰卧位和坐位的脑脊液压力。他们发现，在颅骨成形术后，坐着的患者的脑脊液压力往往会发生变化。同时，脉冲幅度增大。在一些颅骨成形术后的患者中，弹性和与脉冲相关的脑脊液压力变化也存在条痕性变化。在颅骨成形术后，许多发生脑脊液动力改变的患者声称，他们在手术后头痛和眩晕的次数减少了。

Fodstad 等脑脊液动力学研究结果显示，颅脑成形术前后脑脊液水动力变量的变化包括静息压力、矢状窦压力、缓冲容积、静息压力下的弹性、静息压力下的脉搏变化。所有头痛、眩晕或有不适感的患者在颅骨成形术后症状均得到改善或完全缓解，而不管这些症状是否因体位改变而加重。17 例偏瘫患者中有 10 例出现改善或缓解，2 例出现视觉缺陷，5 例出现呼吸困难症状改善或缓解。在他们的研究中，颅骨成形术对记忆障碍的影响最小，而激惹和运动障碍则完全不受影响。也有研究表明，在凹陷畸形患者中，大气压直接作用于大脑皮质。

颅外颈内动脉血流量是脑灌注的重要标志，而大脑中动脉血流量代表了一个大而独特的皮质区域。仰卧位与坐位的同侧颅外颈内动脉血流显著相关，清楚地说明了血流受损对脑代谢的影响。Mielke 等已经证明了灌注不足的程度与葡萄糖代谢降低之间的联系。脑血管储备容量百分比的恢复和颅骨成形术后对颅外颈内动脉血流的重建与大脑半球的葡萄糖代谢显著增加相一致。

此外，糖代谢的增加不仅与 CBF 的恢复有关，而且对颅骨成形术后的临床结果具有良好的预测价值。虽然在预测脑损伤的后果时，病变的位置比受损组织的体积更重要，经 PET 评估，去骨瓣减压后的颅骨成形术可显著改善脑葡萄糖代谢。因此，该手术不仅能恢复大脑的保护功能，保证修复的美观性，而且还能部分恢复受损皮质和皮质下结构的功能。

去骨瓣减压不仅损害同侧大脑半球的体位血流调节，而且损害整个大脑的脑血管储备能力。颅骨成形术改善了这两项指标，而在静息血流量方面只观察到很小的影响。因此，颅骨成形术显著改善了减压半球和对侧半球的代谢活动。我们仍然需要大量的文献研究探讨更优秀的技术及材料来完善颅骨成形术。

》 第四节　脑卒中昏迷患者的神经电生理调控促醒 》

近几十年来，随着急诊医学、神经重症和神经外科等学科的不断更新发展，尤其是呼吸机的广泛应用，许多脑卒中重症患者的生命得到挽救，伴随而来的是意识障碍

（disorder of consciousness，DOC）患者不断增多。DOC 临床诊断主要包括植物状态/无反应觉醒综合征（vegetative state/unresponsive wakefulness syndrome，VS/UWS）和微小意识状态（minimally conscious state，MCS）两种。其中，MCS 按意识水平的差异程度又可分为 MCS+和 MCS-。DOC 患者的促醒治疗是脑卒中康复医学中一个棘手的问题，在过去的几十年中，许多药理学和非药理学干预措施已经被尝试和评估，但效果并不理想。目前对于脑血管源性 DOC 的促醒尚无循证医学的治疗指南可以遵循，神经电生理调控技术被认为是一种新兴且极具前途的治疗手段。临床上，神经电生理调控可以分为有创性（又称侵袭性）和无创性（又称非侵袭性）两种。前者包括深部脑电刺激和颈部脊髓硬膜外电刺激，后者包括正中神经电刺激、经颅磁刺激及经颅直流电刺激等。

一、有创性脑刺激

深部脑电刺激和颈部脊髓硬膜外电刺激都是建立在手术的基础上，需要植入治疗性医疗设备。植入的设备包括脉冲生成器、导线和探针（电极），释放电脉冲到中枢神经系统的特定部位，从而发挥作用。

（一）深部脑电刺激（DBS）

1. DBS 概述

深部脑电刺激（deep brain stimulation，DBS）属于一种临床治疗性电刺激疗法，采用立体定向技术，将电极植入脑内特定的神经核团内，释放电脉冲，改变靶点周围神经网络的兴奋状态，实现神经系统疾病的治疗或控制。目前，DBS 治疗的适应证主要包括以下七个方面：

（1）运动障碍：帕金森病、震颤、肌张力障碍、舞蹈症、其他（威尔逊病等）；

（2）疼痛：偏头痛、神经性疼痛、顽固性躯体疼痛或躯体和神经混合性疼痛；

（3）癫痫；

（4）精神障碍；

（5）认知障碍；

（6）意识障碍；

（7）听觉障碍。

在这些适应证中，帕金森病、震颤和肌张力障碍被认为是 DBS 的既定指征（成熟的治疗），而其他疾病（包括 DOC）的治疗仍在探索阶段。目前，DBS 治疗功能性疾病已在世界范围内广泛开展，治疗各种病例总数超过 10 万例。

2. DBS 促醒的实验研究

DBS 对于 DOC 的促醒治疗起始于 20 世纪 50～70 年代。Hassler 于 1969 年报道了首例治疗病例，应用探针电刺激 VS 患者的丘脑基底核和苍白球基底部，结果观察到患者出现非常强烈的唤醒反应，包括发声和肢体自主运动等，但意识水平没有实质性变化。此后，只有零星的个案或少量病例研究，直到 2007 年 *Nature* 杂志报道了美国 Schiff 团队成功应用 DBS 技术唤醒 MCS 患者，引起医学界的极大关注，DBS 再次成为促醒治疗领域的新热点之一。Schiff 等进行了严格的单一受者试验，对一位脑损伤达 6 年的男性 MCS 患者，在丘脑内核前区植入刺激电极。随后进行双盲交叉研究，在 2 个月的时间内交替使用 DBS-ON 和 DBS-OFF。结果表明，两种情况下患者 GCS 评分有显著性差异，差异具有统计学意义。患者经 DBS 治疗后可以与家人交流，并能进行简单的肢体活动，证明了 DBS 在这一特定患者中的有效性，具有里程碑式的意义。然而，在另一个案例研究中，尽管刺激靶点和参数与 Schiff 等相同，但是 MCS 患者的 CRS-R 评分却没有明显改善。这也间接说明 DBS 治疗的异质性。

因此，学者对 DBS 促醒临床研究效果提出了质疑。长期研究发现，植物状态超过 1 个月的持续性植物状态（persistent vegetative state，PVS）患者，约有 30%的概率在 6 个月内自行康复，有 43%的概率在 1 年内自行康复。因此，很多阳性结果的研究报道无法确定患者意识水平好转是 DBS 干预治疗还是患者自行康复的结果。为了进一步明确 DBS 对 DOC 促醒治疗的有效性，日本学者 Yamomoto 等进行了一项跨度长达 10 年的临床研究，PVS 患者被随机分为实验组和对照组。其中对照组为 100 名没有接受任何治疗的 PVS 患者，实验组为 25 名接受 DBS 治疗的 PVS 患者。结果显示，相比于对照组，实验组有 8 例患者得到不同程度的康复，证明 DBS 对 PVS 患者意识状态的改善具有重要的影响作用，这也是目前较大例数的临床实验研究。有研究统计认为，DBS 康复促醒治疗的总有效率为 44%，对颅脑外伤、缺血缺氧性脑病以及脑血管病导致的 DOC 有效率分别为 57%、31% 和 29%；此外，对年龄小于 30 岁的 DOC 患者有效率为 81%，对病程在 12 个月内的有效率为 68%。

目前，国内外对于 DBS 促醒的各种临床实验研究，主要成果在于充分肯定了 DBS 的促醒作用，尤其是对于颅脑外伤及脑血管性 DOC 患者，即使患者存在自我康复情况，DBS 也可加快康复过程，提高促醒效果。但国际上报道病例数量较少，尤其缺乏大样本的随机对照研究数据。

3. DBS 促醒机制

20 世纪下半叶，随着立体定向技术的发展成熟，DBS 逐渐开始应用于临床研究中。最初，研究人员认为，DBS 电极通过在深部的中脑或间脑部位进行小范围损伤，并在大脑皮质区域上有广泛的投射，产生的放大效应在精神和神经疾病治疗方面有广阔的应用前景，并且可以极大地降低了外科手术操作的并发症。但此种治疗只对阳性病理征的疾病（如震颤或肌张力障碍）有效，而对阴性病理体征占优势的疾病（如 DOC）是无效的。随着科学研究的不断深入，学者们发现 DBS 不仅可以在脑组织局部产生抑制作用，而且还可刺激产生兴奋效果。即 DBS 对神经元有兴奋和抑制的双重效果，这实际是一种神经调控作用。因此，国外有学者提出："深部脑刺激"应该称为"深部脑调控"，更为准确。

目前 DBS 应用于 DOC 患者促醒的治疗部位主要集中在中脑、丘脑及下丘脑，最常刺激的靶点为中央丘脑区的中央中核-束旁核复合体和苍白球内侧部。其促醒可能机制被认为是通过对意识的关键整合中枢中央丘脑的持续刺激，激活和增强与意识相关的神经网络活动，增强觉醒和认知功能，促进意识恢复。DBS 治疗 PVS 患者促醒的具体机制尚未完全阐明，可能包括以下几个方面：

（1）增加脑血流量，提高代谢水平；

（2）增强脑电活动，改善神经电生理，兴奋神经核，促进上行网状激活系统的正常活动，维持大脑皮质的觉醒状态。

（3）影响神经递质分泌。

4. DBS 刺激参数

目前，刺激参数（包括刺激强度、频率、时长和波形等）的设置和刺激模式的选择是临床上 DBS 研究的重点之一，有待进一步的研究和探讨。查阅近 50 年的 PubMed 文献，DBS 促醒治疗的研究报道不足百例，多以个案和少量案例为主，阳性结果标准不一，且研究多缺乏科学性和合理性，数据波动较大。

现阶段，常用的 DBS 刺激模式以双相脉冲组成的串刺激序列为主；常用的脉冲宽度为 0.1ms 左右；其他参数的选择范围就比较大，如电流强度多集中在低频（$8\sim30$Hz）或高频（$50\sim250$Hz）。应用功能性磁共振和 EEG 技术，研究人员发现，在灵长类动物的临床生理学实验中，对于外界刺激，大脑皮质局部反射性地出现 $20\sim80$Hz 脑电活动增强。进一步研究显示，参与维持觉醒状态的间脑，在 $20\sim80$Hz 脑电活动活跃，丘脑神经元出现去极化。因此，有学者认为 $20\sim80$Hz 是促醒治疗合适的频率。

然而，Schiff 等认为高频刺激模式同样可以更加有效地启动丘脑的神经损伤保护机制。大脑觉醒状态下皮质-丘脑电活性的高基线，提示利用高频 DBS 对创伤后的大脑神经网络和细胞活性进行康复性治疗具有可能性。$100\sim400$Hz 的皮质-丘脑传入性冲动可使部分纹状体-丘脑的神经元出现分化。Montgomery 等也提出，140Hz 运动皮质和丘脑腹外侧之间的高频电活动在典型的皮质微环路反馈控制行为功能方面有着重要作用，高频的中央丘脑 DBS 刺激可活化第 $2\sim3$ 层树突状细胞和第 5 层皮质椎体细胞。中央丘脑 DBS 的单因素研究发现，250Hz 的刺激频率时产生的效应与 $70\sim100$Hz 和 130Hz 相似。考虑到延长电池寿命的因素，临床多选择 100Hz 作为固定的刺激频率，对中央丘脑核团的活化更有效。

此外，对于不同原因和部位的脑血管源性 DOC 或者是 DOC 不同的促醒阶段，DBS 治疗的参数可能都不一样，这需要我们在临床实际工作中不断地探索研究。

5. DBS 促醒适应证

DBS 对于脑卒中性 DOC 患者的促醒疗效受诸多因素的影响，其中年龄、病因和患病时间是直接影响预后及治疗效果的主要确定原因。一般认为，DBS 促醒的适应证包括：

（1）保守促醒治疗失败的患者，一般情况良好，能够耐受全麻手术；

（2）昏迷时间 $3\sim6$ 个月为相对适应证，昏迷时间越长，促醒效果越差；

（3）神经影像检查显示至少一侧半球相对完整，脑干结构无严重损害；

（4）脑功能状态检查显示皮质的代谢正常或减低，但脑干的代谢基本正常；

（5）脑干听觉诱发电位（BAEP）Ⅴ波正常或延长，相反 BAEP 电位消失的患者则不宜手术；

（6）躯体感觉诱发电位（SEP）检查显示 N20（反应丘脑皮质传导通路的功能）潜伏期延长；

（7）连续 EEG 频率分析为去同步化或轻微去同步化模式。

（二）颈部脊髓硬膜外电刺激（cSCS）

1. cSCS 概述

颈部脊髓硬膜外电刺激（cervical spinal cord stimulation，cSCS）是一种将电极植入 C_2～C_4 节段硬膜外，通过脉冲电流直接作用于脊髓神经的中枢神经电刺激治疗方法。SCS 技术在疼痛和痉挛治疗方面较为成熟。日本的研究团队较早地将这项技术应用于 DOC 患者的促醒，并报道了大量的临床治疗案例，最具影响力的两份报告来自日本学者 Kanno 和 Yamamoto 的团队。其中，Kanno 等对不同病因的 DOC 患者应用 70Hz 的 SCS 的促醒疗效进行观察研究，结果显示，在 201 例患者中，109 例（54%）获得了阳性结果；进一步研究发现，年龄小于 35 岁、外伤性 VS，以及局部脑血流量大于 20ml/（100g·min）的患者具有更好的预后。Yamamoto 等报道 10 例 MCS 患者接受 5Hz cSCS 的刺激结果，其中 8 例患者在 1 年内出现好转。2012 年国内一项包括 200 例 PVS 的随机对照临床研究表明，相比于对照组 47% 的促醒率，治疗组的促醒率高达 68%。这些研究成果初步肯定了 cSCS 在 DOC 患者促醒治疗中的积极作用，但是与 DBS 一样，已有的文献研究未能确定患者的疗效完全来自 cSCS 或是自我康复的结果。这需要进一步的基于证据的随机对照实验来验证 cSCS 的有效性。

2. cSCS 促醒机制

研究报道，cSCS 可增强 α_1 交感神经活动，促进中枢神经系统的神经可塑性，通过上行觉醒系统直接影响网状结构，激活残余的大脑皮质功能；同时，cSCS 还可能通过增加脑脊液中多巴胺及去甲肾上腺素含量，从而改善患者的意识状态。此外，还有证据显示 cSCS 能够明显增加全脑血流量 10%～20%，提高糖代谢，原因可能是电刺激激活脑干网状结构的血管活性中枢，也可能与缓解颈部交感神经紧张有关。这些研究报道从不同的角度阐明 cSCS 调控 DOC 患者脑功能的机制。

3. cSCS 刺激指标

与 DBS 类似，cSCS 应用于 DOC 促醒领域的研究起步较晚，目前尚缺乏临床大样本、多中心的研究报道。国外资料的刺激频率多为 5Hz 和 70Hz，国内频率为 25～120Hz，促醒的时间变化从 6 个月到 5 年不等。

4. cSCS 特点

与 DBS 不同，cSCS 对颅脑结构完整性要求不高。一般认为，若 DOC 患者脑组织结构完整，无明显萎缩变形可行 DBS 治疗；若患者脑部结构出现明显的萎缩变形，可考虑 SCS 治疗。因脑血管性 DOC 患者多伴有局部脑组织解剖性破坏，故 cSCS 理论上更适用于脑卒中后 DOC。接受有创性脑刺激的 DOC 患者，意识可能不会立即恢复，根据国外经验，大约需要 3～12 个月的持续刺激才会有效。

《慢性意识障碍的神经调控外科治疗中国专家共识（2018 年版）》指出：DBS 和 cSCS 手术经验尚处于积累阶段，应作为常规治疗无效时的补充手段；进行手术评估前，应推荐患者优先接受常规康复促醒治疗；相比于 PVS，MCS 患者治疗预后更好。

二、无创性脑刺激

受 DBS 的启发，认为施加在外部的电流可以影响大脑-行为活动的想法大约产生于 40 年前。直到 20 世纪 90 年代末，无创性脑刺激（non-invasive brain stimulation，NIBS）才被重新考虑，伴随着三种主要方法的出现而引起了神经康复学的兴趣，即正中神经电刺激（MNS）、经颅电刺激（TES）和经颅磁刺激（TMS）。

NIBS 通过电或磁刺激大脑组织和核团从而发挥促醒作用，无须手术。相比有创性脑刺激，不存在手术风险（感染、急性炎症和（或）癫痫发作等）。虽然刺激的范围和准确性有限，但无创性使其为患者家属所接受，因而在临床开展较为广泛。

（一）右侧正中神经电刺激（RMNS）

1. RMNS 概述

右侧正中神经电刺激（right median nerve stimulation，RMNS）是一种周围神经电刺激治疗技术，将电极放置在右侧前臂腹侧腕横纹上方 2cm 处，应用低频电流对正中神经分布区域的皮肤进行经皮电刺激，电流经正中神经—脊神经—颈髓—脑干—丘脑—皮质功能区上行传导通路，逐级激发不同部位神经元的电生理活动，刺激上行网状激活系统，引发一系列的中枢兴奋性效应，发挥催醒的作用。DOC 的促醒治疗是 RMNS 主要的适应证，除此之外，RMNS 还应用于调控高血压、镇痛，以及协助治疗帕金森病和肌萎缩性侧索硬化症等。自 1996 年 Yokotama 首次报道 RMNS 应用于促醒治疗以来，至今已有 20 多年的历史，RMNS 治疗 DOC 的临床研究取得了很大的进步，国内外已广泛开展，诸多研究报道充分肯定了 RMNS 在 DOC 患者促醒过程中的积极作用。一项纳入 437 例重型颅脑损伤昏迷患者的多中心研究显示，在颅脑损伤后 6 个月，RMNS 刺激组患者功能恢复更好、植物状态发生率更低。经 RMNS 治疗后患者左侧额叶及顶叶感觉运动皮质血流灌注明显增加，并以额前回、额中回、中央前回、顶下小叶等区域为主。另一项包含 9 个研究 768 例各种原因所致的 DOC 患者的 meta 分析发现，接受 RMNS 治疗后的实验组患者 1 周、2 周和 4 周的 GCS 评分提高均优于对照组；实验组患者的苏醒率亦高于对照组，结果有统计学意义。国内一项更大的纳入 12 个研究共 1001 例 DOC 患者的 meta 分析显示，RMNS 能够提高实验组患者 2~4 周和 8 周的 GCS 评分；改善脑干诱发电位、脑电图和语言功能的效果。研究还发现，RMNS 可提高亚急性和慢性昏迷患者的皮质兴奋性，改善阿尔茨海默病患者的认知能力，提高高血压脑出血昏迷患者苏醒率，减少 NICU 平均住院日，改善患者预后，提高生存质量，可以作为意识水平下降者的一种常规治疗手段。

2. RMNS 促醒机制

目前临床上 MNS 治疗多以右侧正中神经刺激为主，可能是基于绝大多数患者的优势半球在左侧的缘故，这包括左利手的患者。国内外多项研究对 LMNS 与 RMNS 的治疗效果进行了对比，结果显示，两组患者治疗后 GCS 评分较治疗前均提高，BAEP、SEP 潜伏期均较治疗前缩短，波幅较治疗前均增高，但 RMNS 刺激组效果较 LMNS 更加明显。

RMNS 具体作用机制目前尚不明晰，可能包括以下几个方面：

（1）增加大脑血流量，促进神经元的修复和再生　应用 TCD 及 SPECT-CT 显像技术，研究发现 RMNS 能够明显改善 DOC 患者双侧大脑皮质、丘脑及脑干等重要功能区的血流灌注状况，发挥促醒作用。

（2）增强脑电活动，直接兴奋脑干网状结构及大脑皮质　脑干诱发电位反映了耳蜗至脑干结构的功能状况，而脑电图与患者意识反应关系密切。随机对照实验显示，RMNS 可明显改善治疗组患者的脑电图及脑干诱发电位。

（3）影响神经递质的分泌　Orexin 系统是机体重要的"觉醒启动区"，昏迷患者的 Orexin 系统受损。RMNS 可使前额叶皮质和下丘脑组织的 Orexin-A 及 Orexin1 型受体含量上升，促进觉醒。

同时，RMNS 还通过调控多个神经递质相关信号通路以发挥催醒的作用。RMNS 可提高上行网状激活系统中胆碱能系统的乙酰胆碱含量，后者是上行网状激活系统维持和促进觉醒的重要组成部分；RMNS 可降低大脑内多巴胺分泌，增加中脑、下丘脑和海马内多巴胺代谢产物二羟苯乙酸和高芳香酸含量，从而调控中脑皮质通路和下丘脑脊髓通路的多巴胺代谢；RMNS 通过降低中缝核和海马区的 5-羟色胺及其代谢产物 5-羟吲哚乙酸含量，提高纹状体、下丘脑和皮质内的相同递质水平，从而激活下丘脑皮质通路并同时抑制海马通路。

3. RMNS 刺激参数

研究发现：RMNS 频率为 30Hz 时，可引起肌肉不完全强直收缩；40~50Hz 时，引起肌肉完全性强直收缩；100Hz 时则出现镇静作用，其机制可能为重复单调的刺激抑制大脑皮质的泛化，进而抑制网状结构中的觉醒中枢。目前国内外研究报道的 RMNS 主流刺激参数：电流强度为 20mA，频率为 40~50Hz，脉冲宽度为 200~300μs。刺激强度以患者右手略微收缩为标准。

（二）经颅磁刺激（TMS）

1. TMS 概述

经颅磁刺激（transcranial magnetic stimulation，TMS）是一种基于电磁感应与电磁转换原理，用刺激线圈瞬变电流产生的磁场穿透颅骨，作用于中枢神经系统，通过改变大脑皮质神经细胞的膜电位，产生感应电流，影响神经电活动、脑血流和脑代谢，从而引起一系列脑功能改变的磁刺激技术。其微观作用包括使细胞膜电位、动作电位、神经递质、受体、突触、神经可塑性等发生变化。根据 TMS 刺激脉冲不同，TMS 可分为四种刺激模式：单脉冲 TMS（sTMS）、成对脉冲 TMS（pTMS）、重复 TMS（rTMS）以及爆发模式 TMS（bursts TMS）。

1985 年英国人 Barker 成功研制出世界首台经颅磁场刺激器，在颅外直接刺激运动皮质引起对侧手部的运动。1992 年美国 Cadwell 实验室推出了第一台重复经颅磁刺激器，以固定频率和强度连续作用于脑部特定区域。2014 年欧洲重复经颅磁刺激循证医学临床治疗指南和 2017 版重复经颅磁刺激治疗中国专家共识均指出，rTMS 主要应用于各类难治性脑功能性疾病，包括精神性疾病（抑郁、焦虑、强迫症等）、神经科疾病（帕金森病、癫痫、睡眠障碍等）、运动性卒中、慢性神经或非神经性疼痛、耳鸣以及物质成瘾等十余种适应证。rTMS 应用于 DOC 的促醒治疗起步较晚，未包含于欧洲指南和中国专家共识中，目前国内外临床研究尚处于探索阶段，缺乏大量科学合理的实验数据。

国际上关于 TMS 治疗 DOC 患者的临床研究报道十分有限。2009 年，Louise-Bender Pape 等首次报道 TMS 治疗 1 例 VS 患者。研究人员每天应用 10Hz 的 rTMS 刺激患者右侧前额叶背外侧皮质，治疗 6 周后患者进入 MCS 状态，伴有神经功能行为改善，BAEP 的振幅和潜伏期亦有好转，但治疗例数仅有 1 例，不足以完全证明 rTMS 对 VS 患者具有治疗作用。第二例临床研究给予 1 位 MCS 患者 20Hz 的 rTMS 治疗后，CRS-R 评分与静息状态脑电图上的光谱功率变化均短暂提升，但无统计学意义。至于 rTMS 的交叉双盲随机对照实验，只有 4 篇文献报道，从 2015 年到 2018 年，总共包括 34 名患者。这些研究大多只显示了脑电图或经颅多普勒血流动力学参数的一些微小变化。相比之下，国内的 rMNS 治疗开展较晚，但研究报道更多。多篇随机对照研究均证实 rMNS 对 DOC 患者神经功能改善及检测指标的提升有显著性影响。

2. rTMS 促醒机制

rTMS 促醒治疗的机制尚未完全明确，目前较一致的观点认为是通过固定频率连续发放多个脉冲产生感应电场，诱发邻近脑组织产生一定强度的感应电流，使神经细胞去极化并产生诱发电位，进而激活皮质；同时通过改变大脑局部皮质兴奋性，增加皮质代谢和脑血流，影响脑内神经递质及其传递，增加损伤细胞的可复性，从而促进脑功能的恢复。还有研究发现，磁刺激后患者脑内去甲肾上腺素、多巴胺、5-羟色胺等促醒神经递质含量增加，从而激活脑干上行系统，兴奋大脑皮质，促进意识恢复。

尽管对 rTMS 的反应存在个体内和个体间的差异性，但是目前较为一致的观点是：低频 rTMS（≤1Hz）一般被认为是抑制性的，而高频刺激（＞1Hz）则被认为具有兴奋效应。这里所指的"兴奋"和"抑制"是指对不同神经环路的作用之间的平衡，而不能简单理解为高频刺激具有促醒作用。虽然亦有低频 rTMS 促醒治疗的报道，但大多文献报道及临床研究更倾向于应用高频刺激进行促醒治疗。

常用的 rTMS 刺激靶点有初级运动区（M1）和前额叶背外侧皮质（DLPFC）。额叶皮质是多个神经环路的重要组成部分，在意识产生和维持网络中发挥重要作用。DLPFC 在运动控制和行为中发挥关键的整合作用，同时也是决策网络的重要组成部分，对 DLPFC 的 rTMS 可以改善学习和记忆功能。

3. rTMS 刺激参数

鉴于有报道认为 20Hz 刺激 DLPFC 有诱发癫痫的可能性，目前 rTMS 的刺激频率多为 5Hz 和 10Hz，刺激强度为静息运动阈值的 90%～120%，其余参数差异很大，需要更进一步的临床实验研究。此外，也有少数应用低频率（0.5Hz）rTMS 治疗 DOC 取得良好临床效果的研究报道。因此，rTMS 促醒治疗的有效性受到多重因素的影响，包括线圈部位、刺激强度、刺激时间、刺激脉冲总数、是否配合药物治疗以及个体因素等。

4. rTMS 安全性

关于 rTMS 在 DOC 患者中的安全性，考虑到 rTMS 可在健康受试者中引起癫痫发作，因此有癫痫发作风险及癫痫发作史的患者发生癫痫的风险性可能更高。除此之外，rTMS 还可能诱发局部头皮刺痛和灼热感以及听力损害，因此建议 12 岁以下患者佩戴耳塞以最大程度减少噪音对听力的伤害。

另外，头颅或体腔内存在金属磁性物质（包括电子耳蜗、部分心脏起搏器等植入性医疗产品）是 rTMS 治疗的禁忌证。

（三）经颅直流电刺激（tDCS）

1. tDCS 概述

与 rTMS 相似，经颅直流电刺激（transcranial direct current stimulation，tDCS）通过在头皮上施加恒定微弱的直流电（1～2mA），调节神经细胞跨膜电位，引起去极化或超极化，从而改变大脑皮质的兴奋性，达到调控神经活动的目的。

早在 11 世纪，人类就开始尝试用活电鳗治疗癫痫。直到 18 世纪，电池的发明使 tDCS 的治疗变为可能。1998 年 Prior 等发现，对头颅施加微弱的直流电刺激可以引起大脑皮质双相的、极性依赖性的改变，随后 Nitsche 进一步证实了这一现象，拉开了 tDCS 临床研究的序幕。与 rTMS 相比，DOC 的 tDCS 临床研究报道较少，但实验设计质量较高。2014 年 Thibaut 等在一项随机双盲对照研究中发现，tDCS 对左侧前额叶短暂刺激改善了 MCS 患者的行为反应。在另一项随机对照临床试验中，研究人员还发现 tDCS 刺激后顶叶皮质可改善部分 MCS 患者的临床意识体征，但效果弱于前额叶刺激。然而，也有负面报告。2017 年 Estraneo 团队参照 Thibaut 等的研究发现，在给予 5 次 tDCS 刺激后，DOC 患者并没有显著的临床和脑电图改变。综合国内外的诸多报道发现，目前 tDCS 报告的研究仍然以小样本居多，研究结果具有异质性，需要进一步的临床数据来确定 tDCS 对 DOC 患者不同靶点的长期治疗效果。

tDCS 仪器由一个直流微电刺激器（供电设备）、一个阳性电极、一个阴性电极，以及一个设置装置组成。tDCS 刺激方式包括阳极刺激、阴极刺激和伪刺激。阳极刺激是将阳性电极置于需刺激的皮质区域的颅骨上方；阴极刺激是将阴性电极置于目标皮质的颅骨上方；伪刺激的电极放置模式一般同其相应的真刺激的放置模式一致。阳极刺激通常能使刺激部位神经元静息电位阈值降低，放电增加，兴奋性增强；阴极刺激则使刺激部位神经元静息电位阈值升高，放电减少，兴奋性降低；伪刺激多作为一种对照刺激。

与 TMS 类似，2016 年国际临床神经生理学联盟（IFCN）欧洲分会发表的《经颅直流电刺激循证医学治疗指南》指出，tDCS 的适应证多为精神和神经系统疾病，如：精神性疾病（抑郁、精神分裂症、药物/毒品成瘾等）和神经科疾病（帕金森病、癫痫、多发性硬化、原发性震颤、运动性卒中、失语症、慢性疼痛、耳鸣等），共 10 余种适应证，其中并未包括 tDCS 的促醒治疗。现有的研究报道表明，在 DOC 的促醒治疗中，tDCS 可通过提高 MCS 患者皮质的兴奋性和连接性起到一定的促醒作用；而对于 VS 患者，tDCS 仅可诱发出一些意识相关的临床表现，但意识水平无明显改善。

目前 tDCS 的治疗方式分为短时程和长时程两种方式。给予短时程的 tDCS 治疗后，若 DOC 患者的意识水平有所提高，表明神经响应性较好，提示促醒可能性较大；而 DOC 作为一种慢性疾病，觉醒和感知的恢复很难依靠短时程治疗来完成，长时程 tDCS 刺激调控的累积效应可重塑神经网络，激活促醒中枢。

2. tDCS 促醒机制

不同功能区的损伤对意识水平和内容的影响程度不同，因此刺激靶点是影响 DOC 促醒效果的关键因素。理想的 tDCS 刺激靶点应该符合以下几点要求：靶点位于大脑皮质电流刺激区域，是意识环路里重要的皮质节点，在促醒神经网络里扮演重要作用；操作安全简便。

　　tDCS 根据其作用目的不同，选择的靶点也各不相同，临床催醒治疗大多选择左侧背外侧前额叶皮质和后顶叶皮质作为刺激靶点，也有关于初级感觉运动皮质（M1）的报道。tDCS 对神经兴奋性的双向调节引起了临床医学界的极大兴趣，其调控皮质兴奋或抑制作用的机制尚未完全了解。目前的观点认为，与 TMS 不同，tDCS 不是通过阈上刺激引起神经元放电，而是通过阈下刺激调节自发性神经元网络活性而发挥作用。具体来说，对静息膜电位的影响：阳极刺激使其去极化，阴极刺激使其超极化；对局部脑血流量的改变：阳极刺激增加脑血流量，阴极刺激降低脑血流量；对任务相关脑区的影响：阳极刺激激活，阴极刺激减弱。此外，tDCS 除了作用当时的即刻效应之外，还有后续效应，即在刺激停止之后，刺激作用依然持续一段时间（大约 1 小时）。这也是 tDCS 发挥治疗作用的一个关键所在。

　　近年来研究发现，tDCS 调控后续效应的机制可能是通过改变 N-甲基-D-天冬氨酸（NMDA）受体和 γ-氨基丁酸（GABA）的活性，影响突触微环境来实现的。阳极刺激能够降低抑制性神经递质 GABA 的局部水平，间接提高 NMDA 受体活性。GABA 的活性可影响学习能力，而 NMDA 受体功能的增强是成为运动易化学习记忆功能的必要步骤。因此，tDCS 的作用机制似乎涉及多种神经递质和各种不同维度的神经活动从而达到恢复觉醒和感知的目的。

3. tDCS 促醒参数

　　一般认为，tDCS 刺激持续时间跨度为 8～30min，直流电流 1.0～2.0 mA 是安全有效的。目前国内外应用 tDCS 促醒治疗多选择短时程或长时程方式，刺激参数方案为（1mA，20min，1 次/天）、（2mA，20min，1 次/天）和（2mA，20min，2 次/天）。若刺激靶点区有颅骨缺损，常用刺激参数改为（1mA，20min），以避免电流性皮质萎缩。刺激天数从 1 天、5 天、10 天至 20 天不等。

4. tDCS 安全性

　　tDCS 是一种无创、安全的脑刺激技术，其不良反应极少，以电极下轻微的麻感和痒感最为常见，头痛、恶心及失眠的发生率也很低。tDCS 无电极热效应，不会损伤神经元，无脑水肿的风险。与 TMS 相比，tDCS 不会诱发产生动作电位，所以没有并发癫痫的危险性。更重要的是，与 rTMS 相比，虽然 tDCS 应用于 DOC 的临床促醒研究较少，但实验设计科学合理，结果可信度更高。同时 tDCS 在操作过程中不伴有刺激器的声音，使得双盲对照结果更加可信。

5. tDCS 存在问题

　　电极的位置对于电流的空间分布和电流方向至关重要，决定了治疗的有效性。常规的tDCS 存在空间分辨率较低，刺激范围偏大，无法精确刺激特定脑功能区域等问题，而过大范围的刺激则可能降低研究结果的信效度。应用计算模型研究发现，电极位置的微小偏差会显著影响电流电量和分布，进而严重影响治疗效果和刺激效应的可重复性。针对这一问题，目前已出现采用电极阵列技术的高分辨率 tDCS（high definition transcranial direct current stimulation，HD-tDCS），可通过多个小环形电极同时提供不同电流以提升刺激的聚焦性。另外，结合个体的脑结构影像，采用神经导航技术差异性地放置电极也可有效提高电流刺激的空间分辨率。

三、总　结

我们总结以上 5 种神经电生理调控促醒技术的相关情况，具体见表 8-1。相比于有创神经调控技术（DBS、cSCS）的门槛高、手术风险大、术后维护难、费用高、家属难以接受等问题，近些年，无创神经调控技术越来越受到大家的关注和重视，主要是因其操作相对简单、无手术创伤风险、设备费用低廉，方便门诊患者，适合基层医院应用推广等特点。

表 8-1　5 种神经电生理调控促醒技术的特点对比

类型	作用靶点	电流强度	是否为有创手术
DBS	中脑、丘脑、苍白球	低频（8～30Hz）或高频（50～250Hz），1～20V 电压	是
cSCS	C_2～C_4 脊髓硬膜外后间隙	5Hz 和 70Hz	是
RMNS	右侧正中神经	40～50Hz	否
rTMS	背外侧前额叶皮质、主要运动皮质（M1）	5～10Hz	否
tDCS	左侧背外侧前额叶皮质、后顶叶皮质	单次或多次，1～2mA 强度	否

随着神经电生理基础和临床研究的不断深入，临床上出现了多种神经调控促醒技术。目前尚无任何一种促醒技术是绝对有效的，尤其对于脑卒中性 DOC 患者，有创和无创性神经调控促醒技术互为补充，各具特点，主要适应证、作用机制及临床效果各不相同，调控参数仍需不断摸索。除 RMNS 外，其余技术临床开展不多，经验欠缺，仍需进一步大样本的研究来证实其促醒疗效，探索刺激靶点及参数设置。其中，DBS 被认为是最有前途的调控方式，因其作用靶点更直接，调控更为精确。此外，各种神经电生理促醒方法的临床研究应用还应紧密结合 EEG、PET、SPECT、DTI、fMRI、磁共振波谱等检查检验技术，以便更好地评估研究结果和探讨治疗机制。此外，脑卒中性 DOC 患者的病因、年龄、DOC 持续时间，以及神经调控促醒治疗的介入时机等诸多因素均对 DOC 患者的疗效有显著影响。

总之，我们相信，随着神经解剖学、神经生理学、神经生化学、神经影像学，以及生物医学等多学科的不断发展进步，神经电生理调控促醒治疗一定会朝着更加精准化、无创化和高效化的方向发展，为 DOC 患者造福。

参 考 文 献

胡苏隼，刘爱群，武衡，2008.大鼠神经干细胞脑内移植治疗脑出血的实验研究[J].神经损伤与功能重建，3（3）：146-149.

李占玉，徐建光，徐文东，等，2007. 成年人鼠健侧颈 7 移位术后跨大脑两半球功能重组的脑电生理研究 [J]. 中华手外科杂志，23（1）：11-15.

刘海生，郑佳平，梁晖，2007.周围性面瘫的外科治疗 [J].中国微侵袭神经外科杂志，12（1）：19-21.

刘鹏飞，张文川，2017.舌下-面神经直接侧端吻合治疗周围性面瘫 [J].中国微侵袭神经外科杂志，22（9）：422-425.

倪莹莹，王首红，宋为群，等，2018.神经重症康复中国专家共识（中）［J］.中国康复医学杂志，33（2）：8-14.

邢雪松，吕威力，2007.Wnt-1 在大鼠脑缺血再灌注海马组织内源性神经干细胞早期增殖分化中的作用［J］.中国组织工程研究与临床康复，11（3）：412-418.

中华医学会神经外科学分会功能神经外科学组，中国医师协会神经调控专业委员会，中国神经科学学会意识与意识障碍分会，2019.慢性意识障碍的神经调控外科治疗中国专家共识（2018 年版）［J］.中华神经外科杂志，35（5）：433-437.

中华医学会神经外科学分会颅脑创伤专业组，中华医学会创伤学分会神经损伤专业组，2015.颅脑创伤长期昏迷诊治中国专家共识［J］.中华神经外科杂志，31（8）：757-760.

BAN S P，SON Y J，YANG H J，et al，2010. Analysis of complications following decompressive craniectomy for traumatic brain injury［J］. Korean Neurosurg Soc，48（3）：244-250.

BERNSTOCK J D，PERUZZOTTI J L，YE D，et al，2017.Neural stem cell transplantation in ischemic stroke：a role for preconditioning and cellular engineering［J］.Cereb Blood Flow Metab，25：283-303.

LEFAUCHEUR J P，ANDRÉ-OBADIA N，ANTAL A，et al.，2014. Evidence-based guidelines on the therapeutic use of repetitive transcranial magnetic stimulation （RTMS）［J］. Clinical Neurophysiology，125（11）：2150-2206.

LI W，ZHENG Z W，MICHAEL Q J，et al，2017.Stem cell transplantation therapy for multifaceted therapeutic benefits after stroke［J］.Prog Neurobiol，45：283-292.

VISHWAKARMA S K，BARDIA A，TIWARI S K，2014. Current concept in neural regeneration research：NSCs isolation，characterization and transplantation in various neurodegenerative diseases and stroke：A review［J］. Adv Res.，5（3）：277-294.

WANG Y R，SU Z P，YANG S X，et al.，2007. Biomechanical evaluation of cranial flap fixation techniques：comparative experimental study of suture，stainless steel wire，and rivetlike titanium clamp［J］. Annals of Plastic Surgery，58（4）：388-391.

ZHONG S T，HUANG G J，SUSARLA S M，et al.，2015. Quantitative analysis of dual-purpose，patient-specific craniofacial implants for correction of temporal deformity［J］. Neurosurgery，11（2）：220-229.

第九章　脑卒中后植物状态患者的促醒与康复

一、植物状态的定义

植物状态（VS）是指机体能生存和发展，但无意识和思维，并且缺乏对自身和周围环境感知能力的生存状态。植物状态按持续时间可以分为暂时性的和长期性的，长期性的常被称为持续性植物状态（PVS）。植物状态是一种特殊类型的意识障碍，常见于各种急慢性大脑广泛损伤的患者。

二、植物状态的临床特征与表现

PVS 患者主要有三方面的临床特征：存在周期性的睁眼闭眼活动，类似睡眠周期；对自身和环境完全没有意识和感知；下丘脑和脑干自主功能部分或全部保留。现代医学研究发现，缺血缺氧性脑损伤导致植物状态超过 3 个月，或外伤性脑损害后保持植物状态 12 个月以上的患者，仅有不足 1%的概率能最终恢复意识。患者常表现为可自主睁眼，貌似清醒，有不规则的睡眠-觉醒周期。无任何意识活动，缺乏记忆、知觉、思维、情感及意志行为等功能，思维活动丧失；无自发语言，也不能理解他人语言，不能执行指令；患者不能随意运动，不能遵嘱动作，无有目的的肢体活动，但有时可无意识地移动躯干和肢体，对疼痛刺激可出现痛苦的表情或逃避反应；存在睡眠-觉醒周期，表现为间歇性的觉醒，觉醒时能睁眼，眼球可无目的地移动；患者偶尔会有流泪、哭泣、发笑或口中发出无意识的声音，瞳孔对光反射、角膜反射、吞咽反射、咳嗽反射均可存在，视反射不同程度保留，有些患者可出现不持续的眼球追踪动作，但不能固定于某一目标；吸吮反射和抓握反射常为阳性，有明显的抓握反射，好像在抓东西，转动颈部可引起姿势的改变；主动进食功能丧失，有些患者可有吞咽和咀嚼动作，把水和食物送入口中可出现吞咽动作，但这种食法不足以维持生命，往往需要管饲喂养；患者的心跳、呼吸、血压和体温一般正常，但均有大小便失禁。

三、PVS 发病机制

正常情况下，人的意识主要由意识开关（觉醒）和意识内容（感知）两部分组成。其中，觉醒是机体睁开眼并准备应对刺激所做出的一种反应方式；感知则是指机体对自身和外界环境有意识的情感和行为反应。PVS 患者表现为有觉醒状态，无感知能力。造成 PVS 的原因多种多样，凡是能造成颅脑严重损伤的疾病，严重者均可导致患者呈植物生存状态。PVS 是大脑皮质或网状结构的损伤造成皮质或皮质下中枢的联系中断，而脑干相对完好，处于皮质下生存的一种临床综合征。Bernat 等认为，PVS 最明显的特征应该是丘脑-皮质去联系综合征，通常由以下原因引起：双侧丘脑损害；弥漫性的皮质损害，尤其是涉及楔前叶的损害；连接丘脑-皮质的白质纤维束破坏。此外，变性和代谢性疾病及发育畸形也可导致植物状态的形成。

四、植物状态的诊断与鉴别诊断

（一）诊断标准

2001 年，全国脑复苏和高压氧治疗专家学者就 PVS 诊断和疗效标准进行了修订。PVS 诊断标准为：①认知功能丧失，无意识活动，不能执行指令；②能自动睁眼或刺激下睁眼；③有睡眠-觉醒周期；④可有无目的的眼球跟踪活动；⑤不能理解和表达语言；⑥保持自主呼吸和血压；⑦下丘脑及脑干功能基本保存。植物状态持续 1 个月以上者才能定为 PVS。

（二）植物状态与其他意识障碍的区别

1. 闭锁综合征

双侧脑桥腹侧基底部、双侧皮质脊髓束和皮质脑干束受损的患者，由于几乎丧失了全部运动功能，仅能睁眼、闭眼或稍微活动眼球，表现为无表情、无法说话、咽喉不能运动、吞咽反射消失及四肢瘫痪等。临床表现与植物状态相似，但闭锁综合征患者的意识是完全清楚的，对声音、言语及疼痛刺激均能感知，并且可以通过瞬目或稍稍活动眼球来交流，仔细检查即可发现患者存在认知功能。

2. 昏迷

昏迷是一种持续的深度的病理性意识障碍，通常是由脑干上行网状激活系统或双侧大脑半球弥漫性病变导致。昏迷根据严重程度分为浅昏迷、中度昏迷和深度昏迷三级。植物状态与昏迷的主要区别在于，前者虽无认知功能及意识活动，但觉醒水平基本正常，而后者则是认知功能和觉醒水平均有严重障碍。临床表现上，昏迷患者不能被唤醒，无自动睁眼，无眼球跟踪活动，也无睡眠-觉醒周期。

3. 脑死亡

脑死亡又称不可逆的昏迷或"过度昏迷"，是昏迷中最严重的一种类型。脑死亡是全脑的功能完全丧失，大脑、小脑、脑干的神经组织全部处于不可逆的状态。脑死亡患者对各种刺激完全没有反应，所有脑干反射均消失，无自主呼吸，需要呼吸机维持呼吸，但心跳不一定停止，脑电图无电活动。从医学角度讲，脑死亡意味着一个人生命的终结。

五、促醒和康复时机选择

对于神经重症及 PVS 患者促醒和康复时机的选择，2018 版《神经重症康复中国专家共识》提出：患者心率为 40～120 次/分，收缩压为 90～180mmHg，或（和）舒张压≤110mmHg，平均动脉压为 65～110mmHg，呼吸频率≤35 次/分，血氧饱和度≥90%，机械通气吸入氧浓度≤60%，呼气末正压≤10cmH$_2$O，小剂量血管活性药支持即可实施康复介入。特殊体质患者，可根据患者的具体情况实施。一般认为，患者生命体征稳定、颅内压持续 24 小时稳定在 20mmHg 以内即可开始促醒和康复训练。

六、脑卒中后植物状态促醒康复的西医方法

重度昏迷和植物生存患者在康复治疗过程中，促醒和认知功能的改善是主要的康复目标之一，应在生命体征稳定后，尽早实施促醒康复治疗。其治疗方式主要包括手术和非手术治疗，其中非手术治疗又可分为药物和非药物治疗两大类。下面就各种康复促醒疗法综述如下：

（一）基础治疗

基础治疗包括原发病的治疗，早期颅内压的调控，减少继发性脑损伤，给予合理的营养支持，维持机体内环境稳定，防治相关并发症，以及康复护理等诸多方面。针对昏迷和 PVS 患者应密切监测其生命体征，针对病因治疗是康复促醒的关键；防治呼吸道和尿路感染、低蛋白血症、应激性溃疡、癫痫、酸碱失衡、脑积水等并发症；及早鼻饲、营养支持、畅通二便、防止肢体挛缩等。特别是去皮质状态的 PVS 患者，伴有癫痫或痉挛，以及肺感染，表现为高代谢、高分解状态，能量消耗明显增加，常处于负氮平衡状态。此类患者应积极纠正负氮平衡，供应高能量易于消化吸收的营养膳食，如每日供应能量 1900～3000kcal，蛋白质 1.5～2.0g/kg，其中优质蛋白质占 50%以上，依照少量多次、循序渐进的原则，从不同途径给予，首选经口鼻胃肠道方式。

（二）西药治疗

大量的临床和基础研究证实，西药治疗对许多重度昏迷和植物状态患者的促醒和康复有确切的作用，尤其在功能恢复上疗效比较明显。近年来，针对 DOC 患者康复促醒的药理研究越来越深入，国际上已经开始兴起并形成一门新的学科——康复药理学。

1. 多巴胺能药物

多巴胺作为一种颅内兴奋性神经递质，在维持机体清醒，调节行为、情绪、语言、认知及运动控制等诸多方面发挥着重要作用。PVS 患者因中枢多巴胺神经元及神经通路遭到破坏，多巴胺合成减少，影响神经递质传递，导致意识和神经功能障碍。金刚烷胺通过促进突触前膜释放多巴胺、抑制多巴胺的再摄取，同时增加突触后膜多巴胺受体的表达，以及平衡谷氨酸与多巴胺神经递质系统，从而发挥促醒的作用，是一种安全、有效的促进神经功能恢复的药物。有研究显示金刚烷胺的促醒有效率可达 46.4%，其能通过改善患者意识水平和意识内容，来提高 DOC 患者的 GCS 评分，降低死亡率。此外，作为多巴胺 D$_2$ 受体的激动剂，有报道溴隐亭可使植物状态患者恢复到 MCS 状态。类似的，在临床应用的药物还有多巴丝肼片，其主要作用机制为转化合成神经递质，补充神经递质不足。

2. 三环类抗抑郁药

中枢神经系统内 5-羟色胺和去甲肾上腺素神经元组成的神经网络，参与机体睡眠-觉醒的调控。三环类抗抑郁药（TCAs）通过与 5-羟色胺和去甲肾上腺素转运体结合，选择

性抑制这些递质的再摄取，增加突触间隙的递质浓度，改善大脑功能。因此，TCAs 类药物，如阿米替林、地昔帕明、普罗替林等，能够调节去甲肾上腺素能及 5-羟色胺能系统，从而改善患者的觉醒状态及认知功能。

3. GABA 能药物

GABA 是一种脑内广泛存在的抑制性氨基酸类神经递质，包括多种受体及受体亚型，其中 GABA$_A$ 受体与镇静、抗焦虑等作用关系密切。GABA 能药物促醒的可能机制：药物作用于广泛分布于大脑的 GABA 受体，增强谷氨酸受体活动、抑制大脑皮质的超负荷，从而促进大脑皮质的活动。药物唑吡坦是一种 GABA$_A$ 受体的激动剂，通过与受体亚型 ω_1 的特异性结合增强 GABA$_A$ 受体功能，从而激活"休眠"状态的神经网络。国外报道，一名 PVS 患者在服用唑吡坦后出现短暂的觉醒和意识恢复。因唑吡坦半衰期不长，疗效持续时间短暂，须每天使用，并且患者在长期服药期间没有发现不良作用。进一步应用 SPECT、PET、MRI 及 MEG 证实，唑吡坦可使脑损伤患者大脑功能障碍区域再次开始工作。此外，另一个 GABA$_B$ 受体激动剂巴氯芬通过鞘内注药的方式进入脑脊液，能够治疗锥体束系统损伤患者的弥漫性痉挛状态，起到促醒的作用。

4. 阿片受体拮抗剂

阿片受体在中枢神经系统内分布广泛，主要在脑边缘系统及蓝斑核内，其激活后诱发细胞膜超极化，抑制边缘系统及脑干内促醒神经递质释放，降低觉醒程度。已有研究证明内源性阿片肽升高水平与意识障碍程度呈正相关。作为目前临床应用较广的非特异性阿片受体拮抗剂，纳洛酮能有效减少颅脑损伤后内源性阿片肽含量升高造成的继发性脑损害，是一种安全有效的 PVS 患者促醒药物。纳洛酮脂溶性高，易通过血脑屏障，有助于提高脑组织的氧输送，保护神经元细胞膜 Na$^+$-K$^+$-ATP 的活性，从而减轻病理性脑损害；纳洛酮还可通过非阿片受体的介导发挥作用，增强腺苷酸环化酶活性，减轻细胞损伤；同时，纳洛酮还可抑制氧自由基释放，起到防止脂质过氧化等作用。因此纳洛酮现已被广泛用于重型颅脑损害的救治。国内外多项研究均充分肯定纳洛酮在康复促醒方面的积极作用。一项纳入 19 个随机对照试验，共 2332 例患者的 meta 分析发现，纳洛酮能够控制颅内高压，早期应用纳洛酮可保护神经元，防止大脑功能区损伤，从而促进患者早期神经功能恢复；长期随访结果显示纳洛酮能够显著降低患者死亡率、语言及运动功能障碍发生率、重残率，提高康复水平。

（三）高压氧治疗

高压氧治疗（HBOT）是将患者置于密闭氧舱中，给予高于 1 个大气压力纯氧的治疗方法。HBOT 具有多方面的作用：快速提高脑组织氧分压和氧浓度，改善神经细胞能量代谢；阻断缺氧-脑水肿-代谢障碍的恶性循环，减轻脑水肿；建立新的突触联系和侧支循环，促进神经功能恢复；抑制神经细胞凋亡和炎症反应，保护神经细胞，以及提高脑干上行网状激活系统兴奋性，加速患者苏醒等。目前临床上常用的氧舱压力为 0.2～0.25MPa。研究显示，0.2MPa 的 HBOT 可将机体脑组织氧分压提高到 244mmHg、椎动脉血流量增加 18%，明显改善脑干网状激活系统缺血缺氧情况。HBOT 是当前国内外专家共同推荐的一种意识障碍康复促醒的治疗方法，总有效率达 80% 以上。脑损伤患者在度过急性期后，应尽早行 HBOT。一项包括 300 例脑损伤后昏迷的临床研究显示，HBOT 能显著改善患者症状、降低癫痫发生、减轻脑水肿程度，同时增加昏迷患者的脑血流灌注，减轻脑组织缺血缺氧后继发的炎症反应。同时，还应准确把握 HBOT 的治疗时机、适应证，以及具体治疗时间。国内绝大多数学者认为，PVS 患者在除外禁忌证的情况下应尽早实施 HBOT。但对有明显禁忌证的患者，如血压过高，有活动性出血、高热的昏迷患者应慎用，避免发生意外情况。此外，HBOT 还有一些其他潜在的风险，包括耳膜损害以及氧中毒等。HBOT 作为康复促醒综合治疗的重要组成部分，其临床应用十分广泛，尤其是在基层医院，但是很多患者的治疗缺乏节制性和科学性。国内外最新的研究显示，长期的 HBOT 可以使大脑皮质血管痉挛或闭塞，造成皮质缺血，导致继发性脑萎缩，甚至有脑梗死的危险。因此，HBOT 前需要对患者疗效与风险进行综合评估，做出正确的决策，并在治疗的过程中随时观察病情，及时发现不良作用。

（四）电磁脑刺激治疗

2018 版《神经重症康复中国专家共识》明确指出：右侧正中神经电刺激（RMNS）、颈部脊髓硬膜外电刺激（cSCS）、深部脑电刺激（DBS）、重复经颅磁刺激（rTMS），以及经颅直流电刺激（tDCS）等，均可作为意识障碍的康复技术。其中 DBS 和 cSCS 为手术治疗方式，其余为非手术治疗方式。

（五）刺激疗法

多数意识障碍患者的感觉传导是正常或部分正常的。外界各种刺激，通过视觉、听觉、嗅觉、味觉、触觉等感觉通路，沿着传入神经源源不断地传导至大脑皮质，诱发脑电活动。脑干网状激活系统维持觉醒状态的必要因素之一就是感觉刺激。外界刺激的形式、强度、频率以及持续时间等均是影响意识障碍患者康复催醒治疗效果的重要因素。适宜的刺激有助于受损神经细胞树突的修复生长，提高突触连接性，增强大脑修复能力，促进皮质功能恢复，达到促醒的目的。其中，呼唤刺激已被证实是一种方便、有效的神经系统刺激疗法。早期恰当的唤醒刺激能够缩短患者的昏迷时间、促进神经功能恢复、降低植物状态的发生率。呼唤刺激还可产生"鸡尾酒效应"，引起更广泛的皮质相关电位变化，激活神经网络相关的脑功能区。这些神经活动可以通过患者脑电生理及血流动力学变化得到证实，其中包括患者 EEG 中的 α 节律的增加以及 P300 时间相关电位的变化。国外一项研究显示，接受听觉刺激的 94 名昏迷患者中，33 名患者 EEG 明显改善，其中 27 例患者恢复意识，听觉刺激诱发的脑电反应对昏迷苏醒的阳性预测率为 82%。类似的治疗包括音乐和电视的催醒治疗，色彩、味觉和嗅觉刺激等。此外，还有采用前庭训练结合本体感觉刺激治疗 PVS 患者，改善认知功能的报道。

（六）运动疗法

运动疗法通过刺激反射弧传导通路，在大脑可塑性的基础上使受损的大脑完成功能重组，恢复和锻炼大脑皮质的活动能力，提高神经系统的兴奋性和反应性。同时，运动还可增厚大脑皮质，增加蛋白质含量，促进新血管生成。此外，运动疗法还可以预防肌肉萎缩，对于患者远期的功能康复至关重要。因意识障碍的缘故，PVS 患者的运动疗法均为被动运动。国内外多项临床研究均充分肯定了运动疗法对 PVS 康复促醒的辅助作用。例如，采用电动直立床进行的站立训练，通过使 PVS 患者四肢和躯干关节充分感受来自身体的重力，增加本体感受器的刺激输入，提高脑干上行网状激活系统的兴奋性，促进大脑觉醒；同时站立训练还可以提高患者肌张力和骨应力，调节自主神经功能，减少长期卧床带来的肺部和膀胱问题。

（七）干细胞移植治疗

干细胞移植是近年来神经康复领域研究的一个热点，其主要机制是通过干细胞"归巢"至神经受损的位置，替代受损的神经细胞，形成新的神经传导通路，产生内源性细胞因子，调控微环境，恢复原有神经细胞功能，从而促进机体功能康复（详见第八章第一节）。

（八）其他疗法

其他疗法还有亚低温疗法、基因疗法等，均有相关文献报道对意识障碍的康复促醒有积极的作用。

七、脑卒中后植物状态的中医康复治疗

植物状态患者多为脑严重损害的重度昏迷患者，功能恢复困难，易出现并发症，死亡率、致残率均高，总的来说疗效差、预后差，因此，一直以来植物状态都是神经康复的一个难点。植物状态患者的康复治疗目标：促进意识好转，尽可能争取意识恢复；促进功能恢复，改善生存质量；防治各种并发症，阻止病情恶化。

（一）基本康复治疗

良好的康复护理是维持 PVS 患者生存的关键。主要包括以下几方面。

1. 良肢位

由于植物状态患者长期卧床，且部分处于去大脑皮质状态，因此，使患者保持正确姿位，对于预防肢体挛缩变形，减少压疮的发生，都具有十分重要的意义。

（1）仰卧位　双肩、双髋下均垫 20cm×20cm，厚约 3～5cm 的方垫，防止肩关节后坠、髋关节外旋；上肢与体侧隔开 15～20cm；双手横握直径 4cm 的毛巾卷，减轻手指屈曲、挛缩。双膝之间用软垫相隔，腘窝部垫高约 15cm，使膝关节轻度屈曲（可与膝关节伸直位交替进行）；保持踝关节 0°（即与小腿成 90°），预防足下垂。除预防肢体挛缩，还应注意体位放置，预防食物反流并发肺部感染。采取 30°半卧位、颈下略垫高，使颈伸展，保持呼吸道通畅，也可提高血氧饱和度和降低颅内压，减轻气管下端压迫，防止损伤气管内壁，防止胃内容物反流引起吸入性肺炎。

（2）侧卧位　着床侧上肢伸展置体前，下肢髋、膝关节轻度屈曲；离床侧上肢置于胸前一大软枕上，使上肢几近水平或略低位。上方下肢越过下方下肢，髋、膝关节微屈，上方下肢的膝、足下垫高约 20cm。

2. 关节活动

植物状态患者长期处于去大脑皮质状态，无随意运动，关节、肌肉极易挛缩，应每日进行两次从头至足、从大到小各关节的被动活动，重点进行肩关节外旋、外展和屈曲，肘

关节伸展，腕和手指伸展，髋关节外展和伸展，膝关节伸展，足背屈和外翻，每次每个关节做 3～5 遍。使关节得到全范围的松解、肌肉得到有效牵拉，保持最大关节活动度。不仅可以预防并发症的发生，另外可能有促进肢体血液循环和增加感觉输入的作用。但手法应轻柔缓慢，切勿过快、过猛，防止软组织损伤和骨折。

3. 保护和恢复吞咽功能

患者在植物状态早期，主要通过胃管被动进食。此阶段患者的吞咽功能是否存在，常常被忽略。实际上，只要稍加训练，许多植物状态患者的吞咽功能都能恢复，否则患者的吞咽功能必将退化。训练步骤：①当观察到患者产生细微的吞咽动作时，在两餐之间开始用注射针管从口腔喂少量的水或果汁，视患者吞咽情况逐渐增加喂入量；②当患者一次能顺利吞咽 200ml 液体时，即可开始训练用注射针管喂匀浆；③上一步顺利完成，表明患者吞咽功能基本恢复，胃管即可拔除，训练用羹匙喂稠厚食物，如蛋羹、米粥、果泥等。鼻饲注食、水前要回抽，观察胃是否排空。用羹匙进食，更接近正常的进食方式，通过羹匙对唇、舌的不断接触，给大脑良性感觉刺激，具有促进感知恢复的作用。

4. 站立训练

站立训练是植物状态患者不可或缺的康复内容，这对于保持血管调节功能，维持躯干、下肢负重肌群的张力，预防骨质疏松，促进排便均有积极意义。站立训练应遵循卧位-坐位-站立循序渐进的原则：①最初患者于卧位时，抬高床头 30°，每次 2 小时，每日 3 次；三四天后，视患者适应情况，逐渐将床头抬高至 45°、60°、80°。这一过程顺利完成后，即可转坐至轮椅上。患者能坐轮椅，活动范围便可增加。②患者具备坐的能力后，方可开始站立训练。植物状态患者的站立训练应在站立床上进行。起立的角度也应逐渐增加，从 30°、40°、50°······至 90°。每个角度的适应性训练一般为 1～2 周，每次 30min，每日 2 次。当患者已能在站立床上完全直立后，每日的站立训练仍然必要。

（二）感觉刺激治疗

神经电生理检查（脑干诱发电位、躯体感觉诱发电位检查）结果表明，植物状态患者的听觉、痛触觉依然存在，只是较正常延迟。故完全可以利用患者的这些残存功能，给予视、听、嗅、味、痛温触觉刺激，以唤醒其感知意识，达到促醒目的。最常用的是为植物状态患者提供系统和经常的视、听、嗅、味等感觉刺激。其理论依据是丰富的外周环境刺激能促进神经功能的恢复。这些方法尽管暂时还没有循证医学的证据，但它是合理的，而且简便易行，因而临床上已普遍采用。

1. 听觉刺激

听觉刺激由于简单易行而最常应用。人为声响：可以给患者戴耳机，定期播放患者病前熟悉和喜爱的音乐、戏曲、歌曲，以及患者往日喜爱的广播节目，热烈喜庆的鞭炮锣鼓，节奏明快、激昂振奋的音乐；家属定期与患者谈话，最好是谈患者亲近的人和事，讲患者平时感兴趣的话题。亲人的呼唤和"交谈"在促醒治疗中，有着不可低估的作用。通过观察患者面部及身体其他方面的变化，了解患者对听觉刺激的反应。自然之声：选择强劲、悦耳、充满生机与朝气的声音，如风雨雷电、汹涌波涛、百鸟争鸣 、雄鸡报晓等。上述声音的刺激，每日 3 次，每次 30～60min。

2. 视觉刺激

患者已自发睁眼，使用光线、电视画面、手机视频等进行刺激，可以利用灯光进行。如在患者床头周围布置彩灯，不断闪烁并变换色彩以进行视觉刺激。暖色使人兴奋、活跃、新陈代谢旺盛。在患者的病房，用鲜艳、活泼的暖色调，如红、粉、黄、橙色装饰墙壁，布置陈设，并可装点彩灯，不断闪烁，以兴奋患者的视觉，还可以安排适当的户外活动，给予环境及大自然的视觉刺激。

3. 嗅觉刺激

"有气味的东西"可通过鼻腔中的嗅神经，直接进入大脑产生作用。可采取以下的香气疗法。①香枕：将具有醒脑开窍作用的中药制成药枕，置于患者头下，不断散发药气。②香瓶：将冰片、麝香或薄荷脑等芳香开窍类固体药物装入小瓶，每日开瓶令患者闻吸数次。③香液、香膏：将风油精或清凉油涂抹于患者鼻孔下或印堂穴。还可以在患者洗漱后进行。常用的刺激物如咖啡、香水、沐浴露及患者最喜欢的食物等。

4. 味觉刺激

在患者没有误吸的危险下，在患者口腔护理清洁后对患者进行味觉刺激，可用棉签分别蘸酸、甜、咸或辣味的溶液先后刺激患者舌头的前部。常用的刺激物为白酒、柠檬汁、生姜汁。如将辣味的椒汁、姜汁、蒜汁或芥末油，涂于患者舌面、口腔黏膜，辣度以能引起患者反应为宜。物品刺激时间不要超过10s，以免引发反应。

5. 皮肤感觉刺激

可利用软毛刷、毛巾等从肢体远端向近端进行皮肤触觉刺激，也可持续抚摸患者口腔、嘴唇、耳垂等面部敏感区域的皮肤。还可对患者的皮肤进行冷、热等刺激，以及在末梢神经丰富的面部、手脚等处，给予冷、热及触摸刺激或梅花针叩击。冷热温度以不损伤皮肤为宜。

6. 咽部感觉刺激

采取咽部冷刺激，用冰冻棉签或长柄汤匙沾拭冰盐水刺激患者软腭、腭弓、舌根及咽后壁，提高其敏感性，诱发或增强吞咽反射。流涎明显者，给予冰块刺激唾液腺，每日3次，每次10~20min；或从患者的口中滴入凉开水，以提高相应区域的敏感性，刺激吞咽动作的产生。上述刺激疗法可合理安排，每日定时交替进行。

（三）传统康复治疗

植物状态患者的康复治疗还可采用中国传统疗法如针灸、穴位按摩等。针灸可提高脑干网状觉醒系统的兴奋性，有助于解除植物状态患者大脑皮质的抑制状态，起到醒脑开窍的作用，促进植物状态患者的意识恢复，且疗效被认可。对脑部不同损害部位取相应的头部、耳部和肢体远区穴位，常用穴位如四神聪、神庭、本神、百会、神门、人中、内关、三阴交、劳宫、合谷、涌泉等。针灸时可采用不同手法治疗，如肌张力高者用弱刺激，肌张力低者用强刺激，必要时甚至连接电针仪加用电刺激。做头针刺激时，可同时做肢体关节和肌肉的按摩，使患者在兴奋之后又有舒适和安慰感。通过按摩，不仅能防止关节强直和肌肉萎缩，还可降低大脑皮质觉醒阈值，有助于促进植物状态患者的觉醒。

1. 毫针治疗

脑卒中急性期重者伴有意识障碍或植物状态，相当于中医的中风"中脏腑"，针刺以醒脑开窍针法为主。可选用智三针、顶颞前斜线、运动区、感觉区、足运感区、平衡区、语言一区（主要参照焦顺发头针定位系统）、百会、四神聪（开颅术后头部缺损颅骨处，禁止针刺以免损伤脑组织），配人中、素髎、合谷、内关、劳宫、三阴交、涌泉、哑门、廉泉、金津玉液、十宣，采用强刺激泻法，可达到启闭开窍、醒脑开窍的目的。

（1）闭证

治法：醒脑开窍，启闭固脱。以督脉、十二井穴为主，辅以手足厥阴经。用泻法或三棱针点刺出血。

处方：十二井穴泄热，接通十二经气，调和阴阳；水沟、素髎醒脑开窍调神导气；内关、百会、太冲平肝潜阳，息风止痉；丰隆化痰浊；十宣、合谷、太冲开窍启闭。

（2）脱证

治法：回阳固脱。以任脉经为主。用大艾炷灸之。

处方：关元、气海属任脉，大艾炷隔附子饼灸；神阙为生命之根，真气所系，隔盐灸；气舍益宗气而调呼吸，用于呼吸衰竭。针灸刺激选用四神聪、顶颞前斜线、智三针，配人中、合谷、内关、劳宫、涌泉、十宣，采用强刺激泻法，每日1次，可达到启闭开窍、醒脑开窍的目的。

2. 电针治疗

以电针为主，采用瞬间刺激和持续刺激相结合的方案，结合辨证选取体针。

主穴：双侧阳白、攒竹、太阳、四白、合谷、内关、太冲、涌泉。

配穴：痰湿重者加中脘和双侧阴陵泉、丰隆；气血亏虚者加气海、关元、双侧足三里；大便秘结者加双侧天枢、上巨虚、支沟。

针刺手法：以0.3mm×40mm毫针进行针刺。攒竹穴具体针刺方法：选取0.3mm×25mm的毫针，从攒竹穴上0.5寸进针，向下平刺，进针0.5～1寸，针尖直抵攒竹穴，双侧同时取穴。阳白的取穴同攒竹穴。太阳穴具体针刺方法：从太阳穴向后平刺1寸。四白、合谷、内关、太冲、涌泉穴，直刺0.5～1寸。以上穴位用泻法。

电针疗法：以上穴位交替使用电针。头面部每日选用一组对称部位同名穴位应用电针，上肢下肢各取一组穴位应用电针。头部每组穴位电针连接时，使用一根导线的2个电极，过人体中线连接到两侧对称的同名穴位上，使电流左右交通，加强对大脑刺激的作用。体针选取2组穴位，上肢、下肢各取一组穴位连接。体针的电针连接时不过人体中线，取同侧上肢、下肢各一个穴位连接一组电针，如右侧合谷与右侧太冲连接、左侧合谷与左侧太冲连接。使用调幅、变动频率，采用瞬间刺激和持续刺激相结合的强刺激方案。电针连接好后，调整刺激强度，由小变大，瞬间到达最大，停顿5s，然后将强度变最小，重复5次后，将刺激强度调整为患者出现痛苦表情但身体情况可以承受为度，每隔10min重复上述操作1遍，共留针40min，针后按压针孔，防止局部出血，针刺部位2小时内避免沾水，防止感染。针刺每日1次，每周针刺6天，休息1天。

3. 穴位注射

选穴：百会、四神聪、神庭、人中、大陵、内关、足三里、三阴交、合谷、太冲等。

方法：神经生长因子 9000U，麝香注射液 10ml 混合液，每次注射 5～6 穴，每穴药量 1～2ml，隔日 1 次。

4. 推拿治疗

采用摖、搓、按、揉、拿等舒缓的手法对四肢大肌群及背部肌群进行按摩，以缓解肌肉萎缩及痉挛，减轻肢体强直；醒脑开窍点穴按摩：选用心经、心包经、肝经及头面部穴位为主。具体可根据患者临床表现采用仰卧位或俯卧位施治。

（1）仰卧位　颈部：轻推、捏颈前部各肌群，轻按压上廉泉、廉泉及双侧人迎、水突、扶突、天鼎等穴，帮助患者做头部前屈、上下、左右旋转运动 10～20 次，运动锻炼颈部各肌群，恢复颈、咽、喉肌肉功能，促进语言、吞咽功能的康复。腹部：气功摩腹，以肚脐为中心，从右到左，由小到大顺时针按摩，每次 120 圈，能促进肠道蠕动功能。尿失禁：按压气海、关元、中极、水道、归来等穴。双上下肢：从远端推向近端，拿、推、按、抖后被动运动四肢关节，做各个关节各个方向的运动，活动度由小到大，动作轻、勿用力过猛，以免造成关节损伤或脱位。

（2）俯卧位　背部沿督脉及膀胱经推、擦、摩、拨、按为主，按压华佗夹脊穴 10 次，轻拍打背部 100 下，腰骶部如已发生压疮，在伤口周围轻轻按摩，促进压疮早愈合。推、拿、摩、擦、捏、拨、按双侧臀部肌群及双下肢后各肌群，屈、伸、摇双膝关节，推拿治疗时间为 30～50min，每天推拿治疗 1 次，10 次为一疗程。

针灸具有醒脑开窍、改善大脑的血液循环、促进脑神经细胞的恢复与再生、刺激处于"休眠"状态的神经细胞尽早解除大脑皮质抑制的作用。穴位的强刺激，可激活脑干网状觉醒系统的功能，促进脑外伤后 PVS 患者的意识恢复，起到醒神开窍之效。结合推拿治疗，疏通经络，行气活血，滑利关节，两者协同治疗，催醒快、恢复意识作用显著，使长期昏迷卧床而引起的制动综合征得到更有效的治疗，减轻残疾程度。

5. 中药治疗

除了针灸、推拿，中药也可以应用。常用的中药方剂以促醒方剂为基础方，再根据患者的具体情况加减。中医认为昏迷为瘀血攻心，神明受扰，瘀血乘肺，则气机受阻，清气不入，浊气不出，宗气不能生成而致，或因血不养心，心神失养，神魂散失等。故先用的方剂主要活血化瘀，再配辛香走窜、开窍、醒神的药物，如石菖蒲、远志肉、当归、川芎、丹参、地龙、桃仁、益智仁、赤芍、白芍、鸡血藤、生黄芪、黄精等。成药安宫牛黄丸具有辛凉开窍、镇惊息风的作用，也可用来促醒。

在中医学中没有植物状态这一名词，相关论述散见于中医文献"神昏"、"昏蒙"、"昏聩"、"昏不识人"及"外感热病"、"痰证"、"脱证"等方面，属于一种特殊类型的"神昏"，并同时具备中风、类中风、脑外伤、毒邪犯脑等后遗症候。本病的形成大多由饮食不节，情志失调，髓海不足，热毒犯脑等，导致脏腑功能失调，痰浊上扰，气血逆乱，痹阻脑窍，扰及神明，致清窍失灵，神明失守，使长期昏聩不识人。

本病的病位在脑髓，涉及心、肝、脾、肺、肾五脏。病理性质有虚实两类，除先天不足、髓海空虚等原因所致的病症属虚证外，其他多为因实致虚，本虚标实。致病因素气滞、血瘀、热毒之邪等均为实邪。久卧伤气，气血生化乏源，病久精血失充，五脏精气不足，元气大伤，脑髓失健，神明失主。植物状态的病机是由于气血不足，精气不能上荣于脑窍，血脉瘀阻，痰浊蒙窍，气血亏虚，精气不荣脑窍，闭阻神明。患者初期以痰浊蒙窍，瘀血内阻，痰瘀阻闭为主，后期则以气血亏虚、精气不足为主，而痰浊瘀血贯穿始终。

其病理关键在虚、瘀、痰三方面，不外虚实两端，多因实致虚，本虚标实。实证为邪蔽清窍，阴阳逆乱；虚证为正气衰竭，神无所依。各种因素均可导致清阳不升，浊阴不降，神明失主，肢体失用，七窍失司，因而 PVS 患者表现出默默不语，神志不清，昏不识人，二便不知等症。其病理关键在虚、瘀、痰三方面，多表现为虚实夹杂。

植物状态的治疗原则为扶正祛邪，扶正以补气养血、填精益髓为主；祛邪以化痰息风，活血祛瘀为主。初期以邪浊为主，痰瘀阻窍，治宜涤痰逐瘀为法。后期以正虚多见，由于患者久卧伤气，致正虚邪恋，临床也常虚实夹杂，治疗常需配伍涤痰祛瘀、醒脑开窍之品。补益法和醒脑开窍法在植物状态辨证论治中作用同等重要。

辨证施治，治疗初期：以三甲复脉汤（生地黄 15g、白芍 10g、麦冬 15g、阿胶 10g、牡蛎 30g、龙骨 30g、鳖甲 15g、龟板 15g、炙甘草 30g、胆南星 10g、石菖蒲 15g）为主方，并酌加清热解毒药物（紫花地丁、玳瑁等）及醒脑开窍、息风解痉药物（石菖蒲、熊胆等）。后期以从"痰瘀"论治为主：予桃仁、红花、半夏、石菖蒲等活血通络、豁痰开窍，也可以进行系统的辨证论治：

（1）风痰闭窍证

症候：神昏不语，牙关紧闭，项背强直，其则角弓反张，手足拘挛，腹胀便秘，舌质红，苔黄腻，脉弦滑。

治法：涤痰息风，开窍定痫。

方药：羚角钩藤汤、定痫丸加减。

加减：痰火壅实，大便秘结者加承气汤通腑泄热；项背强直，角弓反张风甚者，可加全蝎、蜈蚣、僵蚕息风止痉；肝热动风者可加石决明、钩藤、全蝎、琥珀清热息风。

（2）痰瘀阻窍证

症候：睁眼若视，貌似清醒，肢体拘急或四肢屈曲强直，痰涎壅盛，舌强不利，舌质暗红，苔薄腻，脉滑。

治法：涤痰开窍，活血化瘀。

方药：涤痰汤合通窍活血汤加减。

加减：肢体拘急者加全蝎、僵蚕、天麻；舌强不利者可加石菖蒲、远志化痰开窍；高热烦躁者加安宫牛黄丸；痰涎壅盛，四肢不温者加苏合香丸。

以上两型，以闭证多见。

（3）气血亏虚证

症候：安静不动，睁眼昏愦，面色无华，自汗便溏，肌肉萎缩，肢体软瘫或偏瘫不用，或欲笑欲哭，或舌强语謇，舌淡，苔薄，脉细弱。

治法：益气养血，填精益髓。

方药：十全大补汤加减。

加减：偏瘫不用可加补阳还五汤；欲笑欲哭，心血亏虚，心神失养者可加养心汤；舌强语謇者加解语丹。

（4）肾虚精亏

症候：神志痴呆，表情淡漠，大肉削脱，大骨枯槁，饮食衰少，二便自遗，舌质淡胖，苔薄，脉沉细。

治法：补肾填精，充养脑窍。

方药：右归丸加减。

加减：肢体痿软无力、筋脉弛缓者加虎潜丸；舌红少津，肌肉抽动者加左归丸。

以上两型，以虚证多见。

八、脑卒中后植物状态的护理

1. 保持呼吸道湿化和通畅，预防肺部感染

脑卒中后植物状态患者由于咳嗽反射较弱，并长期卧床，呼吸道分泌物多，下呼吸道分泌物严重潴留，痰液稽留气管、支气管，多合并呼吸道慢性炎症，咳嗽、痰多。治疗中除口服消炎、祛痰药外，还应配合雾化吸入，辅以翻身、拍背等措施，以促进排痰，保持气道通畅，提高血氧含量，减少坠积性肺炎发生，因此，做好气道管理，是护理工作重点之一。

（1）保持气道湿化　气管切开后，人工气道会使呼吸道屏障作用遭到破坏，失去对吸入气体的湿化及过滤作用。另外，呼吸道水分流失可达 800～1000ml，分泌物易变黏稠，影响通气。将 2 层湿纱布覆盖气管套管口，滴入生理盐水保持纱布持续湿润。预防痰栓阻塞：配制雾化液，鱼腥草注射液 50ml，庆大霉素 8 万 U，氨溴索注射液 15mg，糜蛋白酶 4000U，每日雾化吸入 2 次，是人工气道管理中极其重要的环节。

（2）后背叩拍　患者侧身，护理者五指并拢，掌指关节微曲，手掌呈勺状，从肺尖至肺底，由腋后线向脊柱方向叩拍患者离床侧背部，发出"空空"的响声，以震动胸廓，促进排痰。每次约 3～5min，以皮肤潮红为度；然后翻身，以同样方法叩拍另一侧，每日 4～5 次。

（3）气管套管的护理　气管套管需每日消毒煮沸 2 次，每次消毒之前浸泡在 25%过氧化氢溶液中 1 小时，然后把套管、管腔内壁附着的分泌物、痰痂充分清洁干净。套管口每日用碘伏擦拭消毒 2 次。咯痰后及时用生理盐水清洁套管管腔内壁附着的分泌物。

（4）尽早恢复正常气道　一旦气管切开患者自主呼吸恢复，咳嗽、咳痰缓解，牙关松弛，即应尽早拔除气管插管，封闭切口，使患者恢复鼻-气管-肺的正常生理气道。这样既可减少感染机会，也便于高压氧治疗。

由于患者对气管插管已有所依赖，突然封闭切口，患者会不适应而出现憋气现象，一般采取逐渐堵塞法，对患者进行适应性训练。开始时，每日封堵插管 4～5 次，每次 30min，以后逐渐增加封堵的时间和次数。先在白天训练，逐渐扩展到夜间。当患者能够连续 48 小时完全用鼻呼吸时，即可拔除气管插管。

（5）吸痰　在保持呼吸道通畅、预吸氧 5L/min、翻身、叩背后，尽量按无菌操作吸痰，每次吸痰时间不超过 15s，吸痰时按由上到下的方向进行吸引，痰液深时由下向上边旋转、边上提边吸引。动作轻柔，每次吸痰更换一根吸痰管。进餐中、餐后 30 min 内避免吸痰，防止胃内容物反流。最好每日做 2 次体位引流，在鼻饲之前进行，每次 20min。

2. 保持植物状态患者个人卫生

（1）预防口腔并发症　PVS 患者由于吞咽反射消失，口鼻分泌物积聚加上张口呼吸痰液易结痂，可出现口腔细菌或真菌感染；需每日早晚用生理盐水或 3%双氧水擦拭清洁口腔 1～2 次，去除口腔痰液、消除异味，预防口腔感染，观察口腔黏膜牙龈有无破溃、出血。注意拧干并夹紧棉球，防止棉球遗落引起窒息，有活动的假牙取下。用两层湿纱布盖于口鼻部，以湿润吸入的空气，防止空气干燥；口唇干燥者涂甘油或维生素 E，口腔真菌感染涂霉菌素等油膏。

（2）预防眼睛并发症　眼睑闭合不全，眼球长期暴露于空气中，引起角膜干燥、角膜炎等眼睛并发症。每日用温开水或生理盐水清洁眼睛 1 次，用纱布遮盖或眼罩遮盖，必要时用抗生素眼膏或眼药水保护眼睛，并用凡士林纱布遮盖。

（3）每日用温水擦浴，保持会阴部清洁，便后及时清洗。

3. 预防植物状态患者关节痉挛和肌肉萎缩

每日定时扶患者起床，坐于床上或被动地固定在起立平台上，使之站立 40～60min，这样既可锻炼患者的颈部肌肉，腰肌和下肢力量，预防肌肉萎缩，还能提高躯体平衡能力，使患者中枢神经得到兴奋冲动刺激。植物状态患者在床上要保持各关节处于功能位，这是预防肌肉痉挛的最关键体位，在床上给患者做肢体关节被动运动，每日上、下午和晚上睡前各做一次，让患者仰卧位，肩外展 90°，前臂稍向前、腕伸直，指骨关节与掌指关节微屈，拇指外展。

4. 适当补充植物状态患者的营养

植物状态患者中很多合并感染、肌肉痉挛等病变会消耗掉很多的能量，因此要给予高蛋白、低脂肪、糖类、高热量及足量的维生素和水分，应搭配均衡。可选择牛奶、豆浆、鱼汤、骨头汤、菜汤、果汁等。还有许多配方科学的营养素，但都是以液体形式通过鼻饲进入胃内。这些营养素虽能保证患者一天所需的营养，但因是流质而在胃中停留时间过短，不能使胃产生充盈-排空的生理过程。长此以往，必然导致胃容量缩小。因此，每日应将营养素加入米、面、蛋、菜等搅碎制成的稠厚的匀浆中。患者每日进食 4～5 次，每次入量约 400～500ml，两餐之间适量进水和果汁。

5. 保持清洁的病房环境

最好将植物状态患者安排在朝阳的单人病室或房间，安装空调或定时开窗通风，保持室内安静、清洁、空气清新。屋内安装紫外线设施定时照射消毒，被褥要干净舒适整洁，室温保持在 18～22℃，室内放置加湿器，湿度保持在 45%～70%，屋内可养一些植物。病房消毒每日 2 次，床尾备免洗手消液，医、护等治疗护理人员操作前后用洗手法洗手，家属进入病房要求戴口罩、洗手，含氯消毒液湿式拖地。最好空气培养一次，菌落数要求在每平方厘米 200 个以下。

6. 积极预防植物状态患者压疮发生

压疮是 PVS 患者最常见的并发症之一。压疮一旦形成，会迅速扩展，进一步增加患者的痛苦，继发感染严重时可引起败血症而危及生命。家人保持床单整洁，卧气垫床，每日给植物状态患者交替采用仰卧位、侧卧位翻身，间隔不超过 2 小时，最少 2 人联合操作，杜绝拖、推的动作，以防擦伤皮肤；保持皮肤清洁、干燥，耳郭透明贴保护，骶尾、足跟泡沫敷料保护。翻身动作要轻柔，不可拖拽避免摩擦皮肤及外伤，每次翻身时用手轻轻叩打臀部及背部。每日可用 50%的酒精按摩受压部位，力度宜轻。若皮肤有轻度破损，可用碘酒涂于患处，一日 2 次；若轻度的压疮，可用双氧水局部冲洗，待泡沫出现后，立即用生理盐水再冲洗，然后局部用些抗生素，敷上油纱条即可。防跌倒、坠床，24 小时陪护，翻身时及时拉好床栏，转移时需 4～5 人共同协助。

7. 预防泌尿系感染

植物状态患者常常需要长期留置尿管。不仅容易发生尿路感染，而且会使患者的排尿功能发生永久性障碍。对留置尿管者，要夹闭尿管并定期放尿，使膀胱适当地充盈和排空，以促进膀胱壁肌肉张力的恢复。间隔 3～4 小时开放尿管 1 次，每次放 500ml。在尿管开放的同时，被动增加患者的腹压或用 Crede 氏手法（在下腹部向耻骨联合后下方施加压力）使尿从膀胱排出。植物状态患者的排尿状况一旦表现为出入量均衡、有规律，而无泌尿系感染时，即应由留置导尿、持续开，改为定时开放。开放时间间隔 4～5 小时，以每次导尿量约 500ml 为宜，这样有利于重建膀胱收缩-扩张的生理功能。10～14 天后，患者膀胱空盈规律基本建立，即可拔除导尿管，外接集尿袋，令患者恢复自然排尿。针灸康复治疗、感官刺激等，作为重要的治疗措施，必须贯穿于其康复治疗的全过程。

九、植物状态患者的家庭或社区康复

部分患者在生命体征平稳之后，可能需要回到家里或社区继续康复，这时医务人员应将护理、康复的基本方法及注意事项向患者家属说明，并定期随访，了解患者康复的进展，指导康复治疗的方法，使患者能够及时得到继续治疗。家庭的支持对于 PVS 患者生存状态的改善具有其他人不可替代的作用。患者熟悉的亲人每日陪伴，并进行强制交流，让患者听以往喜爱的音乐、歌曲及广播节目，每次 30～60min。每日给患者抚摸全身肌肤 10～20 次，用活络药酒摸摩肢体，每日 1～2 次，摸摩可刺激肢体，增加血液循环。应每日 2 次进行从头至足、从大到小各关节的被动活动，使关节得到全范围的松解、肌肉得到有效牵拉，保持最大关节活动度。患者即使无意识也可以进行语言强化训练，将日常用语、词组、家人的谈话等反复地说给患者听；根据吞咽反射及进食后呛咳情况逐渐减少鼻饲流质，增加口腔进食。观察病情，做好家庭康复护理记录。包括每日测 1 次血压、体温、脉搏、呼吸等，并详细记录。

十、植物状态患者的预后

近年来，脑卒中后植物状态的发病率逐年上升，其高致残率、高治疗费用、长治疗周期，给社会和家庭都带来了沉重的负担。目前，对于植物状态这一全球性的医学新问题还没有很有效的治疗方法，现在常用的治疗方法有药物治疗、高压氧治疗、神经电刺激治疗、中医疗法（如针灸、推拿）、综合康复治疗等。长期以来由于缺乏肯定有效的治疗方法，患者的预后差，死亡率高。

参 考 文 献

陈红霞，2018. 康复疗法学 [M] .2 版. 北京：人民卫生出版社.

李响，田泪，2002. 植物状态患者的康复治疗 [J] . 中国康复理论与实践，5（10）：602-608.

倪朝民，2008. 神经康复学 [M] . 北京：人民卫生出版社.

第十章 脑卒中患者的康复护理

一、脑卒中康复护理概述

脑卒中康复护理学是一门研究脑卒中患者身体和精神康复的护理理论、知识和技能的科学，主要通过对功能障碍的护理预防、评估及处理（协助治疗、训练和督导），最大限度地减轻患者的功能障碍或恢复其功能，预防并发症，提高生活质量，使其早日重返家庭，回归社会。脑卒中康复护理与预防保健，以及临床护理，三者共同组成脑卒中患者的全面护理，其中康复护理的对象主要为脑卒中后遗症患者。

脑卒中患者的康复治疗原则应该遵循以下方面：早期介入，脑卒中急性期和恢复早期是患者功能恢复的关键时期，康复护理应及早介入，指导康复。因人而异，一对一根据患者自己情况和疾病特点制定适宜的康复治疗计划。循序渐进，根据疾病生理病理特点在不同时期开展不同的护理康复。主动参与，良好的康复需要长期和反复功能训练，在此过程中调动患者及家属的主动性，取得理解和支持。身心并重，脑卒中身体功能障碍者多伴有心理障碍，需辅助以心理护理，克服不良情绪，增强康复信心。

二、脑卒中康复护理最佳时机

如何能最大程度地减轻脑卒中遗留的功能障碍，尽早恢复患者功能，回归正常的生活、工作和学习，这是大家一直以来关注的话题。循证医学证明，脑卒中患者及早进行康复训练对促进神经功能恢复，减轻残疾，提高患者生活质量，节约医疗成本具有重要的意义。早期康复对患者身心健康的促进作用已得到国内外专家的认可，研究表明，76%的运动障碍、57%的认知障碍以及 75%的抑郁均与早期康复密切相关，可见早期康复的重要性。

现代康复医学强调的早期康复摒弃了以往重治疗轻康复、注重生命抢救而忽略功能恢复以及认为后期康复等错误观念。积极主动的早期康复干预对改善脑卒中患者的运动和感觉障碍具有良好的疗效，规范的康复锻炼开展得越早，患者肢体功能恢复的可能性越大，预后也越好。我国指南明确指出，脑卒中应在急性期行早期康复治疗，即发病后14天内开始；WHO 建议急性脑卒中患者生命体征平稳，神经系统症状不再进展以后 48小时即可进行康复治疗。而最新研究则指出早期康复应在 24 小时内及早进行，包括良肢位摆放、被动运动、超早期活动等。以上这些康复措施和方法均需要康复护理的及时介入和指导。

三、脑卒中护理的三级康复

21 世纪初，我国正式启动"急性脑血管病三级康复方案的研究"的"十五"攻关课题，建立符合我国国情的三级康复网络。脑卒中的康复分为三级：一级康复是指脑卒中患者在医院急诊科或神经内科的早期治疗和康复护理；二级康复是指脑卒中患者在康复科或专业的康复中心进行的治疗和康复护理；三级康复是指患者出院后在社区卫生服务机构或者在家中的康复治疗护理。与之相对应的是三级康复护理：一级护理主要针对早期患者活动受限的肢体进行舒适放置，并及时更换体位，促进肢体血液循环，有效的关节护理可以避免因长期受限而出现关节功能退化，促进患者运动功能的恢复；二级护理主要侧重于患者日常生活及自我护理，并指导患者重点掌握关键性和技巧性动作，为后期出院在家中进行基础的康复训练做好基础，有助于患者长期神经功能的恢复；三级护理重点在出院后的家庭康复阶段，通过有效的定期复查、随访等方式更好地督促及监督患者的日常康复质量，利于患者尽快康复至最佳状态，最大程度改善患者日常生活能力。三级康复护理模式可以有效地改善出血性和缺血性脑卒中患者神经功能缺损程度，利于患者肢体运动能力及认知能力的恢复，提高患者生活质量。

四、脑卒中康复护理目标

根据病程，可将脑卒中康复护理目标分为急性期目标、恢复期目标和后遗症期目标。

（1）急性期康复护理目标　预防继发性损害（如压疮、肺炎等），诱发肢体的随意运动，抑制异常的运动模式。

（2）恢复期康复护理目标　最大程度地促进肢体运动及感觉障碍的恢复，改善步行能力，提高手的精细功能，预防可能出现的关节半脱位，肌肉萎缩等并发症；改善患者认知、言语等功能，锻炼患者生活自理能力，回归家庭。

（3）后遗症期康复护理目标　指导患者继续康复训练，充分利用残余功能，提高患者生存质量，争取重返社会。

五、脑卒中康复护理模式

脑卒中康复护理是急性脑血管病康复医疗的延续，医护人员在协调患者的生理恢复、康复治疗、心理健康等方面，扮演着照顾者、健康教育者、康复执行者、监督者、协调者、咨询者以及研究者等多种角色。为此，国内外学者提出了多种康复护理新模式。

（一）卒中单元的拓展服务

卒中单元是主要由急诊医学科、神经内科、神经外科、康复科等多学科专业医疗和护理人员组成的医疗综合体，针对不同情况的脑卒中患者制定具有个体化的、明确和规范化的诊疗康复目标，集患者诊断、治疗、护理、营养、物理康复、心理治疗以及医学科普教育为一体的综合性治疗模式。卒中单元在国外已经逐渐成为一种成熟的脑卒中管理模式，其多学科团队的拓展服务除了给予患者早期规范诊断治疗和康复外，也把出院后的拓展康复护理服务纳入其中，将康复治疗从医院延伸至社区和家庭，继续给予脑卒中患者专业化和精细化的康复护理，从而最大程度上保证了患者早期和后期的康复效果。

（二）连续康复护理

连续康复护理是指将患者的在院康复护理服务延伸至患者出院后社区或家庭康复护理，实现医院-社区-家庭康复护理服务的连续性和可持续性，具体措施包括出院计划、电话随访和家庭访视等一系列干预措施，从而为患者提供平稳的、全程的协调延续护理。2002年香港理工大学黄金月教授首次将连续康复护理引入香港，由专科护士对患者进行出院前健康教育及出院后随访等护理措施。研究结果显示连续康复护理是一种安全、有效的护理模式，患者饮食、用药、康复锻炼等自我管理行为的依从性和主动性得到显著提高，并在此基础上发展了"4C"的连续护理模型，即指护理服务的全面性（comprehensiveness）、延续性（continuity）、协调性（coordination）、协作性（collaboration）。该护理模式切实提高了患者的自律能力、运动功能、日常生活能力及生活质量，值得临床推广应用。

（三）医护一体化临床护理模式

医护一体化并非简单指医生护士在一起工作，而是强调医生和护士之间既独立自主又分工合作、信息共享、互相帮助、互相促进、责任共担的临床护理新模式。脑卒中的康复方案由医生、护士及患者三方经过充分沟通后共同制定，在方案制定和实施过程中医护患多方协作互助，相互促进和督促。医护一体化临床护理模式为医生和护士架起了一座桥梁，使得医护间的沟通和合作更为方便、快捷和高效，医护关系也由最初传统的"医生绝对主导，护士从属执行"模式，逐渐向"医护沟通协作、共同主导型"转变；同时，医护之间合作和沟通更为通畅有效，及时进行患者相关信息的交换和共享，使得医护双方均能全面准确地了解患者病情变化，以便做出正确的临床医疗和护理康复决定，从而提高整体医疗服务质量。

（四）临床护理路径

临床护理路径由临床路径演变而来，是针对脑卒中患者群体，以时间为纵轴，以入院评估、健康宣教、检查检验、临床用药、基础护理、出院计划、定期复查及随访等护理手段为横轴而制定的，按时间顺序的护理模式，是一种集循证医学、整体护理及持续改进的标准化护理为一体的康复护理新方法。其核心理念是将康复护理的所有细节标准化，确保患者在正确的时间、正确的地点，得到正确规范化的康复护理服务。临床护理路径需要多学科的协作，包括医师、护士、康复师、技师等人员的共同参与，使诊疗护理常规合理化、流程化，脑卒中患者康复的进展按流程进行有效控制，其最终结果就是依据最佳的治疗护理方案，降低医患双方的成本，提高康复护理疗效。临床研究结果显示，临床护理路径有助于规范护理流程，提高护理质量；调动患者主动性，优化患者康复效果，提高患者满意度；同时减少住院天数，降低医疗费用。

以上几种康复护理模式是目前国际上较为新颖和成熟的模式，值得结合我国的实际情况，在国内进行开展和推广。脑卒中的康复治疗是个长期连续的过程，需要医生、护士、患者及家属等多方积极参与，但由于医疗资源紧张和经济原因，多数患者在医院经过疾病急性期短暂的治疗和康复护理后不得不转入社区或者家庭。尽管很多脑卒中患者在住院期间接受过康复治疗，功能障碍情况有所恢复，但大部分患者出院时仍伴有不同程度的功能障碍，因此脑卒中康复护理的开展具有重要的意义。

六、对脑卒中患者的全面评估

根据患者的病因、临床表现及实际情况，结合患者和（或）家属的要求，全面评估患者的心理状况、生活自理能力、功能障碍状况及对脑卒中相关知识的了解情况等，一对一制订适合患者的康复护理计划。其中，客观、量化和准确评估患者功能障碍的部位、范围、种类、性质、严重程度、发展趋势及预后，是康复护理的先决条件。评估方法包括访谈法、观察法、检查法以及问卷调查法等。

最新的研究显示，影响脑卒中患者生活质量的因素分为不可改变因素和可改变因素两大类。其中不可改变的因素主要包括社会人口学因素和疾病相关因素，前者主要包括性别、年龄、婚姻状况、经济条件等，后者包括脑卒中类型、部位、程度及并发症等。这些因素虽然不能改变，但是临床医护工作者可以根据其情况为他们制定因人而异、因病而异、因证而异的治疗、康复和护理方案。可改变因素包括康复治疗、病耻感、家庭支持及患者自我效能，这四个方面可直接影响脑卒中患者的康复效果。

七、对脑卒中患者的健康宣教

1. 一般宣教

对患者本人及家属进行全方位的健康教育，介绍有关脑卒中的病因、发病机制、临床表现、治疗方法、后遗症、康复锻炼措施等医学知识，使其有一个大致的了解；给予健康饮食指导，以粗粮、蔬菜、水果及高蛋白质饮食为主，保证维生素、纤维素的足量摄入，保持营养的均衡丰富，注意低盐、低脂饮食，避免摄入油腻、生冷及辛辣食物；对患者进行病情的监测，观察各项生命体征、24小时的液体出入量等，及时准确记录各项指标；在用药方面做好用药指导和用药护理工作，叮嘱患者及时、按时用药，而在输液治疗过程中，护士应定时巡视病房，保证用药安全。

2. 康复宣教

根据患者和家属对康复知识的掌握程度和需求内容，由康复护理人员定期给予现场示范培训及知识宣教，并进行有针对性的功能训练；定期举办脑卒中功能训练相关知识讲座，主要通过图片、视频、多媒体等各种形式进行健康宣教，同时将功能康复锻炼的内容制作成图片，发放给患者及家属，以方便患者和家属记忆。还可以利用网络微博、微信公众号等途径进行康复知识的宣教。健康教育能够明显改善脑卒中患者生活方式，提高患者疾病自我管理水平，提升日常活动能力，降低跌倒及坠床等不良事件的发生率，减少并发症的发生，提升脑卒中后患者的生活质量。

八、对脑卒中患者的心理及生理干预

由于受到自身病情严重程度、生活无法自理等因素的影响，脑卒中患者更容易出现不同程度的心理问题，如焦虑、抑郁、悲观、失望、自卑等。这些问题的出现严重影响了患者身心健康和生活质量，同时也让患者缺乏康复主动性和依从性，对康复护理工作产生负面影响，容易导致预后不良。近年来，医护人员越来越重视心理干预对脑卒中患者康复影响的研究，及时的心理干预有助于促进脑卒中患者的身心健康，消除悲观失望等不良情绪，促使患者主动配合康复训练，有利于提高患者的生活质量，有效避免不良事件的发生。在方法上，护士需要和患者、家属等进行积极的沟通，掌握患者的心理问题，评估其心理状态，进行针对性的心理疏导，对其存在的问题、疑惑给予详细的解答，解除其心中的顾虑，根据患者的性格特点，可以给予音乐疗法、转移注意力等方法，促进患者心理上的康复，消除其不良情绪。对抑郁和焦虑患者可采用汉密尔顿抑郁和焦虑量表量化抑郁和焦虑程度，重度患者需精神科医生参与治疗。

（一）生理干预

针对不同脑卒中患者的具体情况，由责任护理人员、康复治疗师、患者及家属共同制定具体的生理干预方案，指导、辅助并监督其功能锻炼，如偏瘫、认知障碍、吞咽困难等后遗症。

首先，结合患者自身的文化程度，采取群体教育、单个指导、观看视频、动作演示、宣传栏等宣教方式进行康复知识和内容的普及。指导患者进行包括床上翻身、良肢位的摆放、主动运动、被动运动、桥式运动、行走训练、平衡训练、感官刺激、日常生活行为训练等一系列的康复锻炼。在指导患者的同时还应动员患者家属共同学习康复锻炼的内容和技巧，以便监督和协助患者按规定进行功能训练。同时还可开展群体教育，可选择康复进展较快、动作规范、愿意配合、性格开朗的患者演示功能训练的步骤，利用患友间的互动，提高其他患者康复的积极性，从而有效提高患者的信心。对于卧床患者，应注意加强患者的皮肤护理，定时变换体位，积极预防肩手关节综合征、压疮等并发症的出现。下面结合几种临床常见的脑卒中患者康复护理问题详细说明。

1. 体位摆放

正确的体位摆放，又称为良肢体位，是为抑制异常的运动模式，促进正常的运动模式，防止相关并发症而设计的一种治疗性体位。

2. 压疮

压疮又称压力性溃疡，由于身体局部皮肤长期受压，影响血液循环，导致皮肤和皮下组织营养不良而出现溃烂坏死，通常好发于无肌肉包裹或肌肉层较薄、缺乏脂肪组织保护，而又经常受压的骨突出部位，如骶尾部、脚踝、足跟、臀部等。皮肤压疮是脑卒中康复护理中一个常见的问题，有报道每年约有 6 万人死于压疮合并症。压疮多见于卧床或偏瘫患者，平日的康复护理中，要积极预防压疮的形成。首先去除局部压迫，包括不断更换体位；应用气垫床减轻局部压迫；保持局部皮肤清洁干燥，促进局部组织血液循环；加强营养；保护患肢等。对于已经形成的压疮，要清洁伤口，局部根据伤口情况选择适合的敷料予以保护，促进愈合。

3. 下肢深静脉血栓

下肢深静脉血栓是一种发生于静脉内的血凝块阻塞性疾病，也是脑卒中患者最严重的并发症之一。其危害在于脱落的栓子可能造成肺、脑等重要脏器栓塞而导致残疾或死亡。其高危因素包括：长时间卧床；血流速度缓慢；医源性静脉内膜损伤（穿刺置管等）；血液高凝状态；高龄等。临床常见小腿肌肉静脉丛血栓形成和髂股静脉血栓形成。下肢肿胀、疼痛和表浅静脉曲张是下肢深静脉血栓形成的三大临床表现。下肢深静脉血栓预防和处理措施主要有以下几点：①鼓励患者自行活动。不能自主活动的患者可协助被动运动，被动运动应从远端开始，若病情允许应尽早离床活动以促进下肢血液循环。②合理膳食。控制高脂、高胆固醇食物的摄入。③多饮水，稀释血液。④瘫痪患者应定期抬高患肢，预防性穿抗血栓弹力袜。⑤若出现下肢深静脉血栓情况应及时就医，行血管超声检查。

4. 痉挛

痉挛是指肌肉间断或持续的不随意收缩，常见于四肢，多因受到刺激引起，见于炎症、创伤、中枢神经系统病变等，可分为阵发性痉挛和强直性痉挛两种。肌痉挛可导致患者肢体酸胀疼痛、关节挛缩畸形等，严重影响患者的日常生活和康复治疗效果。痉挛的治疗方案包括：①药物治疗：口服巴氯芬、地西泮或注射肉毒毒素。②非药物治疗：物理治疗是防止关节挛缩和缓解痉挛最有效的方法之一，如伸展运动，增加关节活动度等。③手术治疗：当痉挛严重影响患者生活时，可考虑行神经离断术。

5. 呼吸道管理

脑卒中患者多因意识反应差，咳嗽反射减弱等原因，自主咳痰困难，造成肺不张、肺炎等并发症，加重病情。因此，对于这类患者，尤其是携带人工气道的患者，做好呼吸道的管理十分重要。其护理措施分为一般患者的护理和气管切开/气管插管的护理两种。对于一般患者，应保持呼吸道通畅，鼓励患者自主有效咳痰；给予雾化吸入和化痰药物；当患者发生呕吐时，应将头偏向一侧，及时清理口腔、鼻腔分泌物，防止误吸和窒息。对于气管切开/气管插管的特殊患者，应妥善固定气管插管或气管套管，防止脱出；监测气囊压力，防止漏气或损伤气道黏膜；加强气道湿化，可应用人工鼻进行湿化；观察气切伤口，每日更换敷料；鼻饲饮食时，应适当抬高床头30°～45°，防止反流；每日行2次口腔护理。

痰液体位引流：规律的定时翻身对于防止分泌物滞留在肺下垂部位有重要作用。在患者病情允许的情况下，采用仰卧、侧卧、俯卧体位，辅以头部抬高或降低，通过重力的作用将肺段中的分泌物或痰液引流出来。

咳嗽咳痰训练：咳嗽是一种防御反射，属于气道的自我保护，有助于保持呼吸道的清洁和通畅，避免或减轻肺部炎症。为了达到有效咳嗽，促进脑卒中患者痰液排出，需要采用正确的方法。咳嗽前，应在病情允许的条件下尽可能采取坐位或半坐位，以增加腹压，降低胸部压力。先缓慢深呼吸几次，吸气后稍屏气3秒；然后身体略前倾，两侧手臂向内屈曲，稍夹紧胸部；咳嗽时腹肌用力收缩，腹壁内陷，一次吸气，可连续咳嗽3次；停止咳嗽后平静呼吸一段时间，准备下次咳嗽动作。对于有意识障碍不能自主咳嗽咳痰的患者，可用示指和中指按压刺激胸骨上窝处的气管，协助患者咳嗽咳痰。

叩背训练：通过用手叩击胸背部，借助外力震动促使附着在气管和肺内的分泌物松动，以助其排出。叩背时，患者多取坐位或侧卧位，进食 2 小时或饮水 30min 后进行。操作者将手固定成背隆掌空状，以空掌心自下向上，自外向内叩击患者胸背部，注意避开乳房和心前区；每分钟叩击 60～80 次；力度适中，以不引起疼痛、皮肤不发红为宜；每次叩击一般不超过 20min。

6. 膀胱功能训练

脑卒中患者可遗留神经源性膀胱，导致排尿功能减退或丧失，最终表现为尿失禁或尿潴留。维持膀胱正常压力，预防和处理反流是治疗神经源性膀胱的关键。膀胱功能训练是恢复膀胱功能，达到自行排尿的常用方法，应积极和尽早进行训练。膀胱功能训练分为以下几种方法：

（1）Crede 排尿法　是一种手法排尿法。当膀胱充盈于耻骨上两横指可触及膀胱底时，双手拇指置于髂嵴处，其余手指放在膀胱顶部（脐下方），逐渐施力向内下方按压，也可用拳头按压脐下向耻骨方向滚动，同时让患者憋气以增加腹压，促进尿液排出。

（2）Vasalval 排尿法　借助增加腹压的办法来增加膀胱压力，使膀胱颈开放达到排尿的目的。患者身体前倾，快速呼吸 3～4 次；然后做一次深呼吸，屏住呼吸向下用力做排便动作。这样反复多次，直到尿液排净为止。痔疮和疝气患者禁用此方法。

（3）扳机点排尿法　在腰骶神经节段区找寻扳机点，通过反复挤捏阴茎、牵拉阴毛、持续有节奏地轻敲耻骨上区等，诱导患者反射性排尿；敲击应轻而快，50～100 次/分，每次叩击 100～500 次；可辅助以听流水声、热饮、热敷等措施。

（4）间歇导尿法　指导患者本人或家属每隔 4～6 小时导尿一次，常规消毒尿道口，选择 10～14F 的导尿管，插入前润滑尿管，避免损伤尿道黏膜。导尿完成后立即将尿管拔出。两次导尿之间嘱患者行自我排尿训练。

对于排尿障碍的患者还应行盆底肌肉训练：患者仰卧位，双下肢并拢屈曲，轻抬臀部，缩肛、提肛 10～20 下，每天练习 4～6 次，促进盆底肌肉功能恢复。同时可结合电刺激及微波疗法、针灸和穴位按摩等治疗手段。

7. 瘫痪患者肢体功能锻炼

功能锻炼是运动疗法的一种，可利用手法或器械进行，对于脑卒中后瘫痪患者的肢体康复有着极其重要的作用。鼓励和辅助患者进行功能锻炼也是康复护理的重点之一。功能锻炼的方法主要包括以下几点：①保持肢体功能位：瘫痪肢体的手指关节和肘关节应伸展，肩关节稍外展，避免内收；防止足下垂和下肢外旋。②加强瘫痪肢体的锻炼：包括肢体按摩、主动和被动活动，以及坐起、站立、行走等，防止肌肉萎缩和关节挛缩畸形。

（二）心理干预

脑卒中患者的心理健康同样值得护理人员关注。脑卒中患者多留有后遗症，包括偏瘫、言语障碍等，给日常生活带来极大不便，在精神上造成沉重的负担，患者多有悲观失望及急躁情绪，因此更易出现心理问题。临床常采用医院焦虑抑郁量表（hospital anxiety and depression scale，HADS）来筛查医院住院患者的非精神病性抑郁症状。该量表中抑郁亚表包含 7 个条目，每个条目均采用 Liker 4 级计分制，从"根本没有或基本没有"至"常常或大多数时间"，分别赋值 0～3 分，计分范围为 0～21 分。评价标准：8～10 分提示为轻度抑郁患者；11～14 分提示为中度抑郁患者；15 分以上提示为严重抑郁患者。其中，轻度和中度抑郁患者一般可通过心理干预进行治疗，重度抑郁则需要专科医生参与治疗。

抑郁的预防和处理措施分为心理干预和饮食预防两部分。其中，心理干预包括规律生活、培养兴趣、体育锻炼、广交良友、避免可引起抑郁症状的药物、培养积极乐观的性格、制定切实可行的小目标并努力完成、增强自我成就感等。饮食预防方面包括多吃绿色蔬菜、水果，减少咖啡、烟酒、可乐及油炸食品的摄入。

日常生活活动能力（activity of daily living，ADL）训练：ADL 指一个人为了满足日常生活每天所进行的最基本和必要的活动，包括进食、洗澡、如厕、穿衣、转移、行走、上下楼梯、家务劳动及利用工具等。其 ADL 量表（Barthel 指数）用以评估脑卒中患者能否可以自我照顾及独立生活程度。护理人员及家属可按照量表内容逐项指导协助患者进行相应能力训练，包括正确的进食姿势、餐具的改造、穿脱衣物的顺序、床与轮椅的转换、拐杖的使用等，提升 ADL，使患者逐渐能够生活自理，回归社会。

九、脑卒中康复护理的不足

目前，在大中城市，脑卒中康复护理已经得到社会的广泛认可和重视，并逐步开展工作。相比国外，我国脑卒中康复护理起步较晚，加之医疗资源相对紧张等客观因素，仍然存在如下问题：我国三级康复网络中的社区和家庭康复治疗护理服务还没有真正广泛地、有组织地开展起来，住院患者出院后的延续性康复治疗系统尚不完善，主要原因包括：社区和家庭康复护理的理念不清；康复护理人员的配备和培训不足；康复护理经费的投入不够；康复护理的宣传力度不足等。脑卒中急性期医院和社区服务机构之间缺乏有效的合作和沟通，医院、社区和家庭不同阶段的康复护理相关工作人员的职责也尚未明确。基层医护人员缺乏连续康复护理的观念，对连续康复护理认识不足。护理人员专业知识受限，对脑卒中患者连续康复护理参与率低。缺乏对康复护理服务的提供者、实施对象、内容、方式等统一的标准和规范，相关的法规不完善。

参 考 文 献

蔡文智，2018. 康复护理［M］. 2 版. 北京：科学出版社.

陈立典，2016. 康复护理学［M］. 新世纪 2 版. 北京：中国中医药出版社.

励建安，张通，2016. 脑卒中康复治疗［M］. 北京：人民卫生出版社.

王军，2019. 瘫痪患者康复护理手册［M］. 北京：科学出版社.

许洪伟，柳明仁，2018. 康复护理学［M］. 北京：科学出版社.

第十一章　脑卒中患者的自我康复

自我康复是脑卒中患者后遗症康复治疗的主要方法之一，伴随着医疗卫生事业的进步，自我康复治疗逐年得到重视，其不仅贯穿医疗机构院内康复、社区康复、上门康复服务的过程中，同时也贯穿于整个脑卒中的三级康复治疗中，更是脑卒中患者离开医疗资源后能够继续地、有效地康复治疗的保障，是改善脑卒中患者功能障碍的关键环节，以及预防脑卒中患者再次发病及并发症发生的中心环节。在我国脑卒中患者多数只是急性期住院，恢复期在家里休养，因此我们关注脑卒中患者及家属进行脑卒中后的自我康复具有突出的、重要的、实际的、有效的治疗意义。参照康复医学中康复的目标，本章将脑卒中患者的自我康复分为以下三个方面：心理-精神障碍的自我康复；生理功能障碍的自我康复；脑卒中复发危险因素的自我康复。

一、心理-精神的自我康复

脑卒中后心理-精神障碍在临床工作中以下列两种疾病最为常见：卒中后认知障碍（post-stroke cognitive impairment，PSCI）、卒中后抑郁（poststroke depression，PSD）。近几年逐渐得到广大关注，心理-精神因素是脑卒中患者自主行为的始动因素，影响患者情绪、生理功能、日常生活、社会活动等多方面的康复，对患者日常生活能力、社会活动能力的影响有时甚至超过躯体功能障碍本身的影响。

（一）卒中后认知障碍

1. PSCI 概念

PSCI 是指在卒中这一临床事件发生后 6 个月内出现达到认知障碍诊断标准的一系列综合征，强调了卒中与认知障碍之间潜在的因果关系以及两者之间临床管理的相关性，包括了卒中事件引起的认知障碍，同时也包括脑退行性病变如阿尔茨海默病在卒中后 6 个月内进展引起的认知障碍。

根据国外文献报道，脑卒中患者出现 PSCI 的概率为 24%～58%。国内文献报道脑卒中后患者 PSCI 的发生概率为 50%～75%，认知功能障碍可以影响患者的全面康复，患者认知功能恢复利于运动功能改善及日常生活能力提高。

2. PSCI 的诊断与评估

认知功能障碍诊断及评估方法：常用的诊断方法有心理学检查、电生理检查、病理学检查及影像学检查，其中临床心理学检查是目前评定和诊断 PSCI 最有效、最常用的方法，目前 PSCI 常用的评估量表主要有蒙特利尔认知评估量表（MoCA）、记忆障碍自评量表（AD8）、简易认知评估量表（Mini-Cog）、常用简明精神状态检查量表（MMSE）、神经心理学成套测试（HRB）等，其中蒙特利尔认知评估量表（MoCA）较为常用。

3. PSCI 的治疗

（1）药物治疗　至今为止尚没有一种明确的药物能够有效治疗脑卒中后认知障碍，临床工作中多应用以下药物治疗：

1）胆碱酶抑制剂：常用的有多奈哌齐、加兰他敏等，胆碱酶抑制剂可以改善患者认知功能障碍，有助于提高患者的生活、社会能力。

2）非竞争性的 N-甲基-D-天冬氨酸受体拮抗剂：常用美金刚，现阶段多数学者认为其对认知功能障碍及患者总体病情恢复效果不显著。

3）抗精神病药物：抗精神病药物需个体化治疗，应根据精神专科医生建议用药，临床工作中推荐选择应用非典型抗精神病药物治疗。

4）其他药物：如尼莫地平、丁苯酞、神经节苷脂、脑蛋白水解物、脑活素等，疗效尚不明确。

（2）自我康复治疗　现阶段证实 PSCI 可以通过反复进行视觉、听觉、触觉等多种感知觉刺激及强化动作学习来促进患者的认知功能恢复，在临床康复工作中对于脑卒中患者的注意力、记忆力、定向力恢复主要采取人工认知功能康复训练方法，近几年也开展计算机认知辅助康复训练方法的应用研究。自我康复治疗在患者离开医疗资源后仍可继续进行，使患者获益，是 PSCI 患者在二级、三级康复治疗中的重要方式之一。

认知功能障碍的自我康复是以专业康复医生指导为基础，以家人护理为辅助，认知功能障碍的自我康复要求患者有一定的配合能力，适用于以下脑卒中患者：①符合脑卒中的诊断标准；②诊断符合认知功能障碍；③具备一定的语言表达、理解能力，可以配合认知障碍的康复训练；④轻度或中度的运动功能障碍，能够配合认知障碍的康复训练；⑤无精神疾病。

认知功能障碍的自我康复需要依据认知功能障碍患者的不同病情，制定个体化康复治疗方案，下面介绍几种脑卒中后认知功能障碍自我康复的常用方法：

1）注意力的自我康复：①记猜法：取两个盒子和一个球，首先让患者注意观看，把盒子反扣在球上，然后让患者指出哪个盒子里有球，通过逐步增加盒子的数量来增加难度。②删减法：先在纸板写上字母、拼音、汉字、图形、固定的标识等，然后让患者按照指令用笔画出指定的目标。

2）记忆力的自我康复：①患者通过无声或大声朗读的方式重复要记住的信息。②患者需要把记忆的信息在脑中形成一幅图画，或由家属为患者画一幅与信息相关的记忆图。③患者通过组织几个短句或一个小故事来巩固需要记忆的信息。④利用记事本、日程表、电脑等其他辅助工具来帮助记忆。

3）解决问题能力的自我康复：①翻看文章、报纸等文字资料，指出文字资料中的内容或特殊信息，如页码、首页信息等。②给患者多个不同的物品或事物，让患者从粗分到细分进行分类。③由简至繁给患者提出问题，逐渐提供帮助，锻炼患者逐步解决问题。

4）单侧忽略的自我康复：①忽略侧非物理刺激：家人采取患者忽略侧的语言交流、功能训练、提示患者注意忽略侧等。②忽略侧物理刺激：家人或患者本人可以对患者忽略侧进行触摸、触碰、适度挤压、冷热刺激等，需要注意患者保护，避免物理刺激导致意外伤害可能。

5）失认症的自我康复：①让患者辨认不同颜色的积木或拼板，然后练习颜色匹配和拼图，并按要求拼出不同的图形，可以采用七巧板练习。②选一张或多张患者熟悉的照片或图片，让患者反复观看记忆，然后将观看的照片或图片与无关的照片或图片混在一起，让患者辨认，可由 1 张开始逐渐增多。

6）失用症的自我康复：①选取生活中常常发生的动作、行为，由粗大动作至精细动作逐渐练习。②将动作进行分解、连贯的训练，对于难度较大的动作可分解为多个动作，逐个连贯加强重复练习。

如：取钥匙开门，可以分成三步。第一步，先辨钥匙；第二步，取出钥匙；第三步，用钥匙开门。

（3）中医药物及康复治疗　我国已有许多学者开展中医药物及中医针灸、推拿等治疗 PSCI，并获得疗效。这是 PSCI 治疗不断探索的方向。

4. PSCI 高危因素的自我康复

（1）高血压　有研究表明，控制血压可以降低脑卒中发生风险，同时还延缓认知减退，高血压患者积极控制血压可以减缓认知功能下降速度。

（2）阿司匹林　可以通过抗血小板聚集，减少 β-淀粉样蛋白形成，阻止自由基和血小板活化因子释放等机制预防或延缓认知功能减退，但阿司匹林对脑卒中后认知障碍的治疗作用还没有得到充分的证据。

（3）血脂紊乱　有证据表明低密度脂蛋白水平与认知功能障碍的发病风险成正相关，然而他汀类药物治疗高水平低密度脂蛋白时是否可以预防 PSCI 仍需要进一步证实，现阶段大多数学者认为积极地纠正血脂紊乱有益于预防 PSCI。

（4）糖尿病　现在尚没有明确的证据表明控制血糖水平可以预防 PSCI，但研究发现控制血糖水平可以预防脑卒中发生，由此推测控制血糖水平预防 PSCI 可能存在合理性。

（二）卒中后抑郁

1. PSD 概况

PSD 是抑郁的一种特殊类型，一般是指发生于卒中后，表现为一系列抑郁症状和相应躯体症状的综合征，主要指一系列以情绪低落、乐趣丧失、思维迟钝等为主要临床特征的情感障碍综合征，并常伴有躯体症状。PSD 是脑卒中后常见的并发症之一，PSD 的发病率伴随脑卒中患者的增多亦有逐渐升高的趋势，现阶段国内外学者对 PSD 发病率的报道差异较大，20%～70%不等。在我国 PSD 仍未得到广泛重视，PSD 患者就诊率低，缺少必要的关注及治疗。PSD 是妨碍患者康复进展的因素之一，可能会降低患者恢复的潜力和限制脑卒中患者社会角色功能、社会参与能力等，造成恶性循环，导致康复缓慢，甚至加重病情。PSD 患者自我康复能够帮助患者树立康复信心，全面认识、理性对待脑卒中康复的曲折过程，当脑卒中患者 PSD 自我康复越好的时候他们的康复信心越强大，进步也就越快，PSD 康复是保障患者康复进程、康复效果的前提因素。

2. PSD 的发病机制

PSD 的发病机制目前尚不完全清楚，目前研究表明以下几方面与 PSD 的发病有关：

（1）遗传机制　研究显示，患者既往有抑郁病史和（或）家族病史可能是导致 PSD 发病的高危因素。

（2）生物学机制　研究认为 PSD 是一种器质性情感障碍，脑卒中患者 5-羟色胺、去甲肾上腺素和多巴胺系统失衡可能是 PSD 发病的生物学基础。

（3）社会心理学说　脑卒中患者社会心理学说以生物-心理-社会模式为中心，当脑卒中突然发生后，患者出现神经功能缺损，日常生活能力、社会工作能力突然降低，这些因素致使患者心理应激障碍，可能导致患者心理平衡失调，可能诱发 PSD 的发生，加重 PSD 恶化。

（4）卒中病灶部位相关性　卒中病灶部位与 PSD 的发生是否具有一定相关性尚不确定，一直存有争议，一部分学者认为，患者左额叶和基底节区域受损与 PSD 发生具有一定的相关性，当脑卒中病灶部位越靠近左侧额极，PSD 发病可能性越大，抑郁症的症状越严重。

（5）其他因素　年龄和性别可以作为预测卒中及其预后的重要因素，当前多数研究显示独居老年人、女性患者发生 PSD 的概率较高。

PSD 发病的主要心理因素在于脑卒中后患者心理承受巨大的压力，心理适应能力差、心理应激剧烈，这些导致脑卒中患者容易出现焦虑、情绪低落等抑郁症症状。脑卒中多为突然起病，患者对功能障碍难以形成有效的心理准备及预判，并且脑卒中后患者多伴有功能障碍，这些功能障碍在患者康复过程中表现为康复见效慢、疗程长的特点，这些因素是导致脑卒中后患者出现上述 PSD 的主要因素。

3. PSD 的临床表现与诊断

PSD 可伴有多种症状，PSD 症状主要表现为以下三方面：①患者情绪低落，总是自己感觉压抑、郁郁不乐，甚至感觉痛苦。②患者乐趣丧失，对以往感兴趣、有愉快感的事情或活动不再感受到以前一样的愉悦。③患者思维迟钝，容易感觉劳累，自觉精力减退，感到生活无趣，甚至丧失生活目标，严重者有自杀的倾向。

目前 PSD 尚无统一的准确的诊断标准。所以在临床工作中，首先推荐症状学的诊断与抑郁评估量表评分二者结合的诊断模式。具体明确诊断、病情评估需要专科医生协助诊疗。

4. PSD 的治疗

PSD 的治疗涉及多种治疗方式，临床工作很少采用一种方法单独治疗，多采用药物治疗、自我康复治疗等多种手段的综合治疗，以期达到最佳的治疗效果。

（1）药物治疗　药物治疗以减轻 PSD 的症状、提高生活能力和预防复发为主要目标，常常需要精神科医师给出个体化的药物治疗方案。

1）选择性 5-羟色胺再吸收抑制剂：为目前一线抗抑郁药，临床代表性的药物包括舍曲林、艾司西肽普兰等。

2）5-羟色胺、去甲肾上腺素再摄取抑制剂：临床工作中的代表药物是文拉法辛和度洛西汀。

3）去甲肾上腺素及特异性 5-羟色胺能抗抑郁药：代表药物为米氮平。

4）三环类抗抑郁药：治疗 PSD 疗效较好，并且药物价格低廉，也作为 PSD 的药物治疗选择之一。三环类抗抑郁药以阿米替林、多塞平等为代表药物。

5）其他可用于 PSD 的药物：曲唑酮、氟哌噻吨美利曲辛片（黛力新）等，黛力新还常用于抑郁合并焦虑的治疗。

6）中药制剂：文献报道有许多治疗抑郁症的中药，但现阶段中药治疗 PSD 仍缺少有力的证据支持。

（2）自我康复治疗　所有卒中患者都需要个体化的心理支持、健康教育等。心理治疗可作为首选治疗方式，尤其是药依从性差、药物应答不良或不宜药物治疗的 PSD 患者。自我状态是 PSD 患者自我康复的关注主体，自我状态是"一种思想与感受一致的系统，借着一套相对应的行为模式展现在外"，针对脑卒中患者自我状态的不同表现，可以采取以下自我康复策略为 PSD 患者提供心理支持。

1）"自我状态"重新认识：主要是脑卒中急性期、早期需要实现对自我状态的评判与接受，从脑卒中的急性发病到早期的病情初步稳定，患者从出现神经功能损伤到神经功能损伤不再恶化，患者需要自己在医生、家人的帮助下全面的、正确地认识，判断脑卒中给自己带来的功能障碍，重新认识并接受脑卒中后神经功能缺失的"自我状态"，理性判断、确立"自我状态"的康复目标，为康复治疗打下基础。

2）"自我状态"信心建立：在全面、正确认识的自我状态前提下，患者树立对脑卒中后"自我状态"的康复信心，对规范的康复治疗及积极的自我康复能够实现自我状态恢复充满信心，在康复过程中遇到困难时充分发挥自我信心的主观能动性，为自我状态康复提供动力。

3）"自我状态"实现与调整：在脑卒中患者恢复过程中 PSD 病情不是一成不变，而是伴随病情变化而发生变化，因此一部分"自我状态"康复的目标可以完全实现，一部分"自我状态"康复的目标可以部分实现或不能实现，我们需要让脑卒中患者在自我主观能动性的帮助下不断调整自我状态的康复目标，为康复治疗的顺利进行提供保障。

二、生理功能障碍的自我康复

（一）生理功能障碍的康复概况

脑卒中患者中约有 75%～80% 会留有程度各异的功能障碍，导致患者出现残疾，需要长期康复锻炼，其生理功能障碍主要表现为吞咽功能障碍、言语功能障碍、肢体运动功能障碍、二便功能障碍、感觉功能障碍、视觉功能障碍、听觉功能障碍、平衡功能障碍等，因脑卒中损伤部位、范围不同，患者临床症状各异，可以表现出一种功能障碍或两种及两种以上的神经功能障碍，如典型的基底节区出血性脑卒中患者临床可出现三偏征，即病灶对侧肢体运动障碍、偏身感觉障碍和视野障碍等。

国内外公认，康复训练是治疗脑卒中功能障碍的优化方式，尤其脑卒中早期采取恰当的康复方法，可以促进中枢神经系统的可塑性功能、重组功能建立，患者生理功能障碍可以达到最大限度康复。现阶段康复医学认为越早开始康复治疗，患者的各种功能障碍恢复越快，整体康复疗效越好，有证据表明脑卒中患者病情稳定后不进行康复治疗，卧床多于 2 周能够产生"失用综合征"，对于一般缺血性脑卒中患者，若其生命体征平稳、意识清、病情稳定，发病 48 小时后即可进行康复锻炼，而脑出血患者则相对略晚，一般 10～14 天后也可以开始进行康复，但若病情稳定也需要尽快进行康复治疗。根据脑卒中后患者病情、功能障碍及症状不同，需要采取个体化的康复治疗方案，自我康复与个体化的康复方案密切结合、相互促进，能够使患者恢复获得最大收益，尤其对于二级、三级的脑卒中患者康复更为重要，长期的、正确的自主康复方法可以帮助大多数患者实现康复疗效的最大化，下面就常见的吞咽功能障碍、语言功能障碍、肢体运动障碍的自我康复作出介绍。

（二）吞咽功能障碍的自我康复

1. 吞咽功能康复的意义

吞咽障碍主要涉及患者的进食功能，恢复患者吞咽功能可以促进患者营养改善，利于患者整体状态恢复，为其他功能障碍恢复提供基础，同时可以避免呛咳、误吸、肺部感染甚至窒息死亡等吞咽障碍并发症的发生。

2. 吞咽功能自我康复主要方式

（1）颜面部的运动康复　主要有口唇闭锁运动、下颌运动、闭嘴鼓腮、张嘴吹气、叩齿运动。

（2）颜面部感觉康复刺激　①内部刺激：前腭弓部用棉签蘸冰水后左右交替摩擦 5～8 下，每日 2 次。②外部刺激：流涎症状患者则可以在麻痹一侧的颈部唾液腺冰块外敷刺激（直至皮肤稍发红即可，避免冻伤），每日 3 次，每次 10min。

（3）舌肌运动　舌分别向上、向下、向左、向右各个方向运动，伸舌运动应该逐渐增大幅度，每日 2 次。

（4）呼吸训练　常用深吸气—憋气—咳嗽的循环动作的方法练习，提高呼吸道对异物的防御反射能力，防止误吸发生。

（5）喉肌训练　通过空吞咽、点头式吞咽训练诱发咽反射，发"a"音并向两侧运动发"i"音，然后练习发 "e"、"g"音，每次每音节发 3 次，通过张闭口动作促进口唇肌肉动作。

（6）摄食训练　为了尽早使患者吞咽功能康复，患者在留置鼻饲管同时可以进行吞咽训练。

1）体位：可以采取坐位训练，不能坐起患者采取头、躯干高位，即躯干 30°仰卧位、头部前屈，偏瘫侧肩部用枕垫起，进食结束后抬高床头 40°～45°保持 30min，防止食物反流。

2）口腔进食部位选择：以利于食物的吞咽为原则，喂食者将食物置于患者健侧舌后或健侧颊部为常用方法。

3）食物形态选择：进食食物选择顺序应为糜烂—糊状—固体—液体，其中糜烂食物最易吞咽，较为安全，而液体食物最易误吸，风险最高。

4）进食量：一般先少量，后逐渐增多，开始进食以 3～5ml 为宜。

吞咽功能自我康复不能急于求成，需要训练正确、循序渐进、长期坚持的治疗，在摄食训练中尤其注意避免意外发生，如呛咳、误吸，甚至窒息死亡等，家属应熟悉掌握海姆立克法抢救操作，便于紧急情况时抢救。

（三）言语功能障碍的自我康复

1. 言语功能障碍的康复概况

据统计大约有 57%～69%的脑血管病患者存有言语障碍，言语障碍包括失语及构音障碍，或二者共存。急性脑卒中患者平均有 21%～38%出现失语症，失语症是指由于大脑半球损伤而导致已经获得的语言能力丧失或受损，表现为言语表达和理解能力的障碍，并非发音器官功能障碍所致。语言功能的恢复利于患者的交流，可以帮助患者 PSCI、PSD 的康复及患者的整体恢复，利于提高患者的日常生活、社会活动能力。言语康复治疗主要针对言语功能的听、说、读、写、复述各个环节进行，一级康复治疗以言语康复师训练为主，二级康复治疗则可以采取言语康复师训练结合自我康复的康复治疗，三级康复治疗是以言语康复师指导下自我康复为主体的治疗模式。

2. 言语功能的康复治疗

言语功能康复有多种治疗方式：Rosenbek 八步法，针灸联合康复、仪器联合康复、药物（盐酸美金刚片、单唾液酸四己糖神经节苷脂等）联合康复、音乐疗法结合语言康复训练等。现有康复治疗资料显示：言语功能障碍采用以下自我康复方法可使脑卒中患者获得收益。

3. 言语功能的自我康复

（1）语言功能的自我康复

1）理解训练：家属选取多张图片给患者观看，家属说出其中一张图片的关键词或名称，让患者从图片中指出相符的图片。

2）称呼训练：选取生活中的常见物体或图片，让患者说出名称，当患者不能回答或答案错误时，家属协助描述物体或对图片内容的用途、特点加以提示，或用名称的词头音提示。

3）复述训练：轻症患者可以让其复述词语、短句或一段话，由简至繁练习。重症失语患者，可以增加图片或文字作为语言复述的提示。

4）阅读理解：轻症患者可阅读句子或文章，从答案中选出正确的答案。

重症患者可采用词-图匹配或图-词匹配，家属选择多组词-图卡片，一般 5～10 组卡片，锻炼患者由词选出对应的图，或由图选出对应的词。

5）书写障碍重症患者：先由词-词匹配开始训练，逐步过渡到看图、命名、书写、听写等。

依照患者具体情况上述自我康复治疗 30～60 分钟/次，每周 3～5 次，2～6 周为 1 个疗程，言语康复医生可以参考康复进展调整具体康复进程及方案。

（2）唇-舌-腭-呼吸-发声-面肌功能障碍自我康复

1）唇的训练：吐气动作（合紧嘴唇，用力鼓起两腮，心中数数，然后放松）；漱口动作（合紧嘴唇，轮流鼓起两腮，做漱口动作）；口哨动作（做出吹口哨的嘴形，左右移动）等。

2）舌的训练：舌运动训练（伸舌、缩舌、卷舌、翘舌动作训练）；舌的力量训练（舌尖尽可能用力分别顶左、右两腮）。

3）腭的训练：用力咬紧牙关，然后用力张开嘴巴；牙关打颤，令上下颌快速闭合；夸张地咀嚼食物。

4）呼吸及发声训练：吹气训练（可以吹气球、吸管吹气泡等锻炼吐气）；吸气训练（将纸剪成小纸片，用吸管吸起纸片，锻炼吸气）；发音训练：连续咳嗽、读数、唱音符，如读数（一口气数出 1～10）、唱音符（唱出 dou ruai mi～xi）。

5）面肌功能训练：抬眉动作、闭眼动作、缩嘴鼓腮动作、示齿动作。

（四）运动功能障碍的自我康复

若患者病情稳定，适合自我康复治疗，脑卒中患者运动功能障碍的自我康复治疗需要与脑卒中的康复治疗同步进行，尤其患者有前期一级、二级康复治疗的基础，结合我国医疗康复资源不足的现状及脑卒中康复治疗长期性的特点，自我康复在患者二级、三级康复治疗期间可以起到关键作用，患者自我康复的重点在于患者抗痉挛体位自我康复、肢体运动的自我康复。

1. 抗痉挛体位自我康复

抗痉挛体位又称良肢位，包括患侧卧位、健侧卧位或仰卧位，在前期康复指导的基础上，患者可自行或在家人帮助下每1～2小时交替变换一次体位，在操作正确、运用规律、长期坚持的自我康复治疗下可以有效康复治疗患者关节挛缩、畸形或肌肉萎缩，并可能预防压疮、坠积性肺炎及深静脉血栓等康复期的常见并发症（详见第七章第一节）。

2. 肢体运动的自我康复

被动康复训练：患者在家属的帮助下分别进行肩关节外展、屈曲和外旋，肘关节伸展，腕关节和手指伸展，髋关节外展、屈曲和伸展，膝关节屈曲和伸展，足背屈和外翻运动。每次每个关节做2～3次，肌张力高时被动关节运动次数应适当增多。注意操作力度及要求，避免关节脱位发生。

主动康复训练：是以基本动作训练为重点，先从躯干、肩胛带和骨盆开始，由翻身、坐位、站位至行走，按从肢体近端至远端的顺序进行自我康复。

（1）翻身训练　患者双手十指交叉，健侧拇指位于患侧拇指下方为最佳，健侧上肢带动患侧上肢伸展，位于中间位做上举、伸向双侧侧方的练习。患者翻身动作时，先将交叉的双手伸向翻身侧，同时双上肢带动抬肩、躯干翻转至侧卧位，然后再翻身回仰卧位，再继续向另一侧翻身练习。向患侧翻身时，健侧下肢屈曲踏床，为翻身提供支撑；向健侧翻身时，健侧下肢放置患侧下肢下方，健侧腿屈曲容易完成动作。

（2）桥式运动　患者仰卧位，双上肢平放于身体两侧，双下肢屈曲，双足踏床，双足、躯干用力为主缓慢抬起臀部，尽可能坚持后缓慢放下，此为双桥式运动。患者逐渐恢复后可进一步训练单桥式运动，指仅用屈曲的患腿做足踏床抬臀训练。

（3）坐位训练　包括耐力训练和平衡训练。耐力训练：患者在床边或椅子上，在无外力支撑躯干的情况下取静坐位，保持髋、膝和踝关节均屈曲90°，双足分开约一脚宽，并与地面保持充分接触，健侧上肢撑床或双手置于膝上。自动态坐位平衡训练：在躯干有效的控制下，患者利用健侧上肢或双手手指交叉在一起，向左、向右、向上、向下、向前、向后各个方向做伸出动作，训练患者的坐位平衡功能。

（4）站位训练　患者可以站立后，两腿稍分开，两臂下垂，患者双下肢关节伸直，逐渐除去对躯干的支撑保持站立位。患者能独立保持静态站立后，可将身体重心逐渐移向患侧，逐渐增加患腿支撑能力训练。这样通过患者不断改变自身重心的动作来实现站位平衡的训练。

（5）行走训练　训练时注意上身尽量保持平衡，患者可先将健腿向前迈一步，而后将患侧下肢足跟向前迈起，尽量使患足向健侧足靠拢，开始锻炼时要注意患肢落地要缓慢，上身不要失去平衡，避免意外跌倒。

（6）肩关节功能锻炼　患者两手交叉，双上肢上举伸展，左右轮动双上肢，并带动躯体扭转，预防发生肩手综合征。

（7）手功能锻炼　患侧上肢屈曲90°在胸前做翻腕动作，拇指内收、外展运动，拇指与其他四指进行对指运动。

（8）下肢的床上运动　患者由近端至远端自主练习，一般是髋关节、膝关节、踝关节逐渐训练，以关节和肢体的伸展、屈曲、内收、外展、外旋和内旋运动训练为主。

三、脑卒中复发危险因素的自我康复

（一）脑卒中复发危险因素概述

脑卒中患者在3个月、6个月和1年内的卒中复发率分别为10.9%、13.4%以及14.7%，另有报道2639例成年急性缺血性卒中患者在1年内的卒中复发率高达17.1%，因此如何避免再次发生脑卒中具有重要意义，我们不仅需要对脑卒中患者的心理-精神障碍、生理功能障碍进行康复治疗，同时还需要对脑卒中危险因素进行自我康复治疗，充分发挥患者自己的主观能动性来减少和控制脑卒中的高危因素，以降低脑卒中复发风险，促进患者康复。脑卒中的三级预防如下。①一级预防：积极去除未发生脑卒中患者的发病因素，最大可能地减少患者发病机会。②二级预防：对短暂脑血管缺血和小卒中的患者采取预防措施。③三级预防：对发生的脑卒中，应积极地预防病死、病残及复发。

（二）脑卒中复发危险因素自我康复治疗

脑卒中复发与患者年龄、性别、生活习惯、饮食方式、吸烟、高血压、糖尿病、血脂异常、治疗方式、康复方式等有一定相关性，患者可以通过自我康复的方式实现对上述高危因素的治疗及控制，其中吸烟、饮食管理、高血压、糖尿病、高脂血症与脑卒中的发病及复发都有着密切关系。

1. 吸烟

吸烟会引起脑卒中、心脏病及肺癌等疾病，而其中知晓吸烟有上述风险者仅占吸烟人群的22.1%，由此可见患者对吸烟的危害认识还存在很大不足，脑卒中患者需要从自我康复的角度尽早戒烟，同时避免吸食二手烟。

2. 饮食管理

整个康复过程中都应采取健康的饮食方式，即多种食物均衡摄入的健康饮食，热量以不增加体重为标准，并采用低盐饮食。高盐饮食是高血压、脑卒中等疾病的主要危险因素之一，据《中国居民营养与慢性病状况报告（2015年）》显示，中国成年居民平均食盐摄入量为10.5g/d，远超过人均6g/d（膳食指南建议），减盐是WHO推荐的、有效的防控慢性病策略之一，脑卒中患者尤其伴有高血压的患者需要自我合理管控，实现低盐健康饮食。

3. 高血压

现有医学证据表明高血压增加脑卒中患者的复发风险，降压药物治疗高血压能够降低1年脑卒中的复发风险，对脑卒中患者的高血压进行自我康复治疗关注是必要的。《中国老年高血压管理指南 2019》提出既往缺血性脑卒中或短暂性脑缺血发作患者，应根据具体情况确定降压目标，一般认为应将血压控制在 140/90mmHg 以下，既往缺血性脑卒中高龄患者血压应控制在 150/90mmHg 以下，但现阶段对于卒中后何时开始降压治疗、控制血压的目标、如何选择降压药物以及降压方案的制定与卒中指数和患者血压基线水平尚缺少充分、可靠的证据支持。因此我们建议高血压患者的自我康复治疗应该是在患者自觉、自律的前提下，依照心内科、神经内科的指导意见进行个体化血压康复治疗。

4. 糖尿病

《中国脑卒中防治报告 2016》指出糖尿病可以使脑卒中患者复发率增加 14%，规范化的降糖治疗则可以降低 57% 的心脑血管事件发病率。糖尿病是一种需要长期的、规律的监测及治疗的疾病，通过自我康复实现对患者饮食、血糖监测及药物治疗的有效管理，更利于糖尿病的控制，一般将空腹血糖＜7.8mmol/L、餐后血糖＜10.0mmol/L、糖化血红蛋白＜7.5% 作为理想的控制目标。

5. 高脂血症

低密度脂蛋白胆固醇（LDL-C）升高是动脉粥样硬化性心血管疾病的主要危险因素之一。自主康复指导下科学的生活方式结合规范的药物治疗是治疗高脂血症的基石。自我康复利于形成一种科学的生活方式，如戒烟酒、健康饮食、控制体重、适度活动等，可以有效地帮助控制血脂。现阶段药物治疗仍是部分高脂血症患者的首选方案，患者的自我康复管理可以帮助患者长期、规律地服药，但具体的用药则需要专科医生协助制定。《中国成人血脂异常防治指南（2016 年修订版）》意见：非心源性缺血性卒中或短暂性脑缺血发作患者，推荐给予他汀类药物长期治疗，减少卒中危险，在 LDL-C 基线≥2.6mmol/L 情况下，现有证据明确他汀类药物治疗可以获益；而在 LDL-C 基线＜2.6mmol/L 情况下，目前尚缺乏他汀类药物治疗获益的临床证据。

参 考 文 献

王少石，周新雨，朱春燕，2016.卒中后抑郁临床实践的中国专家共识[J].中国卒中杂志，11（8）：685-693.

中国卒中学会，卒中后认知障碍管理专家委员会，2017.卒中后认知障碍管理专家共识［J］.中国卒中杂志，12（6）：519-531.

第十二章　脑卒中的三级预防

预防脑血管病主要是控制脑血管病的危险因素，脑血管病的危险因素主要包括可干预危险因素（如吸烟、高血压、糖尿病、心脏病、血脂异常、高同型半胱氨酸血症、酗酒、肥胖、动脉粥样硬化等）和不可干预危险因素（如性别、年龄、种族、遗传）。循证医学证据表明，早期干预脑血管病的可干预危险因素，可以明显降低脑血管病的发病率，是脑血管病预防的主要措施。

一、脑血管病的一级预防

脑血管病的一级预防是指发病前的预防，通过有效控制各种可控的脑血管病危险因素，同时调整不健康的生活方式，使脑血管病推迟发生或不发生。预防措施主要包括：

1. 防治高血压

高血压是脑梗死和脑出血最重要的危险因素，控制高血压是预防脑血管病发生、发展的关键环节。根据我国"十二五"高血压抽样调查数据估计，我国高血压患者人数约为 2.45 亿，但患病人群对高血压的知晓率、控制率和治疗率分别为 46.9%、15.3%和40.7%，由此可见防治高血压任务仍然艰巨。高血压的防治措施主要有：30 岁以上者即应定期监测血压，改善生活方式，限制食盐、高脂肪食物的摄入量，进行适当的体育锻炼，戒烟限酒，控制体重，作息规律，保持乐观心态，对患有高血压者须长期规律服用药物并定期监测血压控制情况，切忌自行增减更换口服降压药物。一般成人血压应控制在 140/90mmHg 以下，用药要注意个体化，根据个人年龄、基础血压、基础疾病、平时用药以及药物耐受性进行调整。

2. 戒烟

吸烟可以导致血管硬化、血浆纤维蛋白原升高、血小板聚集增加等从而影响全身血管和血液系统。尼古丁可通过刺激交感神经引起血管收缩、血压升高。研究表明，吸烟能够导致出血性脑血管病的风险增长 2～4 倍。长期被动吸烟者发生脑血管病的相对危险是不暴露于吸烟环境者的 1.82 倍。吸烟导致脑血管病发病风险增加是确定的，应动员全社会干预，加强宣传教育，普及主动与被动吸烟危害知识，吸烟者须戒烟，在社区人群中应采用综合性控烟措施干预吸烟者，包括：心理辅导、尼古丁替代疗法、口服戒烟药物等，不吸烟者应避免被动吸烟。

3. 防治糖尿病

血糖高是缺血性脑血管病的独立危险因素，糖尿病患者脑血管病发生的危险是普通人的 1.8～6 倍。在糖尿病患者中，发生动脉粥样硬化、高血压、肥胖及血脂异常的概率均高于相应普通人群。2013 年中国慢性病研究显示，在我国≥18 岁居民糖尿病总体标化患病率为 10.9%，而糖尿病的总体知晓率、控制率、治疗率分别仅为 36.5%、49.2%、32.2%，对糖尿病患者进行健康知识教育意义重大，一般糖尿病患者，血糖控制水平应达到空腹血糖＜7.0mmol/L，餐后血糖＜10.0mmol/L，糖化血红蛋白应＜7%，同时注意低血糖的发生，同时要改变不正确的生活方式、合理饮食、适当锻炼、定期监测血糖、规范应用和调整药物。正常成人≥18岁即应定期检测血糖，尤其有家族史者。糖尿病患者合并高血压时，首选 ACEI 或 ARB 类降压药物，在血糖、血压控制达标基础上，合用他汀类药物可明显降低脑血管病发病风险。

4. 防治血脂异常

血脂异常与缺血性脑血管病的发生关系密切。有调查显示，我国 2012 年的成人血脂异常患病率高达 40.4%，血脂异常者数量庞大，男性≥40 岁和女性绝经后应把血脂化验检测作为每年体检必查项目，研究证实总胆固醇每升高 1mmol/L，可导致缺血性脑血管病发病风险增加 25%，高密度脂蛋白每升高 1mmol/L，可使缺血性脑血管病发病风险减少 47%，低密度脂蛋白胆固醇（LDL-C）水平升高能够增加出血性脑血管病的发病风险。防治血脂异常应以调整饮食及加强体育锻炼为主，药物治疗为辅，同时定期监测，指导药物调整。血脂控制的目标值一般依据危险分层而定，以 LDL-C 的控制情况作为调控目标，LDL-C 应降至 2.59mmol/L 以下或使 LDL-C 水平比基线下降 30%～40%。对患有糖尿病、有心血管疾病史或高危高血压患者，均推荐给予他汀类药物进行干预，使 LDL-C≤2.07mmol/L，无须关注 LDL-C 基线水平。应对动脉粥样硬化早发患者的一级亲属（包括小于 20 岁的儿童和青少年）全面进行家族性高胆固醇血症的筛查，对家族性高胆固醇血症患者推荐给予他汀类药物治疗。对脑血管病高危者应嘱其每 3～6 个月进行一次血脂检验。

5. 防治心房颤动

心房颤动与脑血管病的发生相关性显著，控制其他血管危险因素后，仅心房颤动也可导致脑血管病的发病风险升高 3～4 倍。2018 年我国的一项纳入了 726 451 名 40 岁及以上居民的脑卒中相关项目流行病学调查数据分析显示，房颤患者的脑血管病患病率高达 9.48%，非房颤患者仅为 2.26%。正常成年人应定期行心电图、动态心电监测等心脏体检，以便及时发现并尽早干预心房颤动，诊断为心房颤动的患者，须尽早寻求专科医师指导诊治。心房颤动患者须综合分析绝对危险因素分层、全面评估出血相关风险、了解患者治疗意愿及当地医院能否做到抗凝治疗指标（INR）监测，然后予以个体化抗栓治疗，华法林为临床常用抗凝药，用药期间须定期检验 INR 并使其维持在 2.0～3.0，如患者条件允许可以给予达比加群酯、利伐沙班等新型抗凝药物治疗非瓣膜性心房颤动，但在应用前后要监测肝肾功能，同时注意出血风险；心房颤动患者伴有风湿性心脏瓣膜病、人工心脏瓣膜置换、动脉栓塞高度危险因素中的任何一种或年龄＞75 岁、高血压等 2 种以上中度危险因素，应给予华法林；无脑血管病其他危险因素者，推荐给予阿司匹林进行抗血小板治疗；伴有任意一种中度危险因素者，均推荐给予阿司匹林抗血小板或华法林抗凝治疗；左心耳封堵术可用于不适合长期抗凝治疗的心房颤动患者，但仍要求患者可以承受不少于 45 天的术后抗凝。

6. 防治其他心脏病

能够增加脑血管病发病风险的其他心脏病主要有心脏病的围手术期、心脏瓣膜修补术后、心脏起搏器以及心肌梗死、扩张型心肌病等。正常成年人须定期进行心脏相关功能检查以筛查相关心脏疾病，对疑有心脏病者，须尽早主动寻求专科医师指导治疗，通过评估患者的总体身体状况和其他脑血管病危险因素，给予个体化的干预方案从而预防脑血管病或发生其他系统性栓塞。

7. 防治无症状颈动脉狭窄

近年来无症状颈动脉狭窄在正常成年人群中检出率较高，它是脑血管病确切的独立危险因素。有专家对无症状颈动脉狭窄（50%～99%）患者进行了 2～3 年的短期随访，显示脑血管病发病率为每年 1%～3.4%，而长期随访研究显示，10 年脑血管病发病率为 9.3%，15 年脑血管病发病率为 16.6%。成年人应定期检查颈部动脉血管彩超，发现异常及时由专科医师指导治疗。无症状颈动脉狭窄患者需要做到不吸烟、合理健康饮食、适当锻炼，具有健康的生活方式，筛查并干预可能存在的其他脑血管病危险因素，同时可予以口服他汀类药物和（或）阿司匹林。对无症状颈动脉狭窄＞70%且预期寿命＞5 年的脑血管病高危患者可以考虑行颈动脉内膜切除术（CEA），CEA 风险较高者，可以选择支架置入术（CAS），两种操作在围手术期及手术后均须进行抗血小板治疗，注意有无禁忌证。对无症状颈动脉狭窄＞50%的患者，建议定期超声检查评估狭窄进展。

8. 合理饮食与营养

正常成人每日膳食应包含水果、蔬菜及低脂奶制品等，膳食品种多样，摄入的能量和营养尽量均衡合理。钠摄入量应降低，根据个体情况适当增加钾摄入量，有助于降低血压，减少脑血管病发病风险，每日的食盐摄入量不应高于 6g，具有心脑血管病危险因素者须控制胆固醇的摄入量，每日摄入的总脂肪须少于总热量的 30%，饱和脂肪小于 10%。

9. 适当运动和锻炼

据 2010 年中国慢性病监测项目显示，有效体育锻炼是每次 10min、每周不少于 3 天、至少中等强度的运动（运动时心率高于 120 次/分），成年人真正做到有效体育锻炼的比例只有 11.9%，25～44 岁成年人和大于 75 岁的老年人参加有效体育锻炼的比例明显低于其他年龄组。合理运动和体育锻炼具有改善心脏功能、降低血压、减轻体重、有助于血糖控制等作用，有助于脑血管病的预防。体力活动者较缺乏运动的人脑血管病或死亡风险低 27%，中等运动程度者较不锻炼的人卒中风险低 20%。运动和锻炼应注意个体化，综合个人的身体状况、所患基础疾病以及承受的运动限度制定个体化运动方案，健康成年人（部分高龄者除外）应坚持每周不少于 3 次、每次持续 40min 及以上、至少中等强度的有氧运动，以静坐为主的工作者，每静坐一小时要进行至少 2～3min 的身体运动。

10. 控制体重

肥胖和超重易诱发个体出现血压、血脂和血糖的升高，进而导致患脑血管病风险增加。2015 年 GBD 数据显示，1980～2015 年我国 2～19 岁男孩超重和肥胖年龄标化患病率分别由 2.54% 和 0.8% 增长至 12.34% 和 5.91%；女孩超重和肥胖年龄标化患病率分别由 2.87% 和 0.83% 增长至 9.82% 和 4.24%，由此可见我国肥胖和超重人群众多，控制体重任务艰巨，做好控制体重措施如良好的生活方式、合理饮食习惯及加强身体活动的宣传教育意义重大，从而有助于减少脑血管病发病风险。

11. 防治代谢综合征

代谢综合征是促使脑血管病发病的危险因素，应积极控制和治疗每个单一疾病（脑卒中危险因素），在改变生活习惯同时积极启动药物规范治疗，使血压、血脂、血糖控制在合理水平。

12. 限酒

研究表明，少量饮酒可以使缺血性脑血管病的发生风险降低，而过量饮酒则使其增加。酒摄入量多少和出血性脑血管病发病风险呈线性关系，酒摄入量越多发病风险越高。应加强科学宣传教育，积极劝导有饮酒习惯的人尽可能减少饮酒或戒酒，每日饮酒的酒精含量男性应小于 25g，女性小于 12.5g。目前没有充分研究证据认为少量饮酒可以起到预防脑血管病的作用，不建议不饮酒者用少量饮酒作为心脑血管疾病的预防方法。

13. 防治高同型半胱氨酸血症

高同型半胱氨酸血症能够导致动脉粥样硬化性血管疾病的发病风险增加，是脑血管病明确的危险因素。正常成年人应把检测同型半胱氨酸作为常规体检项目，治疗高同型半胱氨酸血症的药物主要有叶酸、维生素 B_6 和维生素 B_{12}，目前通过降低血浆同型半胱氨酸能否预防或减少脑血管病的发生还不明确。如高同型半胱氨酸血症者同时患有心血管病或糖尿病等基础疾病，积极启动叶酸等药物治疗可能有助于脑血管病发病风险的降低。伴有高同型半胱氨酸血症的高血压（即 H 型高血压）患者，在治疗高血压的基础上酌情加用叶酸可能会降低首次脑血管病发病风险。

14. 筛查异常脑血管

异常的脑血管如动脉瘤、血管畸形是目前出血性脑血管病的常见原因，正常成年人，应把头部 MRA 或 CTA 检查作为常规体检项目，便于早期筛查出异常血管，尤其是有动脉瘤家族史者，必要时进一步行 DSA 检查。通过 DSA 能够清晰看出动脉瘤的位置、计算其大小、查看载瘤血管的解剖特点以及有无血管痉挛等，是目前确诊颅内动脉瘤效果最好、最有意义的检测方法，无创性的 MRA 及 CTA 检查敏感性和准确性不如 DSA。

15. 其他

对于有高凝状态、睡眠呼吸暂停综合征、偏头痛、炎症和感染等脑血管病危险因素者，应积极采取相应措施予以诊治，特别说明的是目前不提倡对卵圆孔未闭的偏头痛者进行卵圆孔封堵术作为脑血管病的一级预防。

二、脑血管病的二级预防

脑血管病二级预防是针对发生过脑血管病或短暂性脑缺血发作的患者，详细筛查发病原因，全面治疗可干预的危险因素，使脑血管病复发风险降低。研究表明，有脑血管病或短暂性脑缺血发作病史的患者和一般正常人群相比，其再发脑血管病的风险明显增加。因此，对已发生脑卒中或短暂性脑缺血发作的患者，应该详细询问病史并及时通过必要的实验室检查和（或）影像学检查以明确脑血管病的类型及可能的危险因素，从而指导积极开展合理的二级预防。

（一）控制危险因素

1. 血压管理

约 70%的脑梗死患者在急性期血压较平时明显增高，大多数患者在脑血管病后 24 小时内出现血压自发下降，24 小时后的血压状况基本可以代表患者发病前状态。在脑梗死急性期应遵循个体化、慎重、适度的原则调控血压，并在严格血压监测下适度缓慢降压，24～48 小时内将血压控制于 140～160/80～99mmHg，不可使用能够导致血压急剧下降和不易调控血压的药物。进行溶栓者，需满足收缩压＜180mmHg、舒张压＜100mmHg；对不接受或不适合溶栓而准备取栓者，术前须控制其血压不高于 180/100mmHg。脑血管病发病后血压低者，须及时努力查找和干预病因，必要时启动升压扩容治疗。对出血性脑血管病患者，过高的血压能够增加再出血的风险，此时更应该管理好血压。血压不稳是脑血管病复发的关键因素，应定期监测血压，切勿自行增减或更换降压药物，同时注意适当锻炼和改善饮食习惯。

2. 治疗血脂异常

血脂异常（过高或过低）与脑血管病不良预后密切相关，缺血性脑血管病后应积极评估血脂水平以指导降脂治疗及二级预防。高强度的他汀类药物干预治疗应作为女性和 75 岁及以下男性动脉粥样硬化性心血管疾病患者的一线治疗，并须排除禁忌证，同时改进生活方式、控制饮食。

3. 治疗糖尿病

高血糖及血糖波动与脑梗死预后密切相关，应严格监测血糖并推荐胰岛素平稳降糖，将血糖浓度控制于 5～8mmol/L。高血糖与蛛网膜下腔出血患者的预后不良及死亡率具有相关性，但血糖的严格管理并不能改变最终结局，治疗过程中需注意避免发生低血糖。

4. 治疗心脏病

无症状心房颤动和心律失常临床十分常见，对所有脑血管病患者都要进行长时程心电和心脏彩超检查，长时程心电检查有助于发现阵发性心房颤动和房性心动过速等心律失常，心脏彩超用以排查心脏结构异常引起脑血管病可能。对可疑栓塞引发的脑血管病，需进行经食道心脏彩超检查以明确是否存在左心耳血栓、卵圆孔未闭或房间隔动脉瘤等，对于隐源性脑血管病行心脏 MRI 检查有助于病因查找。心房颤动是心源性栓塞最常见的原因，在及时诊治心脏原发疾病基础上，根据患者综合情况使用抗凝药物以预防脑血管病再发，但对于大面积梗死、发生出血转化或有出血倾向等的患者，抗凝治疗应在脑梗死发病 2 周以后启动。

5. 戒烟

无论是主动吸烟还是被动吸烟，均可导致脑血管病发生和再发风险增加，及时对脑血管病患者进行宣教，使其意识到戒烟的重要性并鼓励其戒烟和避免被动吸烟。

6. 限酒

对于有大量饮酒的脑血管病患者或短暂性脑缺血发作患者，应积极鼓励其戒酒或减少酒摄入量。

7. 治疗症状性颈动脉狭窄

脑血管病患者症状性颈动脉狭窄＞50%，且围手术期并发症和估计死亡风险＜6%时，可行支架置入术或颈动脉内膜切除术进行干预，从而减少脑血管病复发风险。

8. 治疗高同型半胱氨酸血症

所有脑血管病患者均应进行血同型半胱氨酸检验，脑血管病或短暂性脑缺血发作患者伴有高同型半胱氨酸血症时积极应用叶酸、维生素 B_6、维生素 B_{12} 进行治疗，并定期检测血同型半胱氨酸，但目前通过降低同型半胱氨酸预防脑血管病复发效果尚不确切。

9. 卒中后抑郁

一项针对卒中后抑郁相关的前瞻性队列研究显示，卒中后抑郁患者与脑卒中后不伴抑郁者相比，1 年脑卒中再发风险增加高达 49%。针对脑血管病患者，定期予以心理评估，有异常及时进行专科治疗，同时做好健康教育并动员家属关照。

（二）应用抗血小板聚集药物

对非心源性脑血管病患者推荐积极给予抗血小板治疗，阿司匹林（50～325mg/d）或氯吡格雷（75mg/d）是缺血性卒中患者长期二级预防的一线抗血小板药物，在发病后 24～48 小时内即应启动服用阿司匹林。适合 rt-PA 静脉溶栓或机械取栓治疗的缺血性脑血管病患者，不建议将应用抗血小板治疗作为替代治疗方案，静脉 rt-PA 治疗患者的抗血小板药物启动通常推迟到溶栓后 24 小时进行。急性期未能静脉溶栓治疗的轻型卒中（NIHSS 评分≤3 分）患者及急性非心源性短暂性脑缺血发作患者具有脑血管病高复发风险（ABCD2 评分≥4 分）的，在发病 24 小时内给予阿司匹林联合氯吡格雷进行双重抗血小板治疗［阿司匹林 100mg/d，联合氯吡格雷 75mg/d（首次口服 300mg）］21 天，后可改成氯吡格雷 75mg/d 单药继续治疗 90 天，能明显减少 90 天的脑血管病复发。发病 30 天内伴有症状性颅内动脉血管严重狭窄（狭窄率 70%～99%）的缺血性脑血管病患者，及时给予阿司匹林联合氯吡格雷治疗 90 天，后改为阿司匹林或氯吡格雷任一种药物长期治疗，可明显减少脑血管病复发。

（三）抗凝治疗

对于明确诊断心源性脑栓塞或脑梗死伴心房颤动的患者，综合患者病情后择机给予抗凝治疗。

（四）介入治疗

对于症状性颅内动脉粥样硬化中重度狭窄患者以及锁骨下动脉局部狭窄致颅内盗血患者，需综合评估患者获益和风险的基础上予以介入治疗，从而预防脑血管病的复发。对于出血性脑血管病患者，根据病情予以完善 CTA 或 DSA 等脑血管检查，对有动脉瘤或血管畸形等异常者，综合评估后予以介入治疗或开颅手术等处置，从而预防再出血。

三、脑血管病的三级预防

三级预防即对脑血管病患者进行积极的治疗，以防止疾病进展加重，预防相关并发症，防止病残，促进康复，延长患者寿命。

（一）缺血性脑血管病

急性缺血性脑血管病治疗的最根本目标是挽救缺血半暗带，避免或减轻原发性脑损伤，"时间就是大脑"，对有指征的患者，应力争尽早进行再灌注治疗。

1. 一般处理

一般处理主要针对患者状态，予以吸氧、控制体温、心电血压监测、营养支持、控制血糖等以维持患者生命体征平稳。

2. 特异性治疗

特异性治疗是对缺血性脑血管病患者采用针对脑缺血损伤病理生理机制中的某一特定环节进行的干预治疗措施。

（1）静脉溶栓治疗　针对符合溶栓时间窗的缺血性脑血管病患者，及时综合评估适应证、禁忌证后选择合适的药物予以静脉溶栓治疗，rt-PA 和尿激酶为目前国内临床中最常用的溶栓药物。

（2）血管内介入治疗　主要包括动脉溶栓、桥接、机械取栓、血管成形和支架术等。对大血管闭塞患者进行 rt-PA 静脉溶栓治疗无效时，在发病 6 小时内可以尽早采取机械取栓补救治疗，在特定条件下也可以对从最后正常的时间为 6～24 小时的前循环大血管闭塞患者进行机械取栓。对改良 Rankin 量表评分为 0～2 分的非致残性脑血病患者，综合评估适应证及禁忌证后，在发病 48 小时至 7 天之间，积极予以颈动脉内膜切除术或颈动脉血管成形和支架置入术进行干预。

（3）抗血小板治疗　对未能溶栓的急性脑梗死患者须在 48 小时内尽早启动阿司匹林抗血小板治疗，如果存在服用阿司匹林禁忌证，应及时给予氯吡格雷进行替代治疗。对轻型卒中或卒中高危短暂性脑缺血发作患者综合评估病情后可予以阿司匹林和氯吡格雷联合双抗治疗，但不建议对急性期大动脉粥样硬化型脑梗死患者进行阿司匹林联合氯吡格雷双抗治疗。

（4）抗凝治疗　目前在缺血性脑血管病急性期不推荐使用抗凝药物作为预防再发、阻止病情恶化或改善预后的措施，对伴有高凝状态的患者以及有潜在形成深静脉血栓风险和肺栓塞风险的高危患者，可以给予预防剂量的抗凝治疗，对于大多数伴有房颤的急性缺血性脑血管病患者，可在发病后 4～14 天启动抗凝治疗，进行脑卒中二级预防。

（5）脑保护治疗　脑保护剂通过降低缺血性脑血管病患者脑代谢、作用于缺血引起的细胞毒性机制环节减轻脑损伤，临床常用的脑保护剂主要有自由基清除剂、电压门控性钙通道阻断剂、镁离子和他汀类药物等。大多数脑保护剂仅在动物实验研究中提示有效，但目前还没有被多中心、随机双盲的相关临床研究证实有明确疗效的脑保护剂。他汀类药物在改善内皮功能、脑血流、炎症等方面发挥其神经保护作用，近来研究提示在脑梗死急性期短期停用他汀类药物可增高脑血管病病死率和致残率，对急性脑梗死病前已服用他汀类药物的患者建议继续服用，未服用者无禁忌证建议尽早启动。

（6）扩容治疗　对于由血流动力学机制引发的急性脑梗死患者，建议及时予以扩容纠正低灌注。

（7）其他药物治疗

1）降纤治疗：巴曲酶和降纤酶是临床常用的降纤类药物，疗效尚不明确，使用时需检测血浆纤维蛋白原水平，同时注意出血并发症。

2）中药制剂：临床上常用具有活血化瘀功效的中药制剂如丹参、川芎嗪等改善脑梗死症状，目前尚缺少中药制剂治疗缺血性脑血管病的大规模临床试验证据。

3）针灸：中医也有通过针刺方法对急性脑梗死患者进行治疗的实践，但治疗效果尚需高质量大样本研究进一步证实。

3. 急性期并发症的处理

（1）脑水肿和颅内压增高　治疗目标是在维持足够脑灌注（脑灌注压＞70mmHg）的基础上应用脱水药物降低颅内压，预防脑疝发生。在临床中应用的具有脱水降颅压作用的药物主要有甘露醇、甘油果糖、呋塞米、七叶皂苷以及白蛋白等，须综合患者病情及药物禁忌选择用药。避免和及时干预激动、便秘、发热、癫痫、咳嗽等能够导致颅内压增高的因素。去骨瓣减压术是挽救恶性大脑中动脉梗死伴严重颅内压增高患者以及具有占位效应的小脑梗死患者生命的有效措施，但手术时机目前尚不统一，一般将脑水肿引起的患者意识水平下降作为选择手术的标准。

（2）梗死后出血　脑梗死出血转化发生率约为 8.7%～30%，应综合评估患者病情，权衡利弊，慎重选用抗凝及抗血小板类药物，对发生症状性出血转化患者停用抗凝和抗血小板等治疗药物，对无症状性脑出血转化者一般可继续使用抗血小板及抗凝类药物，同时应密切关注患者出血变化。

（3）癫痫　目前不主张给予缺血性脑血管病患者预防性使用抗癫痫药物。对 1 次孤立发作者或急性期痫性发作控制后的患者，不推荐长期应用抗癫痫药物，而对脑卒中后 2～3 个月再发的癫痫患者，应按常规给予抗癫痫药物进行规范治疗。

（4）感染　感染是引起急性期脑血管病患者病情加重的重要原因，急性期的脑血管病患者（尤其存在意识障碍者）容易发生呼吸道、泌尿系等感染。预防肺炎的措施主要有帮助患者勤翻身叩背、防止误吸以及采取合适的体位，肺炎的治疗主要是给予呼吸支持和抗生素治疗；尿失禁和留置导尿的患者最易出现尿路感染，应尽可能避免插管和留置导尿，病情需要时进行间歇导尿和酸化尿液可减少尿路感染的发生，对发生感染的患者，应及时加用抗生素治疗并依据细菌培养和药敏试验进行药物调整。

（5）上消化道出血　应激性溃疡是高龄和重症脑血管病患者在急性期容易出现的并发症，推荐常规给予预防性使用静脉抗溃疡药；发生消化道出血者，给予冰盐水洗胃、局部应用云南白药（口服或鼻饲）及凝血酶等止血药；出血量大导致休克者，抢救休克同时根据病情进行胃镜下止血或手术止血，必要时输注新鲜全血或红细胞成分输血。

（6）深静脉血栓形成（deep vein thrombosis，DVT）和肺栓塞（pulmonary embolism，PE）　高龄、严重瘫痪及伴有房颤均增加患者 DVT 风险，DVT 又导致 PE 风险增加。护理者应帮助活动能力受限患者早期进行床上活动肢体、间歇充气加压，病情稳定后鼓励患者尽早活动，下肢抬高，避免通过下肢进行静脉输液（尤其是患侧），对缺血性脑血管病患者不提倡常规使用弹力袜。对发生 DVT 和 PE 风险高的患者可预防性应用较低剂量的抗凝药物，但皮下注射预防剂量肝素对活动能力受限的缺血性脑血管病患者的获益尚不明确。

（7）吞咽困难　脑血管病患者入院时约 50%存在吞咽困难，吞咽困难是引发误吸导致肺炎与营养不良的常见原因，应重视入院患者吞咽困难的筛查评估和处理，有高危误吸风险患者，尽量避免经口进食，病情允许可留置胃管鼻饲进食或给予静脉营养，同时积极治疗原发病、加用针灸及局部理疗，促进吞咽功能恢复。

（8）心脏损伤　脑血管病患者易并发急性心肌梗死、心律失常及心力衰竭等心脏损害，对所有脑血管病患者均应密切观察心脏情况，必要时根据病情给予动态心电监测、心脏彩超及心肌酶谱等检查，明确心脏损伤情况并及时进行治疗干预。

（9）早期康复　康复治疗时应综合评估患者的接受强度、耐受程度及预期获益情况，制定短期和长期个体化、涵盖语言、运动以及心理等综合全面的康复治疗计划，使患者最大程度恢复日常生活自理能力。不应在脑血管病发病 24 小时内进行高强度、超早期的康复运动，病情平稳后应尽早进行坐、站、走等康复训练，卧床者注意肢体位置摆放、皮肤卫生，使用特定的床垫、轮椅坐垫等直到恢复行走能力。

（二）出血性脑血管病

脑出血的治疗原则为安静卧床、脱水降颅压、调控血压、防治继续出血、加强护理、防治并发症，以挽救患者生命，降低死亡率、残疾率和减少复发。

1. 内科治疗

（1）一般处理　患者入院立即给予生命体征监测，使其保持稳定，脑出血患者需常规卧床休息 2～4 周，保持情绪稳定，避免血压升高。密切监测血糖水平以避免发生高血糖和低血糖，高血糖增加 SAH 患者预后不良概率及死亡率。脑出血患者伴有意识障碍、消化道出血时应禁止进食 24～48 小时，注意维持患者水电解质平衡、预防吸入性肺炎和及时有效控制感染。对有明显头痛、过度烦躁不安者，可酌情给予适量镇静止痛剂进行干预，SAH 患者还应积极预防血管痉挛及再出血。有便秘者及时对症处理，可选用缓泻剂。

（2）降低颅内压　脑水肿可使颅内压增高引发脑疝，是导致脑出血患者死亡和影响患者功能恢复的主要因素。在脑出血急性期进行治疗的重要环节是积极控制脑水肿、降低颅内压，目前不推荐使用激素治疗用以改善脑水肿。

（3）调整血压　一般认为，脑出血患者可通过自身血管自动调节反应使血压升高，便于机体维持颅内压从而保证脑部组织血液的供应，颅内压下降，血压也会伴随下降，因此应用药物脱水降颅压是降低血压的基础，血压过高又会导致再出血风险的增加，因此需要积极管理血压，脑出血发病后须综合评估患者的年龄、是否有高血压史、是否存在颅内高压、出血可能原因及发病时间等因素启动血压管理。

一般来说，在收缩压大于 200mmHg 或平均动脉压大于 150mmHg 时，应给予持续静脉降压药物进行降压治疗；当收缩压大于 180mmHg 或平均动脉压大于 130mmHg 时，如果同时有疑似颅内压增高的证据，应在监测颅内压同时给予间断或持续静脉降压药物来进行降压；如果不存在颅内压增高的证据，降压达标值为 160/90mmHg 或平均动脉压为 110mmHg。不能过快降低血压，要密切监测血压，以防血压过快下降导致脑低灌注。对于 SAH 患者静脉降压药物最好选择尼卡地平、拉贝洛尔和艾司洛尔等，若患者出现急性神经系统症状，则最好不选择硝普钠。脑出血恢复期应尽量将血压维持在正常范围。

（4）止血治疗　针对高血压动脉硬化性出血应用氨基己酸、氨甲苯酸等止血药物效果不大。有凝血功能障碍时，可选择具有针对性的止血药物进行治疗，如应用鱼精蛋白中和肝素治疗引发的脑出血。

（5）防治脑血管痉挛　蛛网膜下腔中血凝块环绕的血管为主要的痉挛血管，其痉挛程度与出血量密切相关，血管痉挛可引起 1/3 以上病例出现脑实质缺血，是导致患者死亡和致残的重要原因。脑血管痉挛多于 SAH 后 3～5 天开始出现，5～14 天为痉挛高峰期，2～4 周逐渐消失，选择 TCD 或 DSA 检查有助于确诊。针对 SAH 患者推荐尽早启动口服或静脉泵入尼莫地平治疗，降低不良结局，改善患者预后，另外通过腰椎穿刺进行大量脑脊液置换也能够明显降低患者迟发性脑血管痉挛的发生率，显著改善已发生脑血管痉挛患者的治疗效果。推荐升高血压和应用他汀类药物治疗 SAH 引发的迟发性脑缺血。

（6）脑积水 针对脑出血脑积水推荐采用脑室外引流治疗，尤其是当患者意识水平下降时。SAH 急性期合并症状性脑积水时应采取脑脊液外流术进行治疗，对 SAH 后合并慢性症状性脑积水患者，建议选择永久的脑脊液分流术给予处理。

（7）继发性癫痫 脑出血是癫痫发作的常见原因，患者有癫痫发作时应给予抗癫痫药物治疗，不推荐预防性应用抗癫痫药物，如果患者精神状态发生改变、意识障碍加深与脑出血影像学表现不一致时应予以脑电监测，如有痫样放电，须及时启动抗癫痫药物治疗。SAH 患者在出血后的早期易发生癫痫，但因抗癫痫类药物有增加 SAH 患者出现脑血管痉挛、迟发性脑梗死及神经功能恶化的发生率的风险，不推荐预防性给予应用抗癫痫药物，SAH 继发癫痫患者及 SAH 患者伴有癫痫发作史、脑实质血肿、脑梗死或大脑中动脉动脉瘤等危险因素者可考虑使用抗癫痫类药物进行治疗。

（8）亚低温治疗 亚低温具有降低脑代谢、调节脑血流、减轻脑水肿等作用，应用亚低温治疗脑出血可能有一定效果，目前作为脑出血的辅助治疗方法，可在临床中试用。

（9）预防深静脉血栓（DVT） 脑出血患者自住院起即应给予间歇充气加压治疗以预防 DVT 形成，并鼓励患者尽早活动、下肢抬高，尽可能避免应用下肢特别是瘫痪侧肢体静脉输液。对疑似 DVT 患者应及时完善 D-二聚体检测和多普勒超声检查。对有并发 DVT 的高危患者（排除因凝血障碍导致的脑出血患者），明确出血停止后，可考虑应用小剂量肝素预防 DVT，同时注意出血风险。对已发生症状性 DVT 或 PE 的患者，应综合评估患者全身状况以及病情等决定选择全身性抗凝或放置下肢静脉过滤器进行治疗。

（10）其他 约 10% 的脑出血患者会并发抗利尿激素分泌异常综合征，患者尿钠排出增多，血钠减少，导致脑水肿加重，影响患者预后，脑出血患者水摄入量应限制在 800～1000ml/d，钠摄入量限制在 9～12g/d。脑出血患者还会出现心房钠尿肽分泌过高引发的低钠血症又称之脑耗盐综合征，应及时给予输液补钠治疗，并注意缓慢纠正低钠血症，否则会引发脑桥中央髓鞘溶解症。

2. 外科治疗

对危及生命的严重脑出血患者，选择外科手术治疗则有挽救患者生命的可能，而内科治疗通常无效，去骨瓣减压术、小骨窗开颅血肿清除术、钻孔血肿抽吸术和脑室穿刺引流术等是临床常用的外科手术方法，但应用外科手术治疗预期幸存的脑出血患者往往较内科治疗增加严重残疾风险，应在综合评估患者的出血部位、可能病因、出血量及患者年龄、意识状态、全身状况后选择手术时机和决定手术方法。采用去骨瓣减压术联合或不联合血肿清除干预昏迷及大血肿引起中线移位者或伴颅内压增高的幕上脑出血患者有降低患者死亡率可能，但早期进行血肿清除术并没有显示出明确的优势，针对病情恶化的患者可考虑采取幕上血肿清除术挽救患者生命，对于幕下（小脑或脑干）伴有神经功能进行性恶化或脑干受压和（或）脑积水的脑出血患者须及时采取血肿清除术进行治疗，不建议初始仅采用脑室外引流术治疗脑出血患者。

颅内动脉瘤破裂是原发性 SAH 的最常见病因，动脉瘤夹闭或血管内治疗是预防再出血最有效的方法，应综合评估患者的病情及动脉瘤的特点，经多学科医师讨论决定选择血管内治疗或采取手术治疗。对大部分动脉瘤破裂的 SAH 患者，应在发病 72 小时内尽早进行介入治疗或开颅手术干预动脉瘤，从而减少再出血风险，具体手术方案应由有经验的神经外科医师和神经介入医师在综合评估患者病情后讨论决定，推荐首选介入治疗干预开颅手术和介入治疗都适合的动脉瘤患者，尤其是年龄＞70岁、Hunt-Hess分级为Ⅳ～Ⅴ级的患者。对于年轻、血肿占位效应显著且存在颅内高压的患者，如果动脉瘤涉及大脑中动脉、胼周动脉，或瘤体发出分支血管，可采用开颅手术进行治疗。

3. 康复治疗

应及时对脑出血后生命体征平稳、病情稳定不再继续进展的患者启动康复治疗，早期给予分阶段综合康复治疗有益于脑出血患者神经功能的康复，从而有助于提高患者生活质量。

参 考 文 献

贾建平，陈生弟，2018. 神经病学［M］.8版. 北京：人民卫生出版社.

王陇德，毛群安，张宗久，2018. 中国脑卒中防治报告2018［M］. 北京：人民卫生出版社.

吴江，贾建平，2015. 神经病学［M］.3版.北京：人民卫生出版社.

中国卒中学会，2019. 中国脑血管病临床管理指南［M］. 北京：人民卫生出版社.

中华医学会神经病学分会，中华医学会神经病学分会脑血管病学组，2019. 中国脑血管病一级预防指南 2019［J］. 中华神经科杂志，52（9）：684-709.